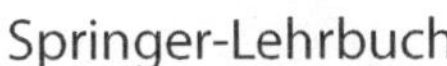
Springer-Lehrbuch

Josef Rosenecker
Heinrich Schmidt
(Hrsg.)

Pädiatrische Anamnese, Untersuchung, Diagnose

Mit 100, zum Teil farbigen Abbildungen
und 56 Tabellen

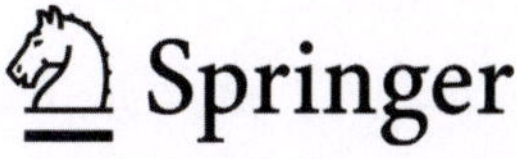

PD Dr. Josef Rosenecker
PD Dr. Heinrich Schmidt
Klinikum der Universität München
Kinderklinik und Poliklinik im Dr. von Haunerschen Kinderspital
Lindwurmstr. 4, 80337 München

ISBN 978-3-540-72581-7 **Springer Medizin Verlag Heidelberg**

Bibliografische Information der Deutschen Nationalbibliothek
Die Deutsche Nationalbibliothek verzeichnet diese Publikation in der Deutschen Nationalbibliografie; detaillierte bibliografische Daten sind im Internet über http://dnb.d-nb.de abrufbar.

Springer Medizin Verlag
springer.de

Planung: Dr. Vera Glöckner, Renate Scheddin
Projektmanagement: Dr. Vera Glöckner
Herstellung: Meike Seeker
Layout und Umschlaggestaltung: deblik Berlin
Titelfoto: Tomasz Trojanowski/Fotolia
Satz: Fotosatz Karlheinz Detzner, Speyer

SPIN: 11974789

Gedruckt auf säurefreiem Papier 15/2117 – 5 4 3 2 1 0

Vorwort

In der Inneren Medizin hat in den letzten Jahrzehnten eine Aufsplitterung in einzelne Fachgebiete stattgefunden, die in der Pädiatrie aufgrund geringer Patientenzahlen nicht stattfinden kann. Der Kinderarzt muss daher in größerem Maße über ein fachübergreifendes Wissen verfügen, von der Inneren Medizin, über die Orthopädie, Neurologie, HNO, Ophthalmologie bis hin zur Urologie usw. Voraussetzung für ein solches fachübergreifendes Wissen ist, dass er die Untersuchung des Kindes beherrscht, und zwar derart, dass er gegebenenfalls eine spezialisierte Weiterbetreuung veranlassen kann. Hierbei eine Hilfe zu leisten soll der Sinn dieses Buches sein.

München, September 2007

Josef Rosenecker
Heinrich Schmidt

Sagen Sie uns die Meinung!

Liebe Leserin und lieber Leser,

Sie wollen gute Lehrbücher lesen,
wir wollen gute Lehrbücher machen:
dabei können Sie uns helfen!

Lob und Kritik, Verbesserungsvorschläge und neue Ideen können Sie auf unserem Feedback-Fragebogen unter **www.lehrbuch-medizin.de** gleich online loswerden.

Als Dankeschön verlosen wir jedes Jahr Buchgutscheine für unsere Lehrbücher im Gesamtwert von 500 Euro.

Wir sind gespannt auf Ihre Antworten!

Ihr Lektorat Lehrbuch Medizin

Inhaltsverzeichnis

Die Untersuchung des Kindes

Autorenverzeichnis

Arnold, Barbara, Dr.
Altheimer Ecke 2, 80331 München

Bidlingmaier, Christoph, Dr.
Klinikum der Universität München
Kinderklinik und Poliklinik
im Dr. von Haunerschen Kinderspital
Lindwurmstr. 4, 80337 München

Döhlemann, Christoph, Prof. Dr.
Mathildenstr. 9, 82319 Starnberg

Enders, Angelika, Dr.
Klinikum der Universität München
Kinderklinik und Poliklinik
im Dr. von Haunerschen Kinderspital
Lindwurmstr. 4, 80337 München

Frank, Reiner, Prof. Dr.
Klinikum der Universität München
Klinik für Kinder- und Jugendpsychiatrie
Lindwurmstr. 2a, 80336 München

Giese, Renate M., Dipl.-Psych.
Klinikum der Universität München
Kinderklinik und Poliklinik
im Dr. von Haunerschen Kinderspital
Lindwurmstr. 4, 80337 München

Güthoff, Sonja
Lucia-Popp-Bogen 24, 81245 München

Heimkes, Bernhard, Prof. Dr.
Klinikum der Universität München
Orthopädische Klinik
Marchioninistr. 15, 81377 München

Huppmann, Marceline
Klinikum Großhadern, Neonatologie
Marchioninistr. 15, 81377 München

Kurnik, Karin, Dr.
Klinikum der Universität München
Kinderklinik und Poliklinik
im Dr. von Haunerschen Kinderspital
Lindwurmstr. 4, 80337 München

Lang, Thomas, Prof. Dr.
Klinikum Starnberg
Abteilung für Kinderheilkunde und
Jugendmedizin
Oßwaldstr. 1, 82319 Starnberg

Leunig, Andreas, PD Dr.
Klinikum Großhadern, HNO-Klinik
Marchioninistr. 15, 81377 München

Münch, Hans-Georg, Dr.
Klinikum der Universität München
Kinderklinik und Poliklinik
im Dr. von Haunerschen Kinderspital
Lindwurmstr. 4, 80337 München

Priessmann, Helga, Dr.
Klinikum der Universität München
Kinderklinik und Poliklinik
im Dr. von Haunerschen Kinderspital
Lindwurmstr. 4, 80337 München

Reiter, Karl, Dr.
Klinikum der Universität München
Kinderklinik und Poliklinik
im Dr. von Haunerschen Kinderspital
Lindwurmstr. 4, 80337 München

Rosenecker, Josef, PD Dr.
Klinikum der Universität München
Kinderklinik und Poliklinik
im Dr. von Haunerschen Kinderspital
Lindwurmstr. 4, 80337 München

Rudolph, Günter, PD Dr.
Klinikum der Universität München
Augenklinik und Poliklinik
Mathildenstr. 8, 80336 München

Schmidt, Heinrich, PD Dr.
Klinikum der Universität München
Kinderklinik und Poliklinik
im Dr. von Haunerschen Kinderspital
Lindwurmstr. 4, 80337 München

Wintergerst, Uwe, PD Dr.
Klinikum der Universität München
Kinderklinik und Poliklinik
im Dr. von Haunerschen Kinderspital
Lindwurmstr. 4, 80337 München

Die Herausgeber

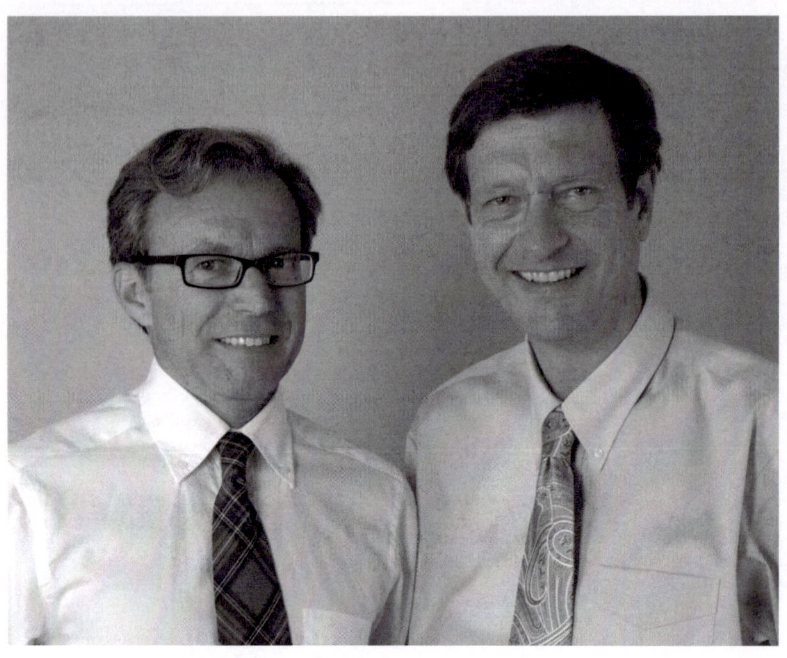

Heinrich Schmidt *Josef Rosenecker*

PD Dr. med. Dr. med. habil. Josef Rosenecker

Geboren am 21.10.1959 in Tann. Studium der Humanmedizin an der Ludwig-Maximilians-Universität München, Beginn der ärztlichen Tätigkeit im Juli 1987 zunächst als chirurgischer Assistenzarzt im Kreiskrankenhaus Pfarrkirchen. Beginn der pädiatrischen Facharztausbildung im Dr. von Haunerschen Kinderspital im November 1988. »Fellowship in Pediatric Pulmonology« an der Universität von Kalifornien in San Francisco (UCSF) von 1993 bis 1996. Facharzt für Kinderheilkunde und Jugendmedizin 2000, Habilitation zum Thema »Charakterisierung der Barrieren für die systemische und topische Applikation von nicht-viralen Genvektoren: Grundlagen für eine zukünftige Gentherapie der Mukoviszidose« 2004, Oberarzt der Station Intern Säugling am Dr. von Haunerschen Kinderspital

PD Dr. med. Dr. med. habil. Heinrich Schmidt

Geboren am 27.07.1959 in Temeschburg/Rumänien, Abitur nach Besuch des deutschsprachigen Gymnasiums »Nikolaus Lenau« in Temeschburg, Aussiedlung in die Bundesrepublik Deutschland 1979, Studium der Humanmedizin an der Ludwig-Maximilians-Universität München, Beginn der ärztlichen Tätigkeit als Arzt im Praktikum im Dr. von Haunerschen Kinderspital am 01.01.1989, Facharzt für Kinderheilkunde und Jugendmedizin 1995, Zusatzbezeichnung »Medizinische Genetik« 1999, Habilitation zum Thema »Wachstum, Gewichtsverlauf unter Diät und prämature Adrenarche beim Prader-Willi-Syndrom« 2001, Schwerpunktsbezeichnung »Pädiatrische Endokrinologie und Diabetologie« 2004, Oberarzt der allgemeinen pädiatrischen Ambulanz am Dr. von Haunerschen Kinderspital

Einleitung

J. Rosenecker

Die eingehende körperliche Untersuchung des Kindes bleibt trotz des großen Fortschritts laborchemischer, molekularbiologischer und bildgebender Verfahren der Grundstein einer jeden Diagnosestellung. Die Labor- und Gerätemedizin sollten meines Erachtens als Hilfsmittel betrachtet werden.

Diese körperliche Untersuchung beginnt in gewisser Weise in dem Moment, in dem die Eltern mit dem kranken Kind das Untersuchungszimmer betreten. In diesen ersten Sekunden der Begegnung muss bereits eine Beurteilung des Schweregrads der Erkrankung des Kindes erfolgen. Anschließend wird die Anamnese erhoben und die Untersuchung durchgeführt. Gerade der Kinderarzt ist auf eine gründliche Untersuchung angewiesen, weil er es überwiegend mit einem »stummen« Patienten zu tun hat. Auch ist das Verständnis des Kindes für die Notwendigkeit der körperlichen Untersuchung gering. Das Erlernen einer strukturierten Untersuchungstechnik ist also besonders wichtig, um den kleinen Patienten so wenig wie möglich mit unangenehmen oder schmerzhaften Eingriffen zu belasten und gezielt Befunde erheben zu können. Dabei verlangt die Untersuchung des Kindes eine der Altersgruppe des Patienten entsprechende Untersuchungstechnik.

Grundsätzlich gilt, dass ein Kind, wird es in einer Klinik oder einer Praxis vorgestellt, immer vollständig zu untersuchen ist. Wird ein Kind z. B. wegen Ohrenschmerzen vorgestellt, so darf der behandelnde Arzt sich nicht auf die alleinige Inspektion des Gehörgangs und des Trommelfells beschränken, sondern muss das Kind von Kopf bis Fuß untersuchen. Jede Vorstellung eines Kindes bei einem Arzt muss als Chance gesehen werden, frühzeitig eine Beeinträchtigung der Entwicklung des Kindes zu erkennen. Es gibt eine Vielzahl von Krankengeschichten, aus denen hervorgeht, dass nur – als so genannter Zufallsbefund – durch die gewissenhafte Untersuchung des Kindes z. B. ein schmerzlos wachsender abdominaler Tumor frühzeitig erkannt wurde und somit die Prognose für das Kind aufgrund einer frühen Diagnosestellung wesentlich verbessert werden konnte.

Das vorliegende Buch soll einen Beitrag dazu leisten, dem Studenten der Medizin bzw. dem angehenden Arzt ein Werkzeug mit auf den Weg zu geben, wodurch er in die Lage versetzt wird, die – zugegebenermaßen schwierige – Untersuchung des Kindes rascher zu erlernen.

Anamneseerhebung

S. Güthoff, J. Rosenecker

In der heutigen technikorientierten Medizin wird immer mehr die Basis der Diagnosestellung vernachlässigt: die Anamnese und die körperliche Untersuchung. Eine gründliche und aufmerksame Anamnese bietet die Gelegenheit, bereits ein großes Spektrum an Informationen über den kleinen Patienten und seine Lebensumstände zu erhalten sowie die Vorgeschichte und Symptomatik der aktuellen Erkrankung zu erfassen.

2.1 Besonderheiten der Anamneseerhebung beim Kind

TIPPS und TRICKS

Die Altersspanne der Kinder von der Geburt bis zur Pubertät bedarf je nach Alter und Entwicklungsstand des Kindes auch in der Anamneseerhebung einer unterschiedlichen Herangehensweise.

Neugeborenes, Säugling (1. Lebensjahr)

Die Anamneseerhebung beim Neugeborenen oder Säugling beruht ausschließlich auf der **Fremdanamnese** – meist durch die Eltern. Die zuverlässigste Auskunft erhält man von der Person, die das Kind hauptsächlich betreut. Das ist gerade im 1. Lebensjahr, in dem eine »Rund-um-die-Uhr-Betreuung« und ggf. das Stillen des Kindes notwendig sind, auch heute in der Regel die Mutter. Man sollte jedoch bereits am Anfang des Gesprächs nach der **Betreuungssituation** fragen. Es gibt zunehmend Väter im Erziehungsurlaub. Kinder werden aber auch von den Großeltern, älteren Geschwistern, der Tagesmutter oder in der Kinderkrippe betreut, wodurch sich die Qualität der Antworten deutlich verändern kann.

Dabei ist stets zu berücksichtigen, dass es sich bei der Fremdanamnese um eine Interpretation der Symptome handelt. Diese muss nicht mit den tatsächlichen Symptomen übereinstimmen. Ein z. B. von der Mutter als sehr krank empfundenes Kind kann auch nur einen »harmlosen« Infekt haben. Genauso fließen eigene Erklärungsmuster der Betreuungsperson mit ein, die eine ernsthafte Erkrankung des Kindes verschleiern oder vortäuschen könnten.

Auch wenn Kinder bis zum Kleinkindalter sich noch nicht selbst an dem Anamnesegespräch beteiligen können, gibt ihr Verhalten z. B. der Mutter gegenüber, aber auch ihr Spielverhalten, inhaltliche Aufschlüsse. Das akut kranke Kind z. B. wird selten aktiv und interessiert spielen. Daher nutzt man das Anamnesegespräch, um das Kind einzuschätzen. Man kann wie zufällig ein Spielzeug in Griffweite des Kindes legen. Auch gilt es, die Interaktion zwischen dem Kind und der »betreuenden« Person zu beobachten.

Anamneseerhebung

S. Güthoff, J. Rosenecker

Allgemeine Voraussetzungen

Eine Grundvoraussetzung für ein **Vertrauensverhältnis** ist es, das Kind und die Eltern freundlich, respektvoll und aufmerksam zu behandeln. Gerade im Säuglingsalter sind Eltern, zumal wenn es sich um ihr erstes Kind handelt, stets sehr besorgt, wenn ihr Kind weint, erhöhte Körpertemperatur hat, nicht mehr trinkt oder eine andere Ursache zur Vorstellung in der Klinik oder Praxis führt. Durch eine freundliche, aber durchaus zielgerichtete Befragung der Eltern und Berücksichtigung von Alter und Gesundheitszustand des Kindes sollte der Grund für die Vorstellung eruiert werden.

Der Umgang mit den Eltern bedarf dabei einer besonderen Sorgfalt. Die Sorgen der Eltern sind stets ernst zu nehmen. Oft führen Eltern in ihrem Kausalitätsbedürfnis Erklärungsversuche an, die nicht dem medizinischen Verständnis entsprechen.

> **TIPPS und TRICKS**
>
> Der Einsatz von naturheilkundlichen Verfahren, Homöopathie oder anderen Behandlungsformen aus dem Bereich der Alternativmedizin gehört ebenfalls dokumentiert. Eine pauschale Kommentierung seitens des Arztes sollte aber unterbleiben, auch wenn es seinem Verständnis von Schulmedizin nicht entsprechen sollte.

Eine gute **Arzt-Eltern-Kind-Beziehung** ist maßgeblich für den Behandlungserfolg! Erlangt man das Vertrauen der Eltern, aber auch das des Kindes, so erhält man durch ihre/seine positive Einstellung dem Arzt und der Behandlung gegenüber eine optimale Grundlage für eine gute Compliance und letztlich für den Behandlungserfolg.

Unterschiedliche **kulturelle Aspekte** müssen berücksichtigt werden. Kinder aus Immigrantenfamilien, in denen häufig nur der berufstätige Vater Deutsch spricht, werden z. B. oft erst abends oder am Wochenende in der Kinderklinik vorgestellt. Dies kann dazu führen, dass der ursächliche Grund der Vorstellung schon etwas zurückliegen kann. Gegebenenfalls sollte ein Dolmetscher hinzugezogen werden. Auch wenn es befremdlich sein kann, so sollte man sich stets bemühen, kulturelle bzw. religiöse Unterschiede zu respektieren; z. B. kann es unabdingbar sein, dass Anamnese und Untersuchung nur von einer gleichgeschlechtlichen Person vorgenommen werden. Auch die Vermeidung von Blickkontakt kann z. B. in islamischer Kultur notwendig sein.

2.2 Unterschied zwischen Praxis und Klinik

Es bestehen grundsätzliche Unterschiede zwischen der Behandlung in einer niedergelassenen Kinderarztpraxis oder in einem Krankenhaus.

Praxis

Der niedergelassene Pädiater sieht das Kind im Rahmen der Vorsorgeuntersuchungen und Impfungen häufiger in seiner Praxis. Die Vorsorgeuntersuchungen U3 bis J1 werden in der Regel von ihm durchgeführt. Darüber hinaus besteht v. a. bei Eltern von Säuglingen – gerade bei Erstgeborenen – eine große Unsicherheit. Bei Unregelmäßigkeiten in Ernährung, Stuhlgang, Schlaf, aber auch bereits bei kleineren Infekten suchen die Eltern vorsorglich einen Kinderarzt auf.

! Eine wesentliche Aufgabe für den niedergelassenen Pädiater ist es, frühzeitig angeborene oder erworbene Erkrankungen und Abweichungen von der normalen Entwicklung (das Erreichen der »Meilensteine« der Entwicklung) zu erkennen, um entsprechende therapeutische Maßnahmen einzuleiten. Einen großen Stellenwert nimmt dabei auch die Beratung der Eltern zu Fragen der Ernährung, der Pflege sowie der Erziehung des Kindes ein.

Der niedergelassene Pädiater lernt das Kind und die Familie im Laufe der Entwicklung kennen. In Bezug auf das Anamnesegespräch bedeutet dies, dass die anfangs gründliche Anamnese sich zunehmend auf die aktuelle Erkrankung beschränken wird. Dem Pädiater gelingt so ein gezieltes Nachfragen auf Veränderungen z. B. in der familiären Situation. Außerdem kann er das Kind hinsichtlich des Krankheitsgrades und hinsichtlich evtl. Veränderungen im Verhalten während der Pubertät einschätzen.

Klinik

Der in der Klinik tätige Arzt sieht das Kind in der Ambulanz, im Nachtdienst oder am Wochenende in der Regel zum ersten Mal. Hier nimmt die ausführliche Anamnese einen größeren Stellenwert ein, soweit es die Symptomatik zulässt. In Abhängigkeit des Krankheitsgrades reagieren die Kinder und Eltern mit ihren eigenen Ängsten, aber auch mit Verdrängung oder Ablehnung. Die wechselnden Ärzte in der Klinik, die Situation der Fremdpflege sowie generell das »Umfeld Krankenhaus« können die Compliance der Eltern, aber auch des Kindes bzw. des Heranwachsenden, stark beeinflussen. Der Klinikarzt muss in kurzer Zeit eine Vertrauensbasis schaffen.

! Ziel ist es, eine gute Mitarbeit der Eltern und des Kindes zu erreichen sowie alle notwendigen Informationen zu erhalten, um eine schnelle und optimale Grundlage für eine Behandlung des Kindes zu ermöglichen.

2.3 Voraussetzungen für die Anamneseerhebung

Der Krankheitszustand des Kindes sowie der Ort, an dem das Kind untersucht wird, wirken sich auf Art und Umfang des Anamnesegesprächs aus.

Ist ein Kind in einem schlechten Allgemeinzustand, wird man umgehend mit der Versorgung des Kindes beginnen müssen. In einer solchen Situation wird sich die Anamneseerhebung auf die wichtigsten Punkte beschränken müssen:

- Wann hat die Symptomatik begonnen?
- Liegt eine Grunderkrankung vor?
- Welche Medikamente wurden bereits gegeben?
- etc.

Handelt es sich um ein Kind in gutem oder befriedigendem Allgemeinzustand, so kann das Anamnesegespräch vorbereitet werden. Man sollte sich soweit wie möglich gute Bedingungen schaffen. Dazu gehört, sich alle bereits vorhandenen Informationen anzusehen und einzuprägen. In der Klinik wird oft nur der Name und evtl. ein Leitsymptom bekannt sein. Vor allem den Vornamen des Kindes sollte man im Gespräch mit den Eltern gebrauchen, da dies ein gemeinsames Interesse am Kind bekundet.

Gerade im Krankenhaus ist es wichtig, einen Platz zu finden, der ein weitgehend ungestörtes Gespräch mit der Familie ermöglicht. Es empfiehlt sich, einen abgetrennten Raum mit genügend Sitzmöglichkeiten vorzubereiten. Da sich in der Regel die körperliche Untersuchung des Kindes anschließt, sollten auch hierfür bereits alle Voraussetzungen geschaffen werden. Es sollte dafür gesorgt werden, dass man während der Anamnese und Untersuchung nicht gestört oder gar aus dem Raum gerufen wird. Bei Eingang eines Telefongesprächs verweist man am Besten darauf, dass man später zurückrufen wird. Dies mag dem Medizinstudierenden oder Berufsanfänger als Selbstverständlichkeit erscheinen, aber langjährige Praxis und Erfahrung haben gezeigt, dass das nicht immer der Fall ist.

! Auch im zeitlich gedrängten Klinikalltag muss der Arzt versuchen, sich während der Untersuchung ausschließlich und interessiert für den kleinen Patienten Zeit zu nehmen.

Wie in jeder zwischenmenschlichen Beziehung ist der erste Eindruck von großer Wichtigkeit; dieser sollte aber korrigierbar bleiben! Auf der Seite des Arztes ist aufdringlicher Geruch z. B. wie durch Zigarettenrauch oder starkes Parfum bzw. Rasierwasser zu vermeiden. Viele Kinderärzte entscheiden sich, in Gegenwart von Kindern eher farbige Kleidung und keinen Kittel zu tragen, da dieser auf Klein-, Kindergarten- und Schulkinder einschüchternd wirken kann. Säuglinge reagieren auch auf kräftige Farben, v. a. auf die Farbe Rot interessierter als auf Kittelweiß. Zudem spielt die Symbolkraft des Kittels noch keine Rolle. Hingegen kann der Kittel bei Eltern einen seriöseren und kompetenteren Eindruck hervorrufen. Wenn es die vorherrschende Kleiderordnung zulässt, sollte jeder für sich und in Abhängigkeit von der Situation entscheiden, welche Art der Kleidung er wählt. Der Arzt sollte stets auf ein gepflegtes, neutrales Äußeres achten.

Selbstverständlich sollte ein Aufnahmebogen, wenn vorhanden eine Krankenakte sowie ein Stift bereitliegen, um die Anamnese und die anschließende körperliche Untersuchung schriftlich festzuhalten.

2.4 Der Anamnesebeginn

Sind alle Vorbereitungen getroffen, bittet man die Familie in das Behandlungszimmer zu kommen. Zu Beginn der Anamneseerhebung sollte sich zunächst der behandelnde Arzt vorstellen. Sind mehrere Ärzte/Studierende mit der Anamneseerhebung betraut, sollte einer als Sprecher fungieren. Der niedergelassene Arzt kann zusätzlich durch Bezug auf vorherige Untersuchungen oder durch individuelles Nachfragen eine vertraute Basis herstellen, die das Anamnesegespräch vereinfacht.

Man sollte die Eltern, aber auch die Kinder, v. a. ab dem Kindergartenalter, **persönlich begrüßen** und je nach Alter und Charakter einen positiven Kontakt aufbauen. Schulkinder möchten oft bereits wie Erwachsene mit Händeschütteln begrüßt werden. Bei schüchternen und jüngeren Kindern ist es ratsam, sie zwar freundlich und interessiert, aber eher körperlich distanziert anzusprechen. Allmählich sollte man einen Kontakt zum Kind aufbauen, damit dieses später die körperliche Untersuchung zulässt. Das Kind sollte möglichst beim Vornamen genannt werden, das ist persönlicher und zeugt von Interesse am Kind. Gerade beim Säugling ist es höflich, das richtige Geschlecht zu verwenden. Es kann unachtsam wirken, wenn es sich um ein Mädchen handelt und der Arzt immer von »ihm« spricht. Um eine vertrautere Atmosphäre zu schaffen, kann man sich z. B. positiv über das Aussehen oder die Kleidung des Säuglings äußern. Bei größeren Kindern kann eine altersangemessene Wortwahl für mehr Offenheit sorgen.

Da das Anamnesegespräch einige Zeit in Anspruch nimmt, sollten sich alle Beteiligten nach Möglichkeit bequem hinsetzen. Für Schulkinder sollte eine eigene Sitzmöglichkeit vorhanden sein. Grundsätzlich ist es wichtig, mit den Eltern auf derselben Augenhöhe zu sein. Der Säugling sollte auf dem Schoß der Eltern bleiben. Das beruhigt ihn in der fremden Umgebung und lässt bereits eine erste Einschätzung der Mutter- bzw. Eltern-Kind-Beziehung zu. Klein- und Kindergartenkinder nutzen gerne bereitgelegte Spielsachen. Das Beobachten des Spielverhaltens liefert dem Arzt bereits wichtige Hinweise auf Krankheitsgrad und Entwicklungsstand des Kindes.

Gerade in der Kinderklinik wissen Kinder und Eltern meist nicht, was sie erwarten wird. Es ist ratsam, ihnen einen kurzen Überblick zu verschaffen: um die optimale Therapie zu finden, wird man Eltern und altersabhängig dem Kind erst Fragen zum Kind, zur Krankheit des Kindes, aber auch zu familiären Erkrankungen etc. stellen und dann die körperliche Untersuchung anschließen.

2.5 Verbale und nonverbale Kommunikation

Die erste die Erkrankung betreffende Frage sollte stets offen gestellt werden. Dadurch sollen die Eltern und ab einem gewissen Alter auch das Kind die Möglichkeit erhalten, die Beschwerden aus ihrer Sicht darzustellen. Man erhält bereits eine gewisse Gewichtung, die subjektive Sicht der Eltern bzw. des Kindes. Der Arzt sollte dem Erzählenden volle Aufmerksamkeit schenken und zeigen, dass man die Erkrankung des Kindes, aber auch die Ängste und Bedenken der Eltern ernst nimmt.

TIPPS und TRICKS

Beispiel einer ersten Frage

- Was führt Dich/Sie mit (Name des Kindes) zu mir/in unsere Klinik?
- Erzähl mir von Deinen/Erzählen Sie mir von (Name des Kindes) Beschwerden!
- Wie kann ich/können wir Dir/(Name des Kindes) und Ihnen helfen?

Erst wenn die Schilderungen zu ausschweifend werden, sollte man höflich, z. B. mit einer Zusammenfassung des bisher Gesagten, einschreiten. Die Fragen sollten anschließend zunehmend gezielter werden und zum Schluss die Lücken in der Anamnese füllen. Dabei sollte man sich um eine einfache und klar verständliche Ausdrucksform bemühen. Fachtermini und Abkürzungen sollten ebenso vermieden werden wie Suggestivfragen, bei denen man bereits eine Antwort nahelegt. Gerade Kinder neigen dazu, den Erwachsenen zu sagen, was diese zu erwarten scheinen. Wenn man zur Beschreibung eines Symptoms Attribute/Adjektive zur Auswahl gibt, so neigen Patienten und v. a. Kinder dazu, das zuletzt genannte zu wiederholen. Daher empfiehlt es sich, die Aufzählung mit einer neutralen Beschreibung zu schließen.

TIPPS und TRICKS

Beispielfrage zur Charakterisierung des Schmerzes

Fühlt sich der Bauchschmerz an, als wenn jemand eine Nadel in den Bauch sticht, brennt es, zwickt es, drückt es, zieht sich der Bauch beim Schmerz zusammen, oder **kannst Du es nicht beschreiben**?

Sobald sich das Kind am Anamnesegespräch beteiligen kann und möchte, passt man die Wortwahl dem Alter an. Man sollte sich hüten, wertend oder belehrend mit den Eltern zu sprechen. Sich in Trennung befindliche Eltern können dazu neigen, den Arzt zu instrumentalisieren, um z. B. dem Ehepartner die Schuld an der Erkrankung des Kindes zuzuweisen. Es ist wichtig, sachlich zu bleiben und sich nicht von den Eltern beeinflussen zu lassen.

! Man sollte sich bemühen, eine menschliche Ebene aufzubauen, in der eine sachliche, aber mitfühlende Distanz vorherrscht.

Über diese verbale Kommunikation hinaus kann die **nonverbale Kommunikation** dem Arzt wertvolle Informationen liefern. Dazu gehören z B. folgende Beobachtungen:
- Wie ist die Haltung dem Kind gegenüber, z. B. während die Mutter den Krankheitsverlauf schildert?
- Gibt die Mutter- bzw. Eltern-Kind-Beziehung bereits Hinweis auf die Ursache der Erkrankung?
- Stimmt der Gesichtsausdruck mit dem Gesagten überein?
- Gibt ein Jugendlicher in Gegenwart der Eltern eine ehrliche Antwort z. B. auf die Frage nach Drogenabusus?
- Gibt es im Verhalten Auffälligkeiten, die auf eine Essstörung oder Missbrauch hindeuten könnten?

Eine abwehrende oder beleidigende Haltung dem Arzt gegenüber kann Ausdruck von Ängsten sein. Daher ist es wichtig, als Arzt die Abwehr und Verarbeitungsmechanismen der Eltern nicht »persönlich« zu nehmen, sondern verständnisvoll und sachlich zu bleiben. Auch der Arzt sendet unbewusst nonverbale Signale aus. Man sollte sich dieser bewusst sein und sie vielleicht sogar trainieren.

2.6 Anamneseinhalte

Da zuerst die Eltern und je nach Alter das Kind frei berichten, sollten anschließend durch gezielte Fragen die Lücken der Anamnese gefüllt werden. Ungeübten fällt es anfangs schwer, einen Überblick zu behalten. Es bedarf auch einiger Erfahrung und Grundwissen, die »richtigen« Fragen zu stellen, um die möglichen Diagnosen gut einzugrenzen. Am Ende einer vollständigen Anamnese sollten die in der ◘ Tab. 2.1 aufgeführten Anamneseinhalte geklärt sein. In der Praxis sollten die Fragen dem Gesundheitszustand, der Situation und dem Alter des Kindes angepasst sein.

Tab. 2.1. Inhalte einer ausführlichen pädiatrischen Anamnese

Persönliche Angaben	Name, Adresse, Geburtstag des Kindes, Krankenversicherung, Hauptversicherer, Telefonnummer und Erreichbarkeit der Eltern (!), Name und Adresse des Kinderarztes (falls nicht identisch mit Untersuchendem), religiös/kulturell relevante Besonderheiten
Gefährdungskataster	Penicillin- und andere Allergien, Diabetes, Hämophilie etc.
Blutgruppe	Wenn bekannt mit Rhesusfaktor und Untergruppen
Jetzige Erkrankung	Wenn vorhanden Einweisungsdiagnose, Hauptbeschwerden, bisheriger Verlauf und Behandlung, Lokalisation, Ausbreitung, zeitliches Auftreten, Intensität, Begleitsymptomatik, erst offene Frage, dann gezielter nachfragen, wer ist Berichterstatter (Mutter/Vater/Kind/Oma etc.)
Medikamente	Bisherige, jetzige Medikamente, Antibiotika, auch Homöopathie, Naturheilkunde, Salbe, Creme, Rachitisprophylaxe (Präparat, Dosis, Dauer)
Frühere Krankheiten	Neugeborenenerkrankungen wie Hyperbilirubinämie, Infektionen (B-Streptokokken, E. coli, Staphylokokken, Enteroviren, Adenoviren, Zytomegalie- und andere Herpes-Simplex-Viren), Varizellen, Röteln, Masern, Mumps, Diphtherie, Pertussis, Scharlach, Hepatitis, Meningitis, Laryngitis, gastrointestinale Funktionsstörungen, HIV, Infektionsgelegenheiten in den letzten 4 Wochen, frühere stationäre Behandlungen, Bluttransfusionen
Impfstatus	Tetanus, Diphtherie, Pertussis, Poliomyelitis (oral/tot), HIB, Hepatitis B, Masern (lebend/tot), Röteln, Mumps, Varizellen, Pneumokokken, Meningokokken, HPV, Influenza, BCG (Tuberkulinprobe?), Pocken, Reiseimpfungen; jeweils wann und wie oft, lag Impfpass bei Anamnese vor?
Schwangerschaft (SS)	V.a. bei Säuglingen, evtl. bei Kleinkindern und bestimmten Fragestellungen: Mutterpass der Mutter vorlegen lassen, Alter der Mutter, wie vielte SS, Verlauf, Komplikationen, Krankheiten der Mutter während der SS, Medikamente in der SS, Zigaretten, Alkohol, Rauschmittel, Röntgen oder ähnliches in der SS
Geburt	V.a. bei Säuglingen, evtl. bei Kleinkindern und bestimmten Fragestellungen: Untersuchungsheft vorlegen lassen, Geburt termingerecht oder zu früh/spät, um wie viele Tage/Wochen, vollendete Schwangerschaftswochen (SSW), Geburtsklinik, evtl. verlegt in welche Kinderklinik, Geburtsgewicht, -länge, -kopfumfang, Geburtsbeginn spontan oder mit Einleitung, Sectio – Ursache, Schädel-, Beckenend- oder Querlage, Geburtsdauer, Beendigung durch Vakuum-/Forceps-Extraktion – Ursache, Geburtsverlauf normal oder Komplikationen – Ursache, Zustand des Neugeborenen gut/Apnoe/Zyanose, Apgar, Sonstiges
Ernährung	Normalkost oder Diät, Lebensmittelunverträglichkeiten/-Allergien, religiöse Besonderheiten, derzeitige Ernährung – wie viele Mahlzeiten zu wie viel g – Nahrungsart (Milch, Gemüsebrei, Obst etc.), ungefähre Zeit; bei Säuglingen: gestillt/teilgestillt für wie lange, nicht gestillt/früh abgestillt – Ursache, Flaschennahrung – welche – ab/bis, Beikost – Nahrungsart – ab/bis

Tab. 2.1. (Fortsetzung)

Körperliche Belastbarkeit	Altersentsprechend, Schulsport/Herumtoben möglich, Veränderung seit wann, Besonderheiten; bei Säuglingen: Trinkverhalten, verändert seit wann, trinkt weniger, wirkt schläfrig, bewegt sich weniger, wirkt schlapper
Schlafverhalten	Schläft durch/wacht wie oft nachts auf, schläft eigenständig/nur auf dem Arm/nur mit Schaukeln ein, schläft tagsüber wie oft/wie lange, Schlafverhalten verändert seit wann
Stuhlgang und Miktion	Wie oft, Konsistenz, Farbe, Geruch, Menge, blutig, schleimig, verändert seit wann, »Nachhelfen« beim Stuhlgang (Fieberthermometer, Beine halten), Urin- und Stuhlkontrolle tagsüber und nachts jeweils ab welchem Alter
Sensorische, sprachliche und psychische Entwicklung	Derzeitiger Entwicklungsstand, normal, verzögert, Besonderheiten, Vergleich mit Geschwistern, Sitzen/Laufen mit wie viel Monaten, aktive Sprache, Sprachverständnis, Kindergarten, Vorschule, Schule – welche Klasse, Schulleistungen, Freundschaften
Pubertät	Thelarche/Menarche/Pubarche ab welchem Alter, Drogen, Zigaretten, Sexualität, Verhütung, Selbstbild (Magersucht/Bulimie), Schwangerschaft, Schwangerschaftsabbruch, Fehlgeburt, Missbrauch/Vergewaltigung
Sozialanamnese	Kind wird ganztags/teilzeitig versorgt von Mutter/Vater/Großeltern/Geschwistern/Pflegestelle/Krippe/Kindergarten/Heim/Hort, seit wann, Betreuungssituation davor, Beruf der Mutter/des Vaters – ganztags/halbtags, räumliche Wohnsituation, soziale Problematik (z. B. Arbeitslosigkeit), Zigaretten- und Alkoholkonsum der Eltern und ggf. des Jugendlichen
Familienanamnese	Mutter: Alter/Erkrankungen/Fehlgeburten, Vater: Alter/Erkrankungen, Geschwister: wie viele/Geschlecht/Alter/Erkrankungen, Großeltern mütterlicher-/väterlicherseits: Alter/Erkrankungen/bereits verstorben – Ursache; sonstige Erkrankungen in der Familie mit Angabe des Verwandtschaftsgrades wie Asthma bronchiale, Blutkrankheiten, Krebs, Anfallsleiden, Schilddrüsenerkrankungen, Diabetes mellitus, Stoffwechselerkrankungen, Herzfehler, Fehlbildungen, psychische Erkrankungen, Tuberkulose, Sucht, Blutsverwandtschaft etc.
Reiseanamnese	Auslandsreisen, wann, wohin, bei Ausländern auch Herkunftsland (anderes Infektions-, Keim-, Antibiotikaresistenzmuster, Parasitosen)
Fremdunterlagen	Mitgebrachte/bereits vorhandene Röntgenfilme, Befunde, Briefe, Krankenblatt, Kurven etc.

2.7 Zusammenfassung

Die Anamneseerhebung wird dem Alter des Kindes angepasst (Tab. 2.2).

Voraussetzungen:
- gepflegtes Äußeres, evtl. auf das Tragen des Kittels verzichten
- vorhandene Informationen einsehen und einprägen (v. a. den Namen des Kindes)
- ruhiger Raum, genügend Sitzmöglichkeiten
- Aufnahmebogen/Krankenakte und Stift bereitlegen
- altersentsprechende Spielsachen
- Zeit nehmen bzw. dieses den Eltern vermitteln
- keine Störung während der Anamnese sowie Untersuchung
- Vorbereitungen für die körperliche Untersuchung treffen

Anamnesebeginn:
- Vorstellung, Begrüßung, Name des Kindes verwenden
- Krankheitsgrad des Kindes einschätzen
- Auflockerung durch positive Äußerung über bzw. altersangemessene Worte zum Kind
- bequem hinsetzen, auf Augenhöhe mit den Eltern
- Säugling auf dem Schoß z. B. der Mutter, Spielmöglichkeit für Klein- und Schulkinder, Schulkinder eigene Sitzmöglichkeit
- kurzen Überblick geben

Tab. 2.2. Besonderheiten nach Alter des Kindes

Neugeborenes, Säugling, Kleinkind	Kindergartenkind	Schulkind, Pubertät
Ausschließlich Fremdanamnese, Betreuungssituation erfragen	Nimmt eingeschränkt am Anamnesegespräch teil	Meist aktive Beteiligung am Anamnesegespräch, jugendliche Sprachweise wählen
Fremdanamnese bedeutet Interpretation der Symptome	Ergänzung mit Fremdanamnese	Aussagen können konträr zu denen der Eltern sein
Kind beobachten: Spielzeug in Griffweite legen, Interesse an Umgebung	Kind beobachten: Malsachen, Bausteine, Puppen, Autos	Evtl. Gespräch nur mit Heranwachsenden führen (Anwesenheit Schwester/Pfleger)

Kommunikation:
- Name des Kindes verwenden
- Einleitung mit einer offenen Frage
- Fragen gezielter werden lassen
- mit Fragen Lücken schließen
- einfache, klar verständliche Ausdrucksform
- Sprache dem Kind anpassen
- keine Fachtermini, keine Abkürzungen, keine Suggestivfragen
- Erkrankung des Kindes sowie Ängste und Belange der Eltern ernst nehmen
- nonverbale Kommunikation, Spielverhalten und Eltern-Kind-Interaktion in die Beurteilung mit aufnehmen
- sachlich und einfühlsam bleiben

Anamneseinhalte:
- persönliche Angaben
- Gefährdungskataster
- Blutgruppe
- derzeitige Erkrankung
- Medikamente
- frühere Krankheiten
- Impfstatus
- Schwangerschaft
- Geburt
- Ernährung
- körperliche Belastbarkeit
- Schlafverhalten
- Stuhlgang und Miktion
- sensorische, sprachliche und psychische Entwicklung
- Pubertät
- Sozialanamnese
- Familienanamnese
- Reiseanamnese
- Fremdunterlagen

! Eine gute Anamnese erreicht folgende Ziele
- Die Basis für Vertrauen und somit eine gute Mitarbeit des Kindes und der Eltern wird geschaffen.
- Alle für die Erkrankung des Kindes notwendigen Informationen werden gesammelt.
- Der Krankheitsgrad sowie teilweise die Entwicklung des Kindes, die Mutter- bzw. Eltern-Kind-Beziehung und die zur Krankheit beitragenden Lebensumstände können abgeschätzt werden.

Die Untersuchung des Kindes

3

Die Untersuchung des Kindes

3.1 Allgemeine Voraussetzungen

J. Rosenecker, H. Priessmann

Die Untersuchung eines Kindes setzt sich wie die des Erwachsenen aus folgenden Teilschritten zusammen:
- Inspektion
- Palpation
- Perkussion
- Auskultation

Im Unterschied zur Untersuchung des Erwachsenen muss jedoch **die Reihenfolge dieser Untersuchungsschritte situationsgerecht** an die Verfassung des Kindes angepasst und variiert werden. So wird man ein Kind, das im Kinderwagen schläft, zunächst nicht wecken, sondern wird versuchen, durch alleiniges Hinsehen und Hinhören möglichst viele Informationen zu sammeln. Befunde, wie Ruhe-Atemfrequenz, Atemmuster oder Hautfarbe, lassen sich so erheben. Zudem lässt sich beobachten, ob das Kind auffällig schreit oder wimmert, auffällige Bewegungsmuster zeigt (Schlaffheit, Zittern, choreatiforme Bewegungen, Asymmetrie usw.), Atemnot oder eine auffällige Hautfarbe zeigt (Blässe, Röte, Zyanose), welche sofortiges Handeln erfordern würden. Es ist auch schon durch die Kleidung hindurch ein pathologischer Auskultationsbefund zu erheben (Tachykardie, Rasseln über der Lunge etc.).

Nach Befragen des akuten Anlasses des Kommens und der beobachteten Symptome führt man sich noch einmal die Anamnese-Checkliste vor, um auch während der Untersuchung weitere wichtige Fragen an die Eltern zu stellen.

Die Untersuchung sollte, wenn irgend möglich, in einem **warmen und ruhigen Raum** durchgeführt werden, wo sich Kind und Untersucher wohl fühlen. Bei den temperaturempfindlichen Neugeborenen und Säuglingen ist eine geeignete Wärmelampe mit Beachtung des Abstands Pflicht. Wichtig ist es auch, Unterlage und Stethoskop vorzuwärmen. Zur Untersuchung braucht man Tageslicht oder geeignetes, nicht zu grelles, künstliches Licht gemischter Wellenlänge (Blaulicht täuscht z. B. eine Zyanose vor, zu grelles Licht eine Blässe). Grundsätzlich müssen Säuglinge und Kinder **am ganzen Körper untersucht** und deswegen ganz entkleidet werden. Nur so kann man den entscheidenden Gesamteindruck erhalten. Ein Säugling oder Kleinkind darf zu keinem Zeitpunkt auf der Untersuchungsliege oder dem Wickeltisch alleine gelassen werden (Sturzgefahr!).

! Grundsätzlich empfiehlt es sich, die Untersuchung des Kindes stets in Anwesenheit der Eltern bzw. einer Schwester durchzuführen, damit der Untersucher gerade bei schwierigen psychosozialen Verhältnissen vor möglichen Verdächtigungen geschützt ist.

3.2 Inspektion und allgemeiner Eindruck

J. Rosenecker, H. Priessmann

Entscheidend wichtig ist es, dass man sich zunächst einen Gesamteindruck verschafft. Dazu gehören:

- Bewusstseinslage: Somnolenz, Koma, Kontaktfähigkeit, Fixieren
- Hautfarbe: Blässe, Rötung, Zyanose, Exanthem
- Ödeme, feuchte oder trockene Haut
- Atemmuster, Atemgeräusche, Schreiverhalten
- Körperhaltung, Bewegungsmuster, Chorea
- Ernährungszustand, Geruch
- Temperatur, kalte Hände, heiße Stirn
- Pflegezustand
- Missbildungen, Kopfgröße, Proportionen

Aus diesen Beobachtungen heraus lässt sich bereits einschätzen, welche Art von Erkrankung vorliegen könnte und ob es sich um einen Notfall handelt, der zum sofortigen Handeln zwingt (◘ Tab. 3.1).

Erlaubt der Zustand des Kindes eine systematische Untersuchung, so werden zunächst die **Körpermaße** (Gewicht, Größe und Kopfumfang) bestimmt und in geschlechterspezifische Somatogramme (Perzentilenkurven, Wachstumskurven) eingetragen. Gewicht und Größe des Kindes sind nicht nur für das Abschätzen des Gedeihens von Bedeutung, sondern auch für eine evtl. nachfolgende medikamentöse Therapie, da in der Pädiatrie alle Dosierungen auf das Körpergewicht oder die Körperoberfläche berechnet werden. Somit sollte man sich nicht mit ungefähren Gewichts- bzw. Größenangaben zufriedengeben, sondern beim

◘ **Tab. 3.1.** Beurteilung des Allgemeinzustandes

Guter Allgemeinzustand	Reduzierter Allgemeinzustand
Kind schreit laut und kräftig	Kind jammert leise, kraftlos
Kind spielt mit Händen und Füßen, seitengleiche Spontanmotorik	Kind hängt auf dem Arm, wenig Spontanmotorik
Interesse, Kind fixiert, folgt mit Blick	Apathie
Hunger, Kind sucht nach Brust/Flasche	Nahrungsverweigerung
Rosiges Hautkolorit	Haut zyanotisch, gräulich-weiß, schweißig

Wiegen und Messen des Kindes entsprechende Sorgfalt walten lassen. Der Säugling muss beim Wiegen vollständig entkleidet sein. Das Kleinkind und Schulkind wird beim Wiegen bis auf die Unterwäsche entkleidet.

Nähert man sich dem Kind für die eigentliche Untersuchung, so empfiehlt es sich, vorher Blickkontakt aufzunehmen und das Kind anzusprechen. Man sollte die einzelnen Untersuchungsschritte dem Kind und den Eltern gegenüber ankündigen, wie »jetzt schau ich mir mal deine Hände an«, »jetzt möchte ich einmal spüren, wie dein Herz schlägt«. Ist das Kind zu Beginn der Untersuchung ruhig, so führt man die Auskultation von Herz, Lunge und Abdomen durch. Dies kann bei sehr ängstlichen Kindern auch auf dem Arm der Eltern erfolgen.

Grundsätzlich gilt, dass die unangenehmen Maßnahmen wie z. B. die Otoskopie oder die Racheninspektion an das Ende der Untersuchung zu stellen sind. Am unruhigen, sich wehrenden Kind ist eine Auskultation des Herzens kaum möglich, hier wird diese Untersuchung dann auf einen späteren Zeitpunkt verschoben, wenn sich das Kind wieder beruhigt hat. Bis dahin können andere Untersuchungen, z. B. Palpation der Lymphknoten, Inspektion der Haut erfolgen.

3.3 Ernährungszustand, Perzentilen, körperliche Entwicklung

M. Huppmann, J. Rosenecker

3.3.1 Die Entwicklung von Größe, Gewicht und Kopfumfang

Allgemeines

Neben klinischen Symptomen kann die körperliche Entwicklung – bei einem gesund erscheinenden Neugeborenen oder Säugling häufig ausschließlich – ein Hinweis auf eine zugrunde liegende Erkrankung sein. Infrage kommt hier eine Vielzahl von angeborenen oder erworbenen Erkrankungen.

Allerdings muss bei der Beurteilung von Größe, Gewicht und Kopfumfang immer daran gedacht werden, dass es sich auch um eine **Normvariante** handeln könnte, wenn ein Kind beispielsweise einen sehr kleinen oder großen Kopf hat. Hierzu ist die Ermittlung des Kopfumfangs der Eltern unerlässlich. Auch ethnische Aspekte sind zu berücksichtigen. Die in Deutschland üblichen Wachstumskurven beziehen sich auf Kinder aus dem deutschsprachigen Raum; für z. B. türkische Kinder gibt es eigene Wachstumskurven.

Erschwerend für die Beurteilung der körperlichen Entwicklung kommt hinzu, dass auch die Wachstumsgeschwindigkeit nicht gleichmäßig ist. So wachsen die Kinder in den ersten 2--3 Lebensjahren verhältnismäßig schnell, z. T. mehr als 15 cm pro Jahr. Im Verlauf der Kindheit schwankt das jährliche Längenwachstum zwischen 5–7 cm und erreicht einen zweiten Höhepunkt zum Zeitpunkt der Pubertät. Hier kann der Längenzuwachs bei Mädchen bis zu 9 cm pro Jahr betragen, bei Jungen sogar bis zu 11 cm.

Veränderung der Proportionen

Betrachtet man einen Säugling oder ein Kleinkind und vergleicht sie mit einem Erwachsenen, so fällt ebenfalls auf, dass sich die Proportionen verändern, also ein **allometrisches Wachstum** vorliegt. Der Kopf eines Säuglings steht im Vergleich zu dessen gesamter Länge in einem Verhältnis von 1:4. Im Laufe der Zeit wächst der Kopf im Verhältnis weit weniger als beispielsweise die Extremitäten, sodass im Erwachsenenalter ein Verhältnis Kopf zu Gesamtlänge von 1:8 besteht. Das Verhältnis von Beinlänge zur Körpergröße liegt beim Neugeborenen bei 1:3, beim Erwachsenen hingegen bei 1:2. Die Beobachtung der Verhältnisentwicklung von Oberkörper zu Unterkörper kann Hinweise auf bestimmte Wachstumsstörungen wie z. B. eine Achondroplasie geben.

! Um die körperliche Entwicklung eines Kindes zu beurteilen und daraus diagnostische Hinweise zu erhalten, ist die Entwicklung von Geburt an zu berücksichtigen!

Perzentilenkurven

Für die genaue Dokumentation und Verfolgung der Entwicklung nutzt man so genannte Somatogramme, die durch die Vermessung einer großen Zahl gesunder Kinder aus einer Normalpopulation entstanden sind. Die Somatogramme sind für Mädchen und Jungen aufgrund des geschlechterspezifischen Wachstums verschieden. Auf der X-Achse wird das Alter in Wochen, Monaten oder Jahren angegeben, auf der Y-Achse werden Gewicht in kg, Länge oder Kopfumfang in cm aufgetragen.

In den Perzentilenkurven sind bereits Wachstumskurven eingezeichnet, die am Rand mit Zahlenangaben in Prozent versehen sind: die Perzentilen. Wenn sich ein Kind mit seiner Körperlänge auf der Kurve mit dem Vermerk 50% befindet, so liegt das Kind mit seiner Länge auf der 50. Perzentile. Das bedeutet, dass 50% der Kinder im gleichen Alter größer und die anderen 50% kleiner sind. Liegt ein Kind auf der 97. Perzentile, sind nur noch 3% der Kinder größer. Es gehört damit zu den überdurchschnittlich großen Kindern. Trotzdem liegt es noch im Normbereich.

! Der Normbereich des Wachstums erstreckt sich definitionsgemäß von der 3. bis zur 97. Perzentile.

Wachstumsparameter außerhalb der Norm

Liegt ein Wachstumsparameter außerhalb des Normbereichs der Perzentilen, ist abzuklären, ob diese Tatsache für das Kind überhaupt eine Auswirkung hat.

Auch hier spielt der Langzeitverlauf eine Rolle. Außerdem kann es hilfreich sein, die Größe der Eltern zu vermessen und bei den Eltern zu erfragen, ob sie als Kind selbst zu den größten oder kleinsten Kindern gehörten. Das Gleiche gilt für die Bewertung von Gewicht und Kopfumfang.

Allerdings muss ein Kind nicht mit Größe und Gewicht auf der gleichen Perzentile liegen. Man denke nur daran, dass es kleine dicke und große dünne Kinder gibt – genauso wie bei den Erwachsenen.

! Wichtig ist aber, dass ein Kind während seiner Entwicklung auf seinen individuellen Perzentilen für Größe, Gewicht und Kopfumfang bleibt und nicht die Perzentilen »durchwandert«.

In ▫ Abb. 3.1 ist ein Kind (▲) eingezeichnet, dessen Größe etwas unterhalb der dritten Perzentile liegt, aber in seiner Entwicklung immer parallel dazu bleibt. Hingegen lässt die Betrachtung der Größenentwicklung des zweiten Kindes (●) eine Störung vermuten, da die Größe erst auf der 75. Perzentile beginnt und sich nach wenigen Monaten auf der 10. Perzentile befindet: dieses Kind »kreuzt« oder »durchwandert« also die Perzentilen.

Fallbeispiel

Melanie ist das erste Kind gesunder Eltern, sie wurde zum errechneten Geburtstermin geboren. Mit dem Gewicht und der Körperlänge liegt Melanie bei Geburt auf der 50. Perzentile. In den ersten 5 Monaten wird sie voll gestillt und gedeiht entlang der 50. Perzentile. Ab dem 6. Lebensmonat werden Getreideprodukte zugefüttert. Bei einer Kontrolluntersuchung im Alter von 9 Monaten ist Melanie mit ihrem Gewicht auf der 10. Perzentile und mit der Körperlänge auf der 30. Perzentile angekommen. Bei der körperlichen Untersuchung fällt ein vorgewölbter Bauch auf, die Mutter berichtet über Durchfälle seit dem 6. Monat. Es wird die Verdachtsdiagnose einer Zöliakie gestellt.

Auswahl der Perzentilenkurve

Für die Auswahl der zu verwendenden Perzentilenkurve sollte man sich Folgendes überlegen: zum einen möchte man den Verlauf über einen längeren Zeitraum beobachten, zum anderen sollten die Kurven auch möglichst genau sein. Deshalb bietet es sich an, nach der Geburt eine Kurve zu verwenden, die bei Reifgeborenen im Alter von ca. 36 Schwangerschaftswochen beginnt und bis zum Alter von 24 bzw. 48 Monaten reicht. Später eignet sich z. B. eine Kurve bis zum 18. Lebensjahr. Auch bei Reifgeborenen sollte das Geburtsgewicht in Abhängigkeit von der Schwangerschaftswoche eingetragen werden. Bei der enormen Gewichts-, Längen- und Kopfumfangszunahme der ersten Lebensmonate macht es für die

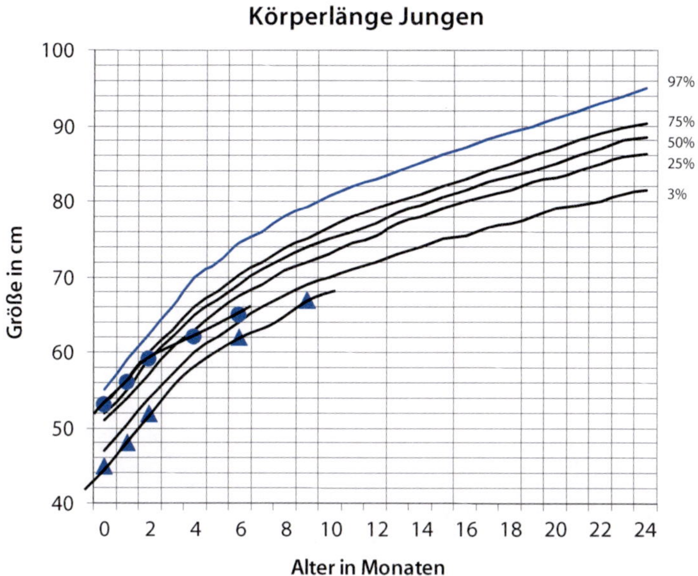

Abb. 3.1. Entwicklung parallel zu den Perzentilen und Kreuzen der Perzentilen

Beurteilung der körperlichen Entwicklung einen deutlichen Unterschied, ob ein Kind in der 36. oder 43. Schwangerschaftswoche geboren worden ist.

In Abb. 3.2 sind 2 Kinder eingetragen, die gleich schwer sind und die gleiche Gewichtszunahme pro Zeit zeigen. Jedoch müssen sie aufgrund der körperlichen Entwicklung in Abhängigkeit von der Schwangerschaftswoche völlig unterschiedlich eingeschätzt werden: das eine Mädchen (●) wurde in der 32. Schwangerschaftswoche geboren und liegt mit seinem Gewicht jeweils über der 50. Perzentile. Das zweite Mädchen (◆) wurde in der 39. Schwangerschaftswoche geboren und liegt mit seinem Geburtsgewicht weit unter der 3. Perzentile, ist also bei einem identischen Geburtsgewicht im Vergleich zum ersten Mädchen viel zu leicht. In den folgenden 4 Wochen nimmt dieses Mädchen allerdings überproportional zu. Hier muss im Zusammenhang mit dem klinischen Bild entschieden werden, ob es sich um ein »Aufholen« handelt oder um eine pathologische Gewichtszunahme, z. B. aufgrund einer Stoffwechselerkrankung.

Perzentilen bei Frühgeborenen

Frühgeborene wachsen in ihren ersten Lebenswochen und -monaten schneller als reifgeborene Kinder. Deshalb ist bei den »Frühchen« die Beobachtung der körperlichen Entwicklung auch von besonderer Bedeutung. Bis zum Erreichen des

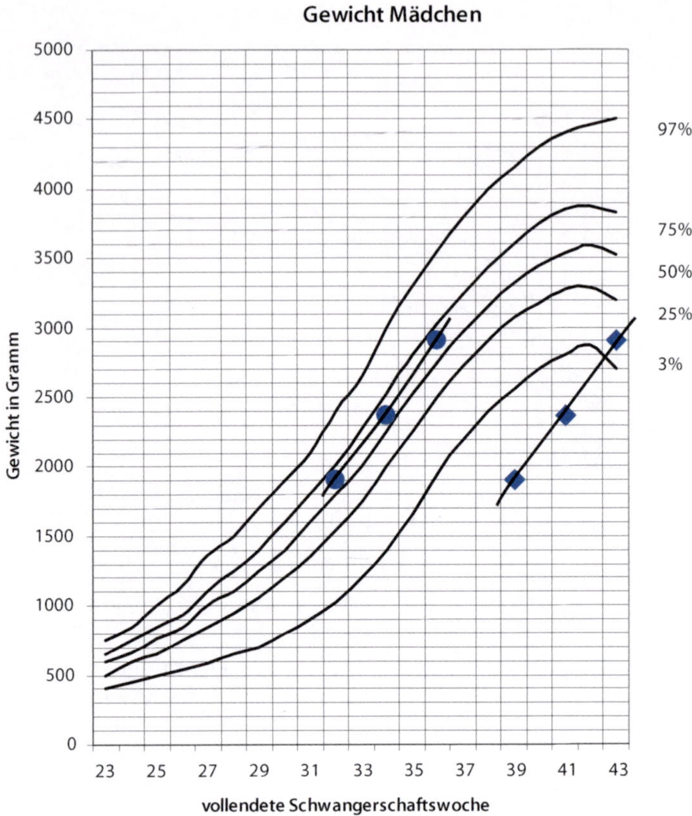

Abb. 3.2. Unterschiedliche Einschätzung einer Gewichtsentwicklung durch Perzentilen

errechneten Geburtstermins verwendet man, um das Wachstum genau verfolgen zu können, die Perzentilenkurven für Frühgeborene. Diese reichen meist von der vollendeten 23. bis zur 43. Schwangerschaftswoche. Anschließend wechselt man auf die normalen Perzentilenkurven. Beim Auftragen der Werte muss allerdings immer das korrigierte Alter des Kindes verwendet werden.

> Das korrigierte Alter eines Frühgeborenen ist zum Zeitpunkt des errechneten Geburtstermins (40. Schwangerschaftswoche) gleich null. Hat z. B. ein Frühgeborenes der 27. Schwangerschaftswoche (SSW) die 43. SSW erreicht, ist es »korrigiert 3 Wochen alt«, auch wenn es real bereits 4 Monate alt ist.

3.3.2 Zahnentwicklung

Die Entwicklung der Zähne im Säuglings- und Kindesalter wird von den Eltern meist aufmerksam verfolgt und als ein Schritt in der Entwicklung des Kindes gewertet. Die ersten Zähne brechen ca. im Alter von 6 Monaten durch, wobei eine Variationsbreite von 3–12 Monaten besteht. Die Zahnentwicklung beginnt meist mit den vorderen unteren Schneidezähnen, anschließend folgen oft die oberen. Nach Durchbrechen der seitlichen Schneidezähne wird das Milchgebiss durch die Mahlzähne und als letztes die Eckzähne vervollständigt. Am Ende des ersten Lebensjahres haben viele Säuglinge 6–10 Milchzähne. Im Zusammenhang mit dem Durchbruch der Zähne im Säuglingsalter werden immer wieder unspezifische Symptome, wie leichte Temperaturerhöhung und Verdauungsbeschwerden diskutiert.

TIPPS und TRICKS

Die »Zahnung« darf als alleinige Ursache für einen Temperaturanstieg beim Säugling nicht akzeptiert werden, es muss stets nach anderen Ursachen, z. B. einer Infektion, gesucht werden!

Die Entwicklung des Milchgebisses unterliegt großen individuellen Schwankungen, ist aber meist im Alter von 2–3 Jahren abgeschlossen. Ungefähr im 6. Lebensjahr beginnt der Ersatz des Milchgebisses durch die bleibenden Zähne. Auch hier ist die Schwankungsbreite groß: z. B. brechen viele Weißheitszähne erst im Erwachsenenalter durch.

3.3.3 Knochenentwicklung

Besteht der Verdacht auf eine Wachstumsstörung, so kann die **Bestimmung des Knochenalters** sinnvoll sein. Grundlage für die Festlegung des Skelettalters ist die zeitlich gestaffelte Verknöcherung der einzelnen Knochen des Säuglings. Viele Knochen, v. a. die kleineren, bestehen bei Geburt lediglich aus einer knorpeligen Anlage, die erst im Laufe der Zeit verknöchert. Dies ist auch der Grund dafür, dass die Säuglingshüfte mittels Ultraschall untersucht werden kann.

Zur Beurteilung der Knochenentwicklung wird in der Regel die linke Hand geröntgt. Anhand von bestimmten Atlanten lässt sich mithilfe der Anzahl, Form, Größe und Röntgendichte der einzelnen Handwurzelknochen das Knochenalter bestimmen. Bei Fragen bezüglich des noch zu erwartenden, erwünschten oder unerwünschten Wachstums kann außerdem eine Wachstumsprognose gestellt werden.

3.4 Dysmorphiezeichen

H. Schmidt

! Ungefähr 6% aller Neugeborenen kommen mit einer Fehlbildung zur Welt. Man unterteilt diese generell in eine »große« (die Lebensqualität beeinträchtigende) und eine »kleine« (die Lebensqualität nicht beeinträchtigende) Fehlbildung.

In Deutschland werden jährlich etwa 49.000 Kinder mit großen Fehlbildungen geboren. Etwa ein Viertel aller kindlichen Todesfälle steht im Zusammenhang mit Fehlbildungen. Die betroffenen Kinder machen etwa ein Drittel aller pädiatrischen stationären Aufnahmen aus. Für den klinischen Untersucher ist es also von erheblicher Bedeutung, diese zu erkennen, genau zu definieren und ggf. einzuordnen. Ziel der folgenden Ausführungen ist es, einen ersten Leitfaden der Untersuchungssystematik bezüglich Fehlbildungen zu geben.

TIPPS und TRICKS

Die körperliche Untersuchung sollte am Kopf beginnen, jedes Organsystem einschließen (Haut- und Hautanhangsgebilde, Skelettsystem etc.) und an der Zehenspitze enden.

3.4.1 Kopf

Primär wird der generelle Aspekt beurteilt: ist er auffällig? Wenn ja, dann muss beschrieben und definiert werden:

- Kopfumfang: zu klein/zu groß (Mikrozephalie/Makrozephalie, ► Abschn. 3.3.1 Perzentilenkurven)
- Kopfform (Betrachtung von vorne, von der Seite und von oben):
  - von **vorne** rund, oval, dreieckig
  - **seitlich** kurz (Brachyzephalus), lang (Skaphozephalus) oder hoch (Turrizephalus)
  - von oben dreieckig (Trigonozephalus)
- Fontanellen (vordere und hintere, evtl. zusätzliche) altersadäquat offen/geschlossen
- Haarkleid:
  - Farbe, Ausdehnung/Ansatz (z. B. weit in die Stirn reichend spricht für mögliche Hirnfehlbildung, tief im Nacken beginnend und invers, d. h. nach kranial wachsend statt nach kaudal, bei Ullrich-Turner Syndrom, ◘ Abb. 3.3)
  - Konsistenz des Haares (z. B. verdickt bei Stoffwechselerkrankungen)
  - unbehaarte Kopfstellen (erworbene Alopezie oder Aplasia cutis congenita)

- Ohransatz (gewöhnlich ist der obere Ohransatz auf Höhe des lateralen Lidwinkels beim Geradeausblick): zu tief (z. B. Chromosomendefekte, Syndrome), selten zu hoch (Syndrome)
- Ohrgröße (Perzentilenkurven verfügbar): klein (z. B. Trisomie 21), groß (z. B. fragiles X-Syndrom)
- Ohrform/Ausformung:
  - auffällig (dann spezielle Lehrbücher konsultieren, da komplexe Beurteilungen möglich)
  - Ohrkerben im Läppchenbereich (z. B. Wiedemann-Beckwith-Syndrom, ◘ Abb. 3.4)
  - vorhandene Ohranhängsel/trichterförmige Einziehung (z. B. als Hinweis für renale Fehlbildungen/Kiemenbogenfehlbildung)

Fallbeispiel

Ein untergewichtiges Neugeborenes fällt durch eine deutliche Schwellung der Hand- und Fußrücken an allen 4 Extremitäten auf. Diese Schwellungen sind nicht wegdrückbar. Zusätzlich imponieren: ein kurzer Hals mit einem tiefen Nackenhaaransatz, tief sitzende kleine Ohren, Ptosis, sehr weiter Mamillenabstand und nicht tastbare Leistenpulse.
Lösung: Auxologie + spezifischer Phänotyp + Aortenisthmusstenose = 45 X0 (Ullrich-Turner-Syndrom)

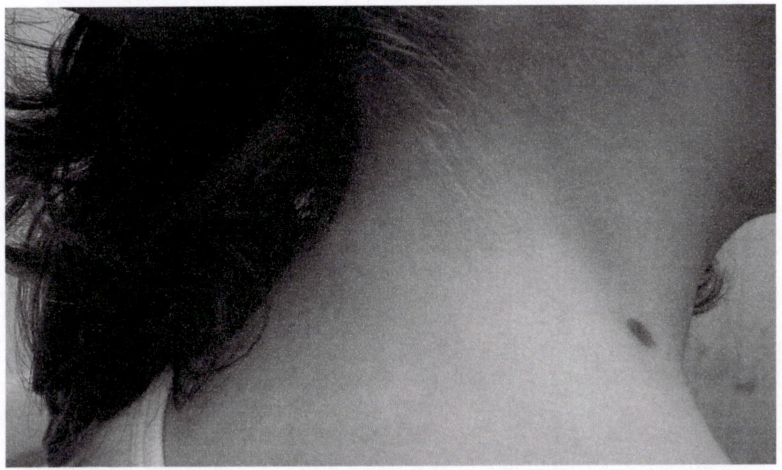

◘ **Abb. 3.3.** Inverser Haarstrich

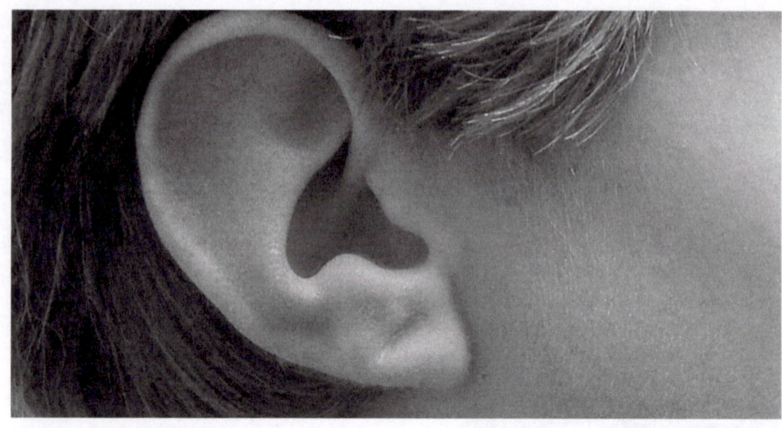

Abb. 3.4. Ohrkerbe im Lobulus

3.4.2 Gesicht

Beim Gesicht sind folgende Strukturen zu beurteilen:
- Gesichtsform: länglich, rund, oval
- Stirnpartie: hoch, niedrig (z. B. bei Hirnfehlbildungen), vorgewölbt
- Augenbrauen: Form, Krümmung, medial zusammengewachsen (Synophris; Kleinwuchs, Akromikrie, mentale Retardierung, z. B. bei Cornelia de Lange-Syndrom)
- Zwischenaugenabstand:
  - eng (Hypotelorismus)
  - weit (Hypertelorismus, z. B. bei Mittelliniendefekten)
  - innerer Lidwinkel sichtbar oder nicht (Epikanthus Abb. 3.5)
- Irisfarbe, Iriseinschlüsse, Sklerenfarbe (z. B. bläulich bei Störungen der Knorpel/Knochenbildung)
- Nasengröße, Nasenform: lang, kurz, breit
- Lippe:
  - Lippenrot schmal/breit (Abb. 3.6)
  - Lippenspalte (in der Mittellinie/nur einseitig/beidseitig der Mittellinie mit/ohne Fortsetzung im Bereich des harten und weichen Gaumens (Lippen- bzw. Lippen-Kiefer- bzw. Lippen-Kiefer-Gaumenspalte)
- Kinn:
  - klein/groß
  - vorstehend (mandibuläre Progenie)
  - zurückweichend (mandibuläre Retrogenie)

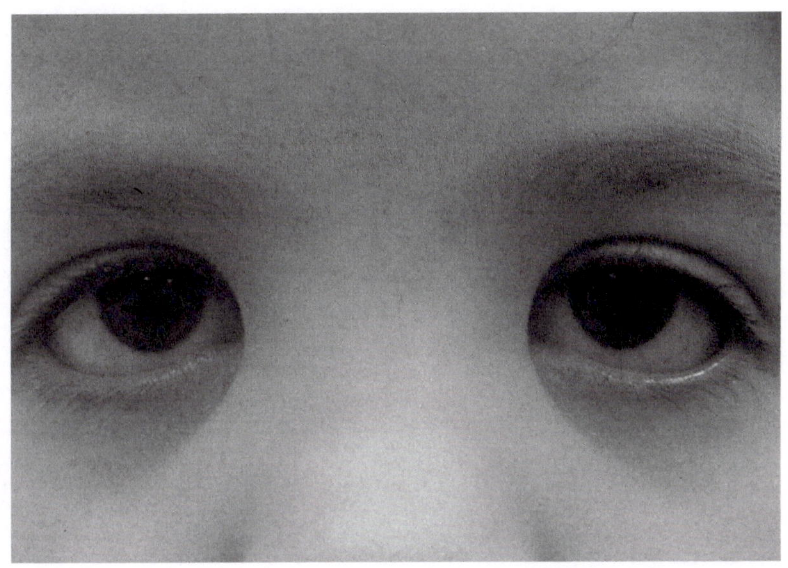

Abb. 3.5. Innerer Lidwinkel durch Epikanthus verdeckt

Abb. 3.6. Breites Lippenrot bei Williams-Beuren-Syndrom (► Farbtafeln)

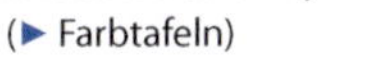

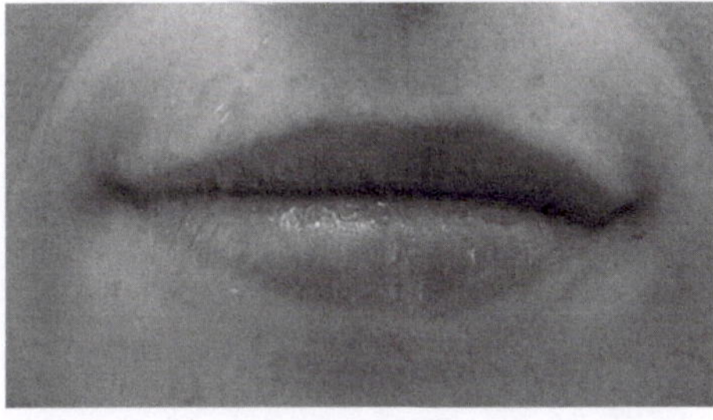

3.4.3 Hals

Am Hals können folgende Dysmorphiezeichen auffallen:

- Halslänge (kurz/lang), Rotation frei/eingeschränkt (z. B. bei Blockwirbelbildung)
- Flügelfellbildung (Pterygium colli z. B. bei Ullrich-Turner-Syndrom, Abb. 3.7)

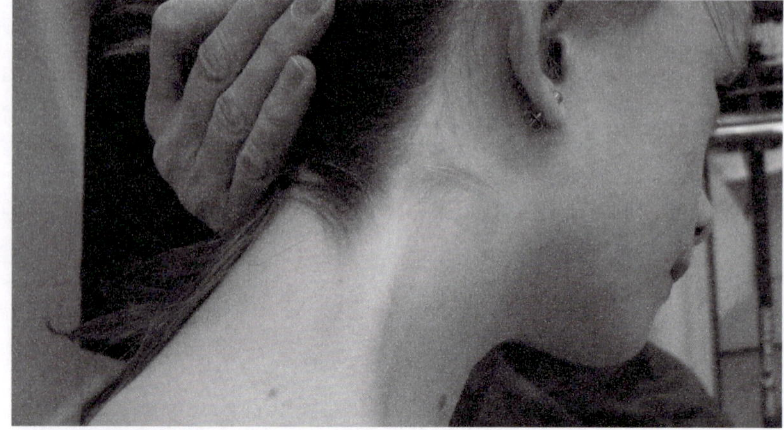

Abb. 3.7. Tiefer Haaransatz und Pterygium colli

3.4.4 Rumpf

Am Rumpf sind folgende mögliche Auffälligkeiten zu beachten:
- Thorax breit (z. B. Ullrich-Turner-Syndrom) oder schmal, Brustwarzen (Mamillen) klein, überzählig, invertiert (z. B. CDG-Syndrom: Congenital Disorders of Glycosylation)
- Nabelhernie vorhanden (z. B. Wiedemann-Beckwith-Syndrom)
- Spaltbildung im Bereich des Unterbauchs (z. B. Blasenekstrophie)
- Rumpflänge zu Beinlänge proportional oder langer Rumpf und kurze Extremitäten (z. B. Achondroplasie) bzw. kurzer Rumpf und lange Extremitäten (z. B. Speicherkrankheiten mit Beteiligung der Wirbelsäule)

3.4.5 Genitale

Weibliches Genitale

Am weiblichen Genitale können folgende Auffälligkeiten zu beobachten sein:
- Klitorishypertrophie (vermehrte Androgenwirkung), Atrophie oder Hypoplasie (z. B. bei Syndromen)
- Labia majora gefältet (z. B. bei Androgenexzess), auffällig klein (z. B. Prader-Willi-Syndrom)
- Labia minora hypoplastisch (Syndrome), zusammengewachsen (Synechie Abb. 3.8, z. B. bei genetisch bedingten Genitalfehlbildungen)

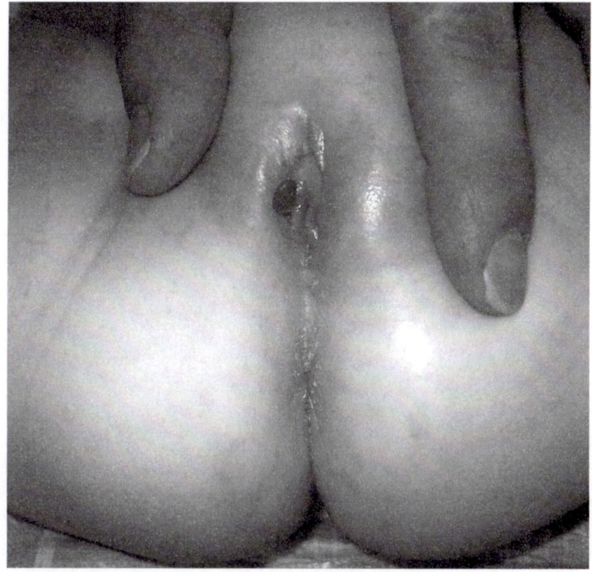

Abb. 3.8. Labiensynechie. Nebenbefund: gestieltes Hämangiom re

Männliches Genitale

Bei Jungen sind folgende Merkmale zu beurteilen:

- Penislänge kurz/lang/dünn (Syndrome, endokrine Störungen), Penisform gekrümmt (z. B. bei fehleinmündender Harnröhre – Hypospadie)
- Skrotum klein/zweigeteilt (Scrotum bifidum z. B. bei endokrinen Störungen)
- Hoden: Lage (z. B. Maldeszensus), Größe (klein bei 47 XXY, groß bei »fragilem X«-Syndrom

3.4.6 Arme, Beine

An Armen und Beinen können folgende Besonderheiten auffallen:

- Extremitäten-Gesamtlänge (Perzentilenkurven) kurz (z. B. Achondroplasie) oder lang (47 XXY)
- Oberarme/Oberschenkel kurz (Rhizomelie, z. B. Achondroplasie)
- Unterarme/Unterschenkel kurz (Mesomelie, z. B. Robinow-Syndrom: Kleinwuchs, fetaler Gesichtsaspekt)
- Form der Extremitäten gerade/gekrümmt (z. B. Kampomelie-Dysplasie-Syndrom: fehlendes Schulterblatt, intersexuelles Genitale)

3.4.7 Hände, Füße

An Händen und Füßen ist auf folgende Zeichen zu achten:
- Hand-/Fußlänge kurz (Akromikrie, z. B. bei Prader-Willi-Syndrom) oder lang (z. B. bei Marfan-Syndrom ◻ Abb. 3.9)
- Mittelhandknochen/Mittelfußknochen verkürzt (z. B. bei Pseudohypoparathyreoidismus, ◻ Abb. 3.10)
- Finger normal oder häutig verbunden (Syndaktylie), gekrümmt (Klinodaktylie), überzählig (Polydaktylie, ◻ Abb. 3.11), fehlend (Oligodaktylie), nicht streckbar (Kamptodaktylie)
- Handlinien (Vertiefungen) und Handleisten (zwischen den Vertiefungen) (z. B. 4-Finger-Furche bei Trisomie 21, ◻ Abb. 3.12, sehr tiefe Handlinien bei Mosaik Trisomie 8)

3.4.8 Haut (aus dysmorphologischer Sicht), Haare, Nägel

An der Haut können folgende dysmorphe Zeichen auffallen:
- Streifige Hautzeichnung entlang der Dermatome oder Blaschko-Linien (somatische Entwicklungslinien), z. B. bei Hypomelanosis of Ito
- Milchkaffeeartige Flecken glatt begrenzt (»Café au lait«) z. B. bei Neurofibromatose
- Weiße Hautflecken (»white spots« z. B. bei tuberöser Hirnsklerose), große weiße Hautareale (Vitiligo z. B. bei Ullrich-Turner-Syndrom, ◻ Abb. 3.13)
- schuppige, trockene Haut (z. B. Ichthyosis)

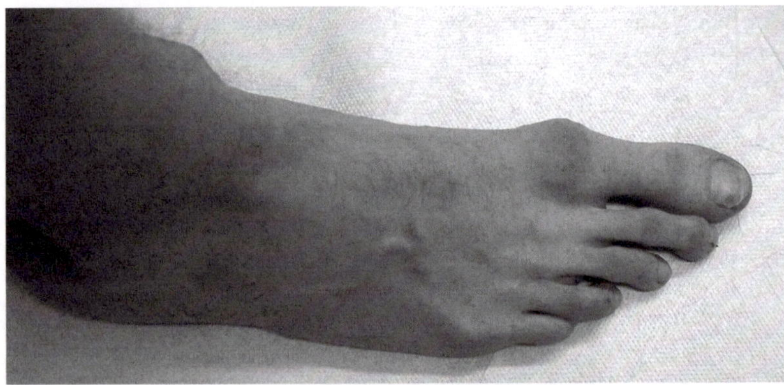

◻ **Abb. 3.9.** Langer schmaler Fuß, Schuhgröße 51

- Nicht schwitzende Haut (z. B. bei ektodermaler Dysplasie)
- Übermäßige Behaarung (Hypertrichosis, z. B. bei Cornelia de Lange-Syndrom)
- Nägel übermäßig gekrümmt (hyperkonvexe Nägel, z. B. bei Ullrich-Turner-Syndrom), zu klein (hypoplastische Nägel, z. B. bei Ullrich-Turner-Syndrom), Uhrglasnägel

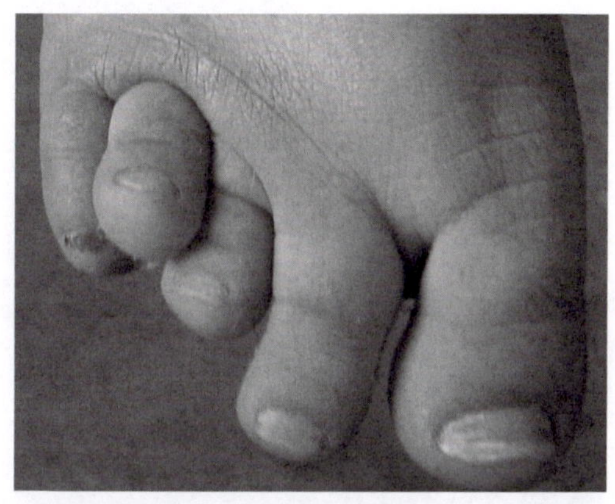

Abb. 3.10. Brachydaktylie DIV, DIII

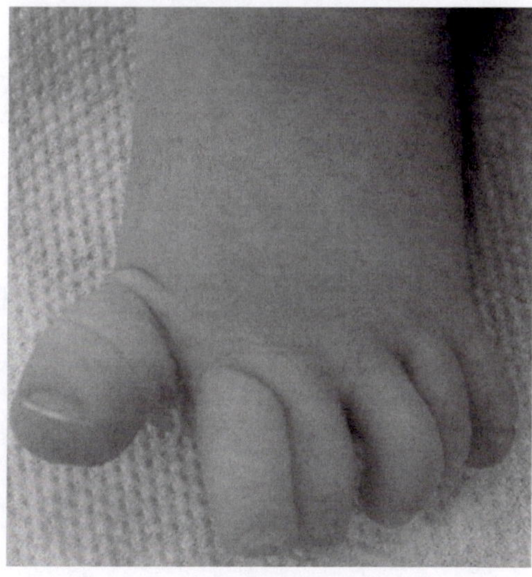

Abb. 3.11. Postaxiale Polydaktylie

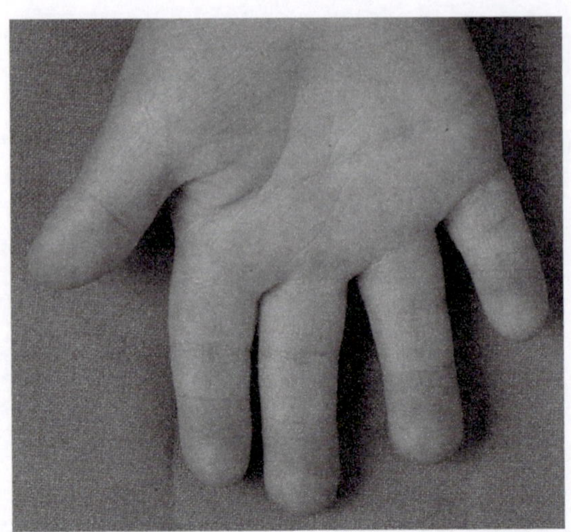

Abb. 3.12. 4-Finger-Furche

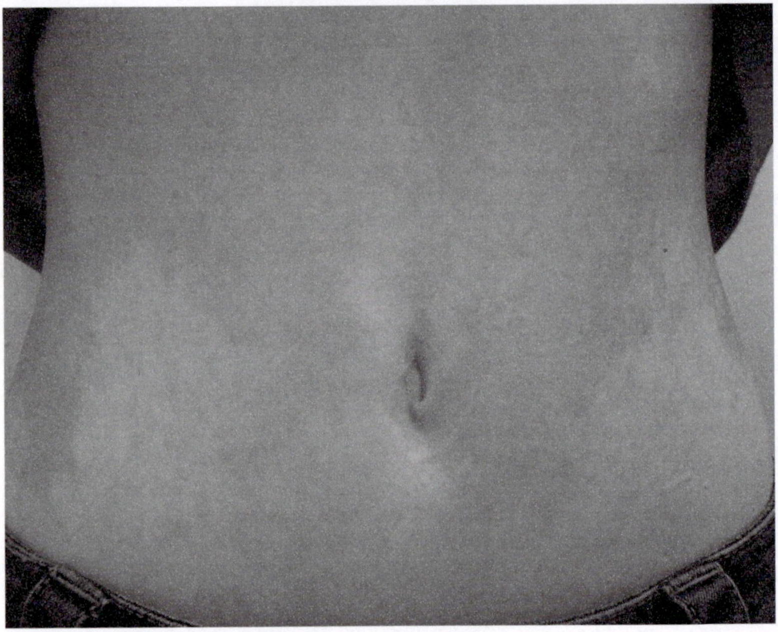

Abb. 3.13. Vitiligo (► Farbtafeln)

3.5 Organ Haut

H. Schmidt

Die Haut stellt das flächenmäßig größte Organ des menschlichen Körpers dar. Es ist das Kommunikationsorgan wie auch der Schutzmantel unserer Umgebung gegenüber.

❗ Die Beurteilung der Haut beginnt instinktgemäß im Gesicht, speziell periokulär, dann perioral. Abgesehen von diesem Automatismus sollte die Inspektion und nachfolgende Interpretation im Bereich des Scheitels beginnen und an der Fußsohle enden.

Schleimhäute und Hautanhangsgebilde wie Haare und Nägel werden mitbeurteilt. Eine Berührung der Haut des Patienten ist unerlässlich, da auf diese Weise nicht nur ein körperlicher Kontakt zum Erkrankten aufgenommen wird (nach Ansicht des Autors eine Voraussetzung für eine intensive ärztliche Zuwendung), sondern auch Feuchtigkeit, Beschaffenheit und Empfindlichkeit der Haut interpretierbar werden.

3.5.1 Einteilung der Hautveränderungen

Primäreffloreszenzen

Solche Effloreszenzen lassen sich in folgenden Kategorien beschreiben:

- **Angeborene** (kongenitale, z. B. Aplasia cutis congenita bei Trisomie 13, ◘ Abb. 3.14) bzw. **erworbene** Hautveränderungen (z. B. allergischer Ausschlag, ◘ Abb. 3.15)

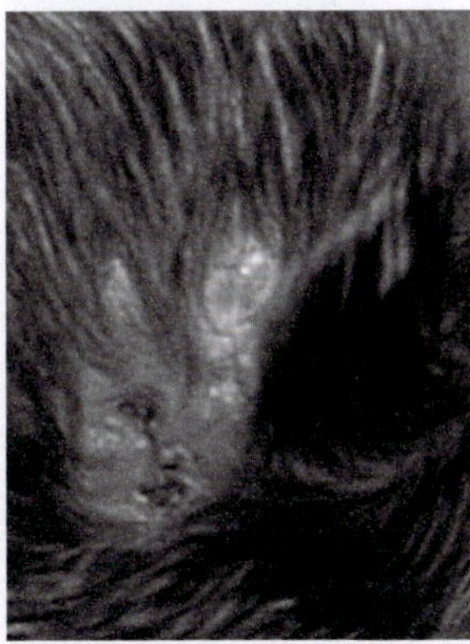

◘ **Abb. 3.14.** Aplasia cutis congenita (▶ Farbtafeln)

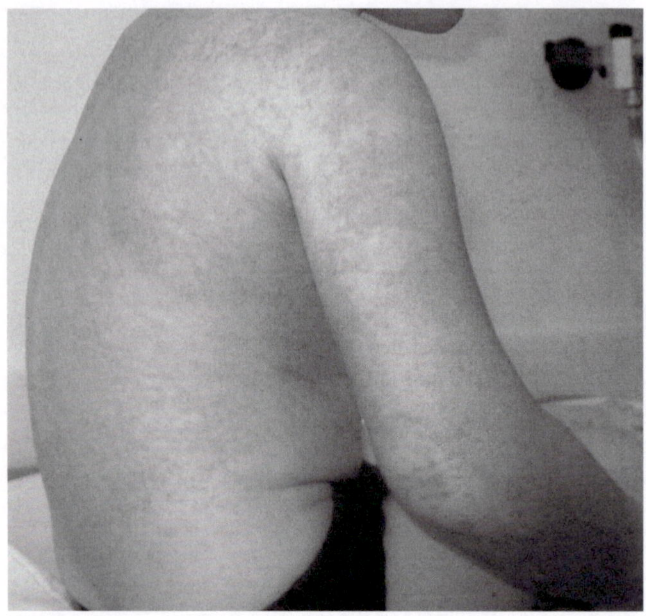

Abb. 3.15. Makulopapulöses (allergisches) Exanthem (► Farbtafeln)

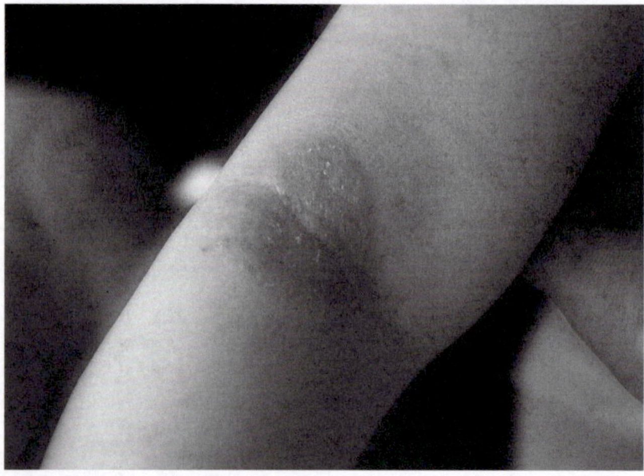

Abb. 3.16. Atopisches Ekzem (► Farbtafeln)

- **Lokalisation:** Kopfbereich, Rumpf, Extremitäten, Schleimhaut. Im Bereich der Extremitäten wiederum ist zu unterscheiden zwischen Streckseite (z. B. Schuppenflechte) oder Beugeseite (z. B. Neurodermitis, ◘ Abb. 3.16) oder im Bereich der Hautfalten (Intertrigo, z. B. Scabies, Windelsoor)
- **Art der Hautveränderung:**
  - **Fleck** (Makula)
  - **Patch** (größerer Fleck)
  - **Erythem** (großflächige Rötung)
  - **Papel** (rundliche Veränderung, Durchmesser < 1 cm, nicht flüssigkeitsgefüllt, oft rötlich)
  - **Knoten** (wie Papel, aber Durchmesser > 1 cm)
  - **Pustel** (wie Papel, aber mit Eiter gefüllt)
  - **Bläschen** (Durchmesser < 0,5 cm)
  - **Blase** (Vesikel/Bulla; meist mit klarer Flüssigkeit gefüllt)
  - **Stich** (zentrale Einstichstelle)
  - **Quaddel** (flächige, rötliche, juckende, wandernde Erhabenheit)
  - **Schwellung** (Ödem), kann rötlich-schmerzhaft (z. B. Infektion) oder normal hautfarben sein (z. B. Flüssigkeitsansammlung)
  - **Petechien/Purpura** (rötliche, aber nicht erythematöse, also mit dem Glasspatel nicht wegdrückbare Maculae).
  - Die Aggregation von Pusteln und Papeln nennt man **Plaques.**
- **Form/Verteilungsmuster der Hautveränderung:**
  - rund (z. B. Naevi)
  - follikulär (an Talgdrüsenfollikel gebunden, z. B. Acne vulgaris)
  - flächig (z. B. Virusexantheme)
  - gruppiert (z. B. Herpes zoster)
  - linear (z. B. entlang der Blaschko-Linien, ◘ Abb. 3.17)
  - in Formen (z. B. anulär, also in Ringform angeordnet, wie Granuloma anulare)
- **Farbe der Hautveränderung:**
  - rot (z. B. Virusexantheme, Naevus flammeus über der Stirn/Nacken)
  - weiß (z. B. »white spots«, Vitiligo)
  - gelblich (z. B. Xanthogranuloma juvenilis, ◘ Abb. 3.18)
  - braun (z. B. Café-au-lait-Fleck, ◘ Abb. 3.19)
  - bläulich (z. B. so genannter Mongolenfleck)
  - venöse Fehlbildung (◘ Abb. 3.20)
- **Größenangabe** der Hautveränderung in Millimeter bzw. Zentimeter

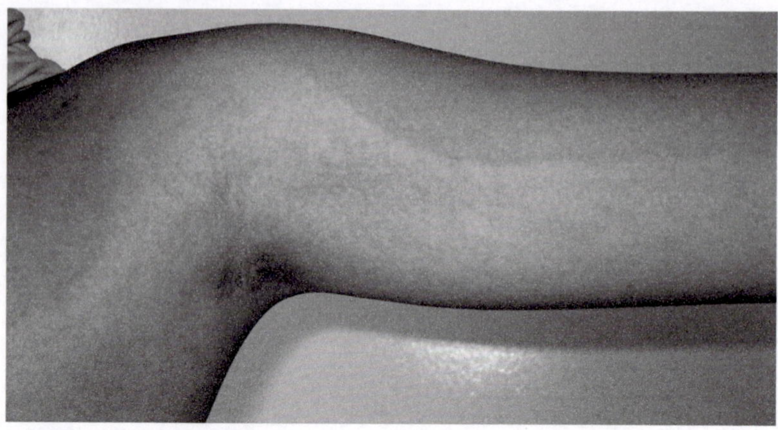

Abb. 3.17. Lineare Pigmentanomalie (▶ Farbtafeln)

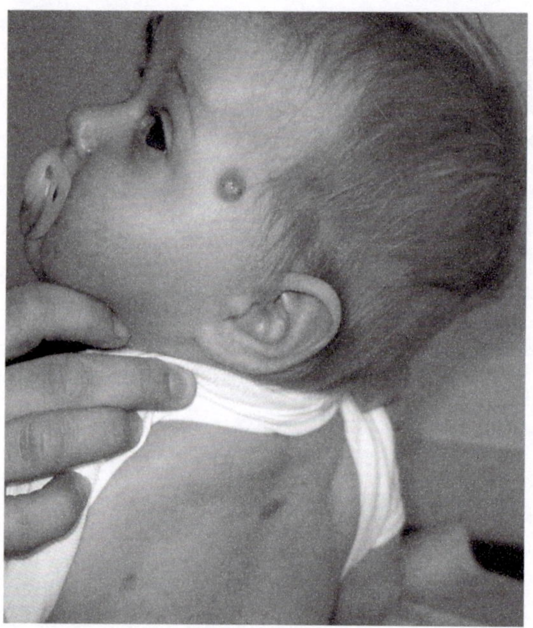

Abb. 3.18. Xanthogranuloma juvenilis (▶ Farbtafeln)

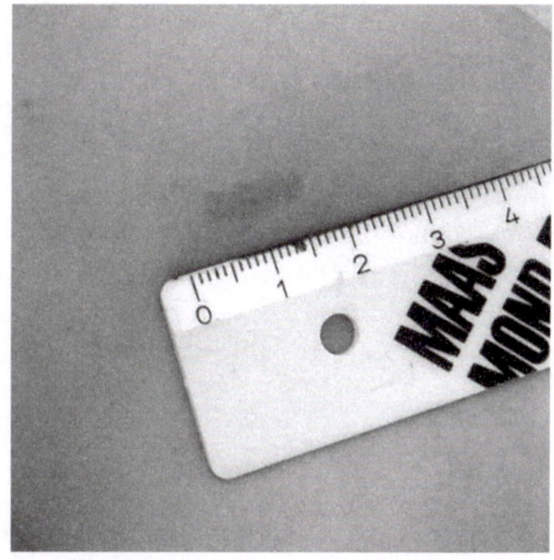

Abb. 3.19. Café-au-lait-Fleck (► Farbtafeln)

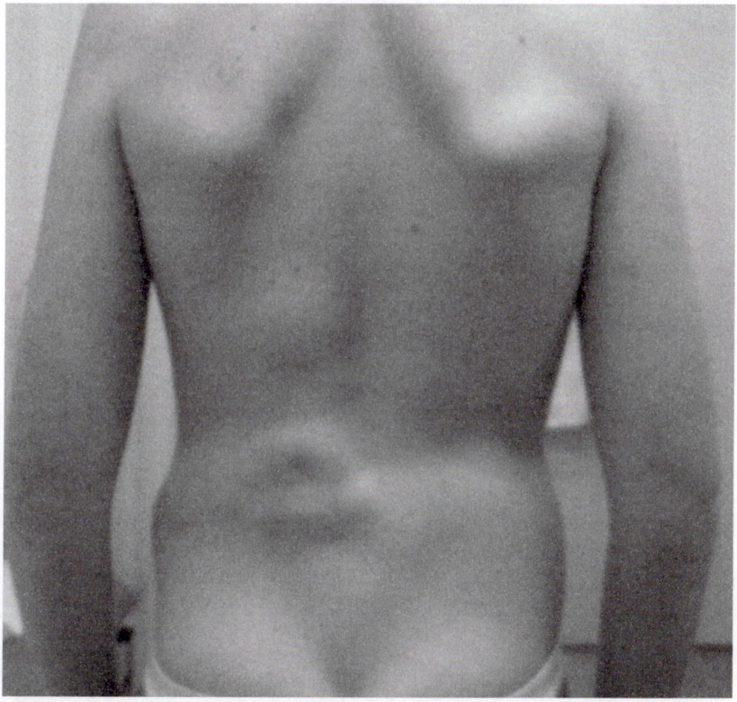

Abb. 3.20. Subkutane venöse Malformation (► Farbtafeln)

Sekundäreffloreszenzen

Sekundäreffloreszenzen entstehen aus vorbestehenden Hautläsionen durch Progredienz oder im Verlauf von Heilungsvorgängen. Hierzu zählen:

- Schuppen (z. B. bei Psoriasis, Ichthyosis)
- Verdickung der Haut durch vermehrte Hornbildung
- Verbreiterung der gesamten Epidermis (z. B. Acanthosis nigricans bei Insulinresistenz, ◘ Abb. 3.21)
- Schorfbildung (z. B. Milchschorf beim Säugling)
- Substanzdefekte (z. B. Narbenbildung, Elastizität, ◘ Abb. 3.22)

Fallbeispiel

Ein 5-jähriges Kindergartenkind fühlt sich seit 2–3 Tagen warm an, wirkt müde. Der Vorstellungsgrund in der kinderärztlichen Praxis sind die seit heute aufgetretenen Hautausschläge: erstmals am Stamm, jetzt zunehmend am ganzen Körper und auch im Genitalbereich und im Bereich des behaarten Kopfs. Initial sind es kleine rote Flecken (makulöses Exanthem), die im Verlauf von Stunden zentral ein kleines Bläschen (jetzt makulopapulöses Exanthem) entwickeln. Das Exanthem ist nicht uniform, es gibt große und kleine Effloreszenzen sowie einige mit und andere ohne Bläschen (»Sternenhimmel«). Juckreiz setzt ein. Der Allgemeinzustand des Kindes ist gut.
Lösung: Anamnese + Befund = Windpocken

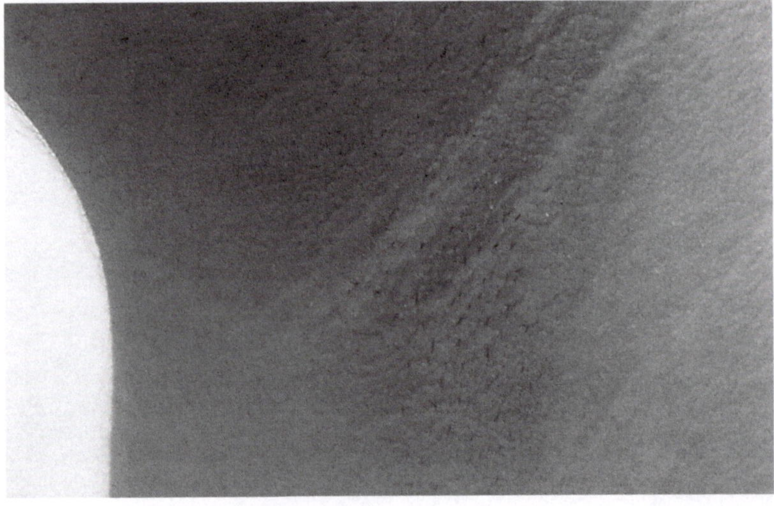

◘ **Abb. 3.21.** Acanthosis nigricans (► Farbtafeln)

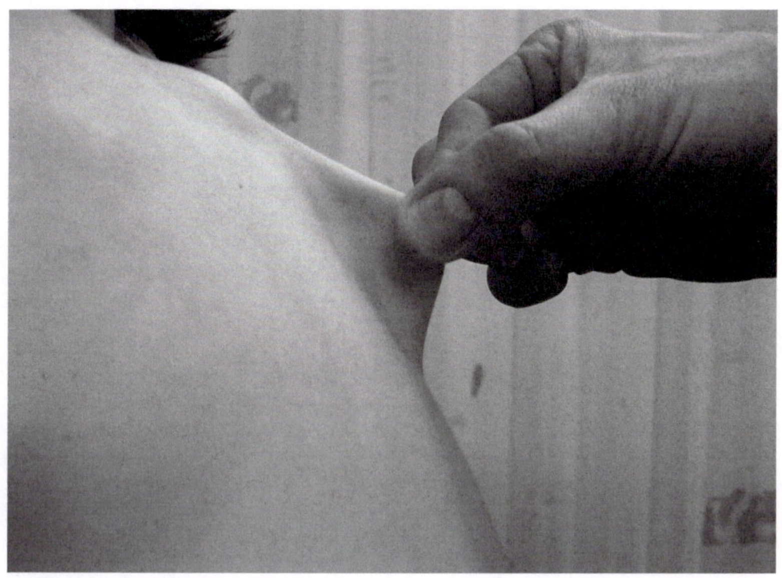

Abb. 3.22. Cutis hyperelastica

Die Hautanhangsgebilde sind Haare und Nägel. Es ist bei der Beurteilung der **Haare** an 4 Erkrankungsformen zu denken:

1. angeborene verminderte bzw. fehlende Körperbehaarung (z. B. ektodermale Dysplasie)
2. angeborene oder erworbene exzessive Behaarung (Hypertrichose z. B. beim Cornelia de Lange-Syndrom oder Hirsutismus, z. B. metabolisches Syndrom)
3. Haarschaftanomalien (z. B. Stoffwechselstörungen wie Menkes-Syndrom)
4. erworbener Haarverlust (diffus z. B. bei Thalliumvergiftung bzw. lokal bei Thyreoiditis Hashimoto).

Für das Haupthaar lassen sich folgende Auffälligkeiten feststellen:

- tiefer Haaransatz an der Stirn (z. B. sehr nah an der Augenbraue, kann Hinweis auf Stirnhirnfehlbildung sein)
- hoher Haaransatz (z. B. androgene Alopezie)
- Ansatz tief im Nacken (z. B. Hinweis auf intrauterines Nackenlymphödem wie bei Ullrich-Turner-Syndrom), evtl. inverser Haarstrich
- unbehaarte Kopfstelle (z. B. angeboren als Aplasia cutis congenita, erworben z. B. durch mechanische Entfernung im Sinne einer Trichotillomanie)

Lanugo-Haare werden in der Perinatalzeit abgestoßen, es erfolgt der Übergang zum etwas dickeren, aber noch feinem Vellushaar, um dann im Terminalhaar zu enden.

Sexualhormongesteuertes Haarwachstum: v.a. Androgene führen zur Axilla- und Pubesbehaarung wie auch zum typisch männlichen Behaarungsmuster (Vorsicht: männliches Behaarungsmuster beim weiblichen Geschlecht spricht für Androgenexzess! ◘ Abb. 3.23, 3.24). Hier ist der Zeitpunkt des Auftretens bzw. Fehlens der Sexualbehaarung wichtig (▶ Abschn. 3.14, Endokrinologie).

Nägel: Es ist immer zwischen angeborenen und erworbenen Nageldefekten bzw. -erkrankungen zu differenzieren. Zu den **angeborenen** Defekten gehören z. B.:

- Hypoplasie (bei ekodermaler Dysplasie)
- Aplasie
- extreme Biegung (Onychogryposis)
- Schüsselform (Koilonychie, ◘ Abb. 3.25)

! Angeborene Nagelveränderungen können einen Hinweis auf ein Dysmorphiesyndrom darstellen, z. B. das Fehlen des Nagels des 5. Strahls (mit Fehlen der distalen Phalangen DV) als Marker für Coffin-Siris-Syndrom (mentale Retardierung, Hypotrichie, Mikrozephalie, grobe Facies).

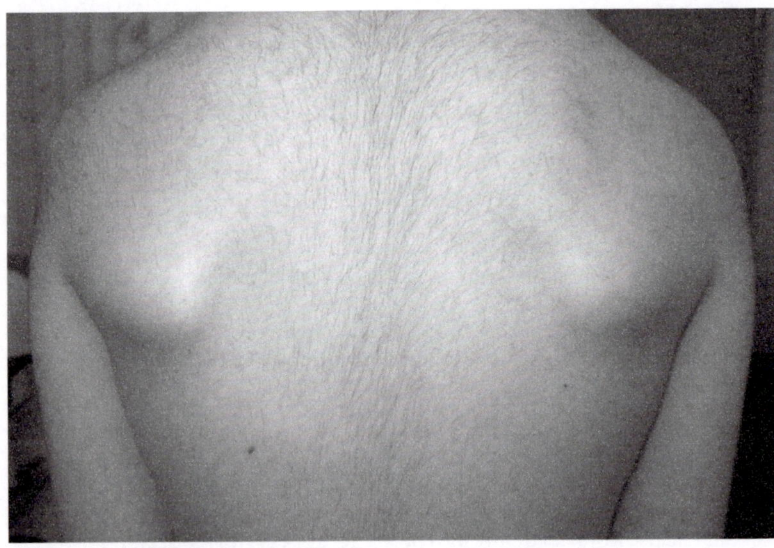

◘ **Abb. 3.23.** Hypertrichosis (▶ Farbtafeln)

Die erworbenen Nageldefekte/-erkrankungen sind Veränderungen der Nagelplatte, z. B. punktförmige Einziehungen bei Psoriasis.

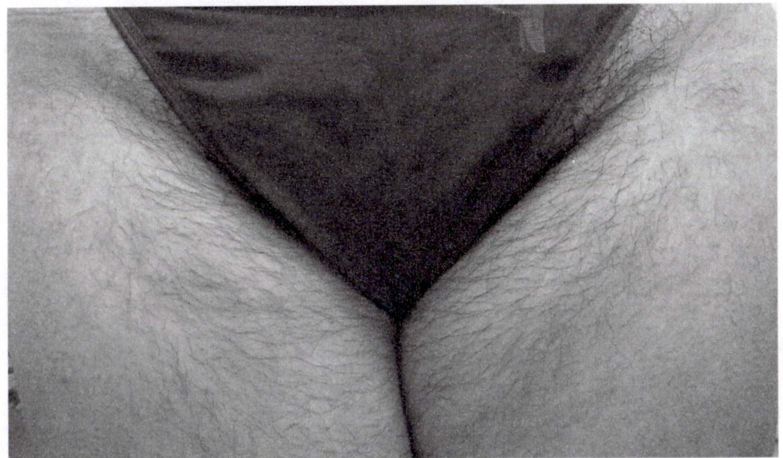

Abb. 3.24. Hyperandrogenismus (▶ Farbtafeln)

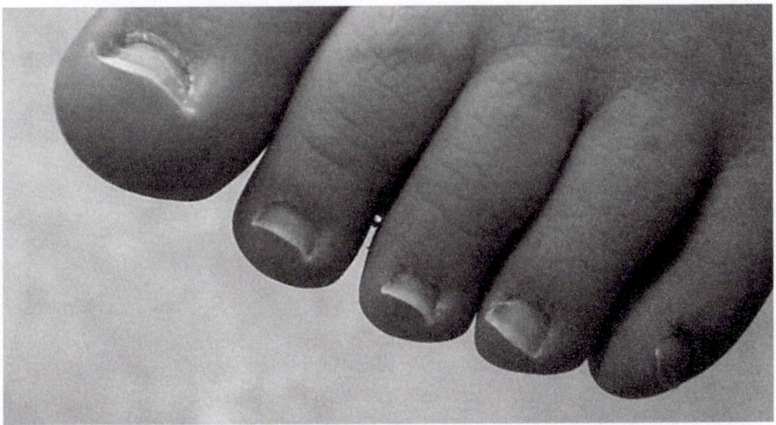

Abb. 3.25. Angedeutete Koilonychie (▶ Farbtafeln)

3.5.2 Untersuchungstechnik

Krankengeschichte

In der pädiatrisch-dermatologischen Anamneseerhebung spielen Familienanamnese, Schwangerschaftsanamnese, Anamnese des Säuglingsalters und Ernährungsanamnese eine tragende Rolle.

- **Familienanamnese** (z. B. Erkrankungen des atopischen Formenkreises wie Neurodermitis, Asthma bronchiale, Heuschnupfen bei den Eltern des Betroffenen)
- **Schwangerschaftsanamnese** (z. B. Windpockeninfektion oder -kontakt während der Schwangerschaft)
- **Säuglingsalter** (z. B. Auftreten von schuppig-gelben Effloreszenzen in den ersten 4 Lebenswochen sprechen eher für seborrhoisches Ekzem als für Neurodermitis)
- **Beginn der Hautveränderung:**
  - **Zeitpunkt** (z. B. Aplasia cutis congenita bei Geburt sichtbar, Neugeborenenikterus innerhalb der ersten Lebenstage, Neurodermitis eher nach dem 3. Lebensmonat, Arzneimittelexanthem ca. eine Woche nach Beginn einer Amoxicillintherapie)
  - **Lokalisation** (z. B. seborrhoisches Exanthem Beginn im Augenbrauenbereich, Masernexanthem Beginn im Bereich des Kopfs); Ödeme: Lidödeme bei Nierenerkrankungen, Allergien; Anasarka beim liegenden Patienten mit Eiweißmangel; Beinödeme beim Patienten mit Herzinsuffizienz
  - **Auslöser** (z. B. Medikamente bei Arzneimittelexanthem, Sonnenexposition und Schmetterlingserythem bei systemischem Lupus erythematodes)
- **Subjektive Beschwerden** (z. B. Schmerzen bei Herpes zoster, Juckreiz bei Urtikaria)
- **Verlauf:**
  - Wann und wie veränderte sich die Hauteffloreszenz (z. B. folgt bei Urticaria factitia Minuten nach Druck/Reiben eine Ausbreitung einer Quaddel entlang der belasteten Hautstelle und Juckreiz)?
  - Dauer der Hautveränderung (z. B. Windpocken ca. eine Woche nach Ausbruch Abfall der ersten Krusten, ◘ Abb. 3.26)

Besondere Techniken

In der Dermatologie kommen folgende Untersuchungstechniken zum Einsatz:

- **Köbner-Phänomen**, z. B. bei Psoriasis vulgaris: nach Reizung der Haut kommt es entlang der belasteten Hautstellen zu neuen Läsionen
- **Holzspateltest:** Dermographismus wird ausgelöst durch festes Überstreichen der Haut. Man unterscheidet den »weißen« Dermographismus bei atopischen Patienten vom »roten« Dermographismus bei Patienten mit Urtikaria

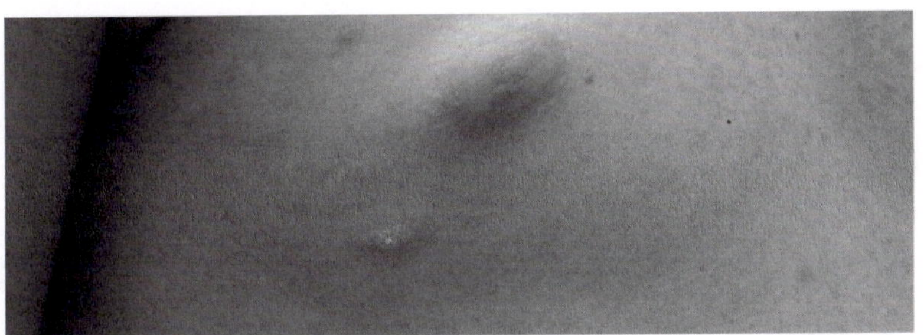

Abb. 3.26. Bläschen bei Windpocken (▶ Farbtafeln)

- **Nikolski-Test:** z. B. bei blasenbildenden Erkrankungen wie Pemphigus vulgaris kommt es durch Ausübung von Scherkräften auf initial gesunde Haut zur Blasenbildung
- **Darier-Reibetest**, z. B. Urticaria pigmentosa: bräunliche solitäre oder diffus verteilte Plaques können sich durch heftiges Reiben mit dem Spatel in eine urtikarielle Effloreszenz umwandeln
- **»Wood-light«**: eine Quecksilberhochdrucklampe schickt Licht einer bestimmten Wellenlänge durch einen Spezialfilter und lässt – bei völliger Abdunkelung des Raums – Hauteffloreszenzen in charakteristischen Farben aufleuchten (z. B. weißliche Flecken bei tuberöser Hirnsklerose, streifige Hypopigmentierungen bei Hypomelanosis of Ito)

3.6 Kopf, Hals, Nase, Ohren

B. Arnold, A. Leunig

Erkrankungen im Bereich der Atemwege und der Ohren stellen die häufigsten Erkrankungen im Kindesalter dar, die zum Aufsuchen eines Arzts führen. Es bestehen enge anatomische und funktionelle Zusammenhänge zwischen dem oberen und unteren Respirationstrakt, wodurch ab- und aufsteigende Infektionen möglich sind. Für die Pathogenese ist jedoch sicherlich die immunologisch nahezu identische Reaktionslage der Schleimhaut der unteren und oberen Atemwege bedeutsam.

Die klinischen Erscheinungsbilder sind durch altersabhängige Besonderheiten geprägt. Die Krankheitssymtome zeigen sich im frühen Kindesalter oft unspezifisch, sodass es neben einer genauen Befragung der Eltern einer exakten Untersuchung des Kopf-Hals-Bereichs bedarf.

Aufgrund der anatomischen, funktionellen und immunologischen Besonderheiten der Schleimhäute des Respirationstrakts erkrankt ein Kleinkind etwa 6- bis 8-mal, ein 9-jähriges Kind etwa 3- bis 4-mal und ein 12-jähriges Kind etwa ein- bis 2-mal im Jahr an einem Atemwegsinfekt. Bei erhöhter Exposition durch ältere Geschwister, Kinderkrippe und Kindergarten kann die Häufigkeit noch erheblich zunehmen.

! Kinder machen eine immunologische Reifung durch. Deshalb sind gehäufte Infekte im Kindesalter normal und lediglich Ausdruck der Reifung des Immunsystems.

Eine sorgfältige Anamnese, die Inspektion der Haut, der Gesichtsmorphologie sowie die mikroskopische Untersuchung der Ohren, die Inspektion der Nase und des Mundrachenraums einschließlich der Palpation der Halslymphknoten sind bei jeder HNO-ärztlichen Vorstellung eines Kindes obligat.

3.1.1 Ohr

Äußeres Ohr

Fehlbildungen

Anatomische Varianten der Ohrmuscheln sind in unterschiedlichster Ausprägung anzutreffen. Fehlbildungen des äußeren Ohrs reichen dabei vom Tassenohr bis hin zum kleinsten Ohrmuschelrudiment mit Gehörgangsatresie (◘ Abb. 3.27). Aurikuläre Anhänge und angeborene Fisteln können isoliert oder kombiniert mit Ohrdysplasien vorkommen. Abstehende Ohrmuscheln sind die einfachste Form einer Ohrmuscheldeformität. Die operative Korrektur aller sichtbaren Fehlbildungen empfiehlt sich vor der Einschulung zwischen dem 5. und 6. Lebensjahr. Mit dem 12. Lebensjahr ist das Wachstum der Ohrmuscheln weitgehend abgeschlossen.

TIPPS und TRICKS

Gelegentlich sind im Rahmen von Syndromen Ohrdysplasien von Fehlbildungen des Auges, des Gesichts, des Schädels, des Kiefers und des Gaumens begleitet.

Jede ausgeprägtere Form einer Ohrfehlbildung kann mit einer Fehlbildung des Schallleitungsapparats (Gehörgang, Mittelohr) verbunden sein und bedarf daher einer **Gehörabklärung**.

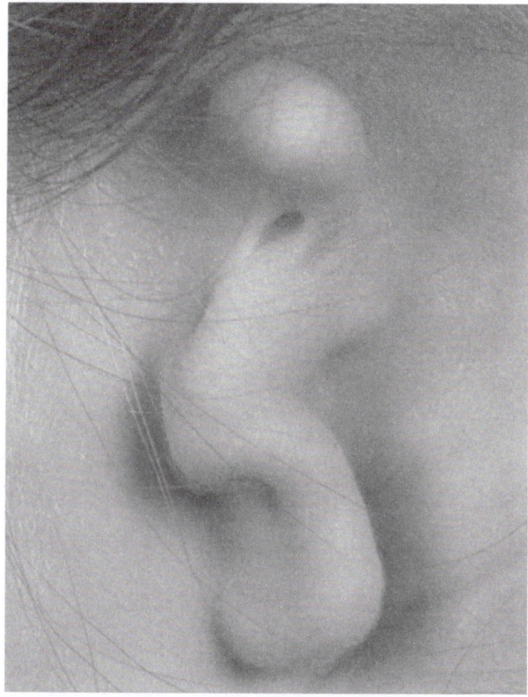

Abb. 3.27. Ohrmuscheldysplasie mit Gehörgangsatresie

Cerumen obturans

Beim Cerumen obturans handelt es sich nicht um eine Krankheit, sondern um einen propfartigen Verschluss des äußeren Gehörgangs durch eingedicktes Sekret der Ceruminal- und Talgdrüsen. Da dieses Ceruminalsekret von großer Bedeutung für ein gesundes Milieu im Gehörgang ist, sollte nur das am Eingang sichtbare Sekret mit einem Watteträger entfernt werden. Die von jungen Müttern oft übertriebene Ohrpflege mit Wattestäbchen kann zu dieser Propfbildung führen, da damit der physiologischerweise nach außen gerichtete Transport des Gehörgangfetts behindert wird.

Fremdkörper

Beim Kleinkind findet man nicht selten Fremdkörper im Gehörgang; diese bleiben dann häufig lange symptomfrei. Bei intaktem Trommelfell kann versucht werden, den nicht verkeilten Fremdkörper mit einer vorsichtigen Gehörgangsspülung zu entfernen. Alternativ kann der Fremdkörper mit einem Ohrhäkchen, jedoch keinesfalls mit einer Pinzette, extrahiert werden. Gelingt dies aufgrund einer reaktiven Entzündung nicht, sollte der Fremdkörper in einer Kurznarkose entfernt werden.

! Bei einer Gehörgangsverletzung oder Trommelfellperforation darf niemals eine Wasserspülung erfolgen, da die Gefahr einer Verschleppung externer Keime in die eröffneten Mittelohrräume mit Entwicklung einer Otitis media oder auch einer Otitis externa besteht.

Otitis externa

Entzündungen des Gehörgangs können im Kindesalter als Begleiterscheinung folgender Erkrankungen auftreten:

- Ekzem
- Schwimmbadinfektion
- seborrhoische Dermatitis
- chronische Otitis media

Neben einer schmerzhaften Schwellung des Gehörgangs mit teils fötider Sekretion kommt es zu Juckreiz, Schmerz bei Druck auf den Tragus und Zug an der Ohrmuschel.

Mittelohr

Tubenfunktionsstörungen

90% aller Kinder im Vorschulalter leiden einmal oder mehrfach unter Paukenergüssen. Zum Schuleintritt bestehen nur noch bei ca. 4% der Kinder Paukenergüsse. Äußere Lebensbedingungen wie Klima, Wohnumstände, soziales Umfeld, elterliches Rauchen, besonders aber chronisch entzündete, vergrößerte Adenoide begünstigen Infektionen der oberen Luftwege und wegen der sich dadurch ergebenden Tubenventilationsstörung die Ausbildung solcher Ergüsse.

Das Kind empfindet ein Druckgefühl des betroffenen Ohrs, nächtliche Ohrenschmerzen und leidet an einer Schallleitungsschwerhörigkeit. Das Trommelfell ist oft retrahiert und zeigt unter dem Mikroskop eine vermehrte, oft radiäre Gefäßinjektion sowie eine bernsteinfarbene, gelegentlich auch trübe Flüssigkeit. Es erscheint dadurch verdickt.

TIPPS und TRICKS

Beim erstmals diagnostizierten Paukenerguss sollte bei der hohen Spontanheilungstendenz die operative Therapie zunächst zurückstehen, wobei jedoch ein Sprachentwicklungsrückstand ggf. zu berücksichtigen ist. Bei bereits wegen chronischer Belüftungsstörung voroperierten Kindern findet man gelegentlich ein noch liegendes Paukenröhrchen (. Abb. 3.28).

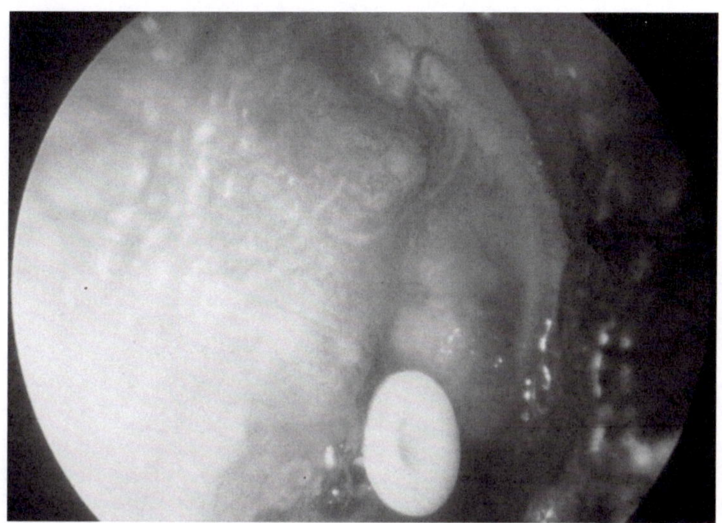

Abb. 3.28. Paukenröhrchen (► Farbtafeln)

Otitis media acuta

Die akute Mittelohrentzündung ist insbesondere im Säuglingsalter eine der häufigsten Krankheiten überhaupt (Abb. 3.29). Sie entsteht als Fortleitung einer Infektion des Nasenrachenraums und wird häufig im Anschluss an einen Virusinfekt durch Superinfektion mit Pneumokokken, Streptokokken, Haemophilus influenzae u. a. hervorgerufen.

Bei älteren Kindern beginnt sie häufig als Tubenventilationsstörung. Oft anzutreffende Symptome sind Fieber, Unruhe, heftiges Schreien, Schlafstörungen, Erbrechen und Bauchschmerzen. Häufig besteht eine Berührungsempfindlichkeit, gelegentlich meningeale Symptome. Plötzliche Eitersektretion aus dem Gehörgang (Otorrhoe) nach vorhergehender starker, manchmal auch relativ geringer Schmerzsymptomatik deutet auf eine Spontanperforation des Trommelfells hin. Mit der Verbesserung der Tubenfunktion werden Mittelohrentzündungen beim heranwachsenden Kind seltener.

Otoskopisch finden sich eine hochrot bis dunkelrote Verfärbung des Trommelfells, Verlust des Spiegelreflexes, Schwellung und Vorwölbung des Trommelfells.

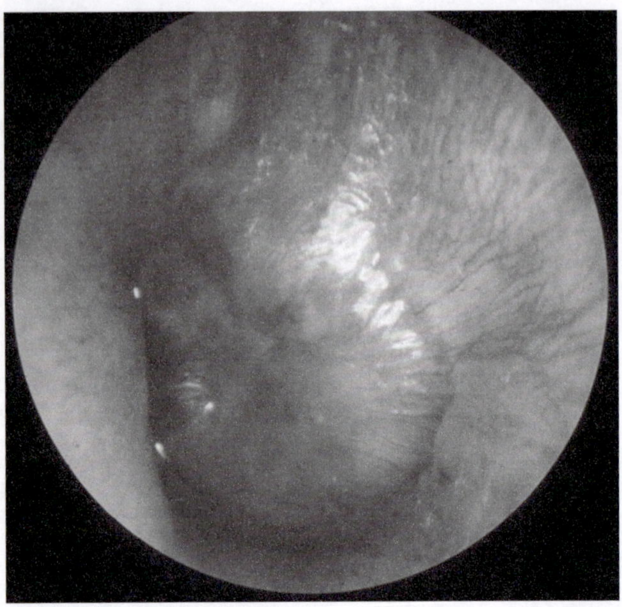

Abb. 3.29. Beginnende Otitis media acuta (► Farbtafeln)

Mastoiditis

Schmerzhaftigkeit hinter dem Ohr, abstehende Ohrmuschel und retro-aurikuläre Rötung sollten stets an eine Mastoiditis als Komplikation der Otitis denken lassen (Abb. 3.30).

Fallbeispiel

Ein 2-jähriger Bub leidet seit ca. 3 Tagen an einer afebrilen Rhinitis. In der letzten Nacht schreit er vor Schmerz auf, lässt sich kaum beruhigen und greift stets an sein rechtes Ohr. Die erfahrene Mutter gibt ein Schmerzmittel, um die Stunden bis zum Tagesanbruch zu überwinden und sucht am Vormittag den Kinderarzt auf. Inzwischen verneint der Leidende jeden Schmerz. Bei der Ohrinspektion, nachdem zuerst das gesunde Ohr untersucht wurde, erhebt dieser einen klassischen Befund: trübe Flüssigkeit im äußeren Gehörgang, sichtbare Perforation des ödematös hochroten Trommelfells.

Lösung: Anamnese (virale Rhinitis, Paukenerguss mit bakterieller Superinfektion) + klinischer Befund = perforierte Otitis media acuta

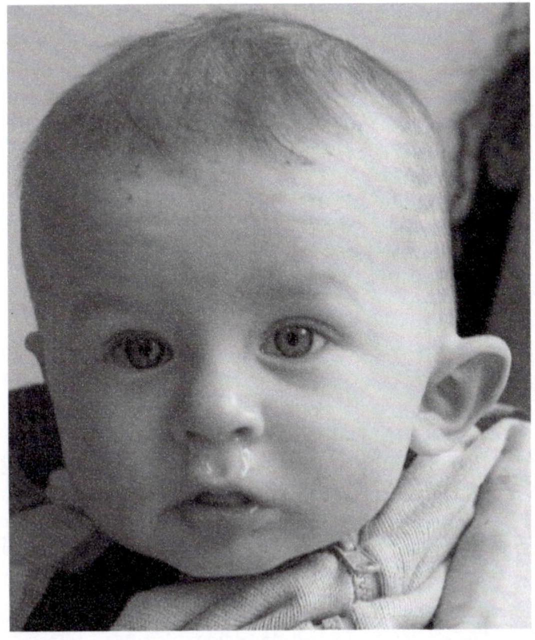

Abb. 3.30. Mastoiditis beim Kleinkind mit abstehender Ohrmuschel, Rhinitis, adenoider Symptomatik

Innenohr

Angeborene Schäden

Ursachen für angeborene Schäden des Innenohrs sind:

- hereditäre Hördefekte, die auch in Kombination mit anderen Fehlbildungen/Syndromen auftreten können
- infektiöse oder toxische Schäden in utero
- perinatale Schäden, insbesondere durch Hypoxie oder durch perinatale Sepsis

Schwerhörigkeit

Mit einer Häufigkeit von 2/1000 Geburten kommen höhergradige Schwerhörigkeiten vor, die oft erst viel zu spät diagnostiziert werden. Auffällige Merkmale beim Säugling sind fehlende Reaktionen auf Geräusche, Ausbleiben der zweiten Lallphase sowie verzögerter oder ausbleibender Beginn des Spracherwerbs. Eine Versorgung mit Hörgeräten ist ab dem frühesten Säuglingsalter möglich und zur Vermeidung von Folgebehinderungen schnellstmöglich einzuleiten. Auch die Versorgung einer angeborenen Ertaubung mit einem Cochleaimplantat ist bereits gegen Ende des ersten Lebensjahres möglich.

! Während bei einer einseitigen Schwerhörigkeit der Spracherwerb eines Kindes wegen des gesunden, funktionstüchtigen Ohrs der Gegenseite problemlos möglich ist, ist dieser bei einer beidohrigen Schwerhörigkeit gefährdet oder kann ohne entsprechende Hörhilfen nicht stattfinden. Aus diesem Grunde sollte bei jedem Kind nach der Geburt (Neugeborenenscreening) und bei Schwierigkeiten im Spracherwerb das Gehör überprüft werden.

3.6.2 Nase

Fehlbildungen

Eine Hemmung der Nasenentwicklung kann zu einer kompletten **Aplasie oder Dysplasie** der Nase führen. Die häufigste Auffälligkeit sind die verschiedenen Formen des **Hypertelorismus**, welcher mit einer medianen Gesichtspalte, der Meningoenzephalozele oder mit der Doggennase vergesellschaftet sein kann. Am Nasenrücken finden sich gelegentlich Dermoidzysten und Nasenfisteln, die über das Nasenseptum mit der Schädelbasis verbunden sein und rezidivierende Entzündungen verursachen können.

Im Bereich des Naseneingangs kann eine angeborene oder traumatisch bedingte Stenose eines oder beider Naseneingänge vorliegen. Ursächlich für die traumatische Stenose kann ein unsachgemäßes Verätzen von blutenden Gefäßen des vorderen Nasenabschnitts sein.

Die einseitige **Choanalatresie** ist häufiger anzutreffen als die beidseitige und überwiegt beim weiblichen Geschlecht (▫ Tab. 3.2). Während die beiderseitige Atresie in den ersten 6 Wochen einen lebensbedrohlichen Notfall darstellt, wird die einseitige Atresie wegen geringer Symptomatik meist erst später erkannt. Bei 10–15% der Patienten bestehen weitere Missbildungen (CHARGE: **C**olobom, **H**erzfehler, **A**tresie, **R**etardierung, **G**enital- und Ohr-(**E**ar-)Missbildungen). Die knöcherne Atresie ist wesentlich häufiger als die membranöse Form.

Der Nachweis einer Atresie lässt sich mit einer Sondierung und Endoskopie des Nasenlumens oder durch ein CT relativ einfach führen.

▫ **Tab. 3.2.** Symptomatik der Choanalatresie

Beidseitig	Einseitig
Zyanosen und Apnoen	Mäßige Atembehinderung in Ruhe
Massive Verschlechterung beim Füttern	Trinkschwierigkeiten
Besserung beim Schreien (Mundatmung)	Einseitige chronische Rhinitis/Sinusitis
Lebensbedrohlicher Notfall	Mittelgradige Beeinträchtigung

Formfehler

Formfehler sind seltener angeboren und häufig die Folge von Traumen, wobei auch das Geburtstrauma erwähnt sein soll. Verbiegungen der Nasenscheidewand können schon im Kindesalter zu einer Behinderung der Nasenatmung und zu ständiger Irritation im Sinne einer Reiznase führen. Gewachsene Formfehler der knöchernen Nase wie Höckerbildung, Schiefnase und Sattelbreitnase sollten ebenso wie Formfehler der knorpeligen Nase erst nach der Pubertät und nach abgeschlossenem Schädelwachstum operativ korrigiert werden; bei Mädchen ab dem 16. Lebensjahr, bei Jungen ab dem 17. Lebensjahr. Eine Ausnahme stellt die akute Versorgung eines Nasentraumas dar.

Epistaxis

Nasenbluten ist bei Kindern ein häufiges Ereignis. Neben konstitutionellen Faktoren und einer familiären Disposition tritt die Epistaxis bei fieberhaften Infektionen, bei hämorragischer Diathese oder der Rendu-Osler-Krankheit auf. Eigenmanipulationen mit den Fingern sind nicht selten. Die häufigste Blutungsquelle sitzt im vermehrt vaskularisierten vorderen Septumanteil, dem Locus Kiesselbach.

Fremdkörper

Bei Vorliegen einer einseitig behinderten Nasenatmung sowie einer einseitigen chronischen Rhinitis muss an das Vorliegen von Nasenfremdkörpern gedacht werden. Lange Zeit unentdeckte Fremdkörper bilden durch Anlagerungen von Kalksalzen einen so genannten Rhinolith. Bei der Entfernung mit einem Häkchen ist zu vermeiden, dass der Fremdkörper in tiefere Nasenabschnitte verlagert wird, da dies zu einer Aspiration führen kann. Daher ist es beim Kleinkind häufig geboten, den Fremdkörper in Kurznarkose zu entfernen.

Furunkel

Nasenfurunkel entstehen durch Staphylokokkeninfektion der Haarbälge (Follikulitis) im Vestibulum nasi mit phlegmonöser Ausbreitung zur Nasenspitze, zur Oberlippe und entlang des Nasenrückens. Sie können auch im Kindesalter durch Komplikationen (aufsteigende Thrombose der V. facialis-V. angularis-V. ophtalmica-Sinus cavernosus) gefährlich werden. Ausdrück- und Inzisionsversuche sind daher obsolet.

Akute Rhinitis

Erreger des Schnupfens sind die verschiedenen Rhino- und Adenoviren. Die Übertragung erfolgt durch Tröpfcheninfektion, die Inkubationszeit beträgt nur wenige Stunden. Die Virusinfektion, die durch ihre schleimhautschädigende Wirkung einer bakteriellen Superinfektion den Weg bereitet, sollte nach spätestens

10 Tagen abgeklungen sein. Da die katarrhalische Entzündung selten auf die Nasenschleimhaut beschränkt bleibt, ist fast immer eine Rhinopharyngitis vorhanden, die sich insbesondere bei Säuglingen rasch auf die Schleimhäute der übrigen Atemwege und der Ohren fortsetzen kann. Bei rezidivierender Rhinitis ist die Adenotomie zu empfehlen.

Allergische Rhinitis

Bei der allergischen Rhinitis handelt es sich um eine vom Frühjahr bis zum Herbst **saisonal** (intermittierend) auftretende oder ganzjährig **perennial** (persistierend) bestehende wässrige Rhinitis mit Nasenatmungsbehinderung, Niesreiz und Konjunktivitis wechselnder Ausprägung. Bei längerem Bestehen kommt es häufig zur Ausweitung des Allergiespektrums sowie zur Entwicklung eines Asthma bronchiale. Bei der Naseninspektion findet der Untersucher bereits im Kindesalter häufig eine Hyperplasie der Nasenmuscheln.

Nasenmuschelhyperplasie

Eine rezidivierende oder persisitierende Hyperplasie der unteren Nasenmuscheln mit aufgetriebenen hinteren Muschelenden führt gelegentlich bereits im Kindesalter zu Nasenatmungsbehinderungen. Ursächlich sind anatomische, entzündliche, allergische, reflektorische (Hyperreaktivität, Privinismus) sowie kompensatorische (bei Septumdeviation, Gaumenspalten) Faktoren.

Akute Sinusitis

Neben akuten Virusinfektionen spielt bei Klein- und Schulkindern die allergische Rhinosinusitis eine bedeutende Rolle (25–30%). Die akute eitrige Sinusitis ist eine bakterielle Entzündung, die durch H. influenzae, Pneumokokken oder M. catarrhalis, seltener durch Strepto- oder Staphylokokken hervorgerufen wird. Als eigenständiges Krankheitsbild ist sie bei Kindern selten. Zwar erkranken die Nebenhöhlen bei einer Rhinitis häufig mit, doch übernehmen sie selten die Führung in der Symptomatik. Die Spontanheilungsrate ist hoch. Bei Mitbeteiligung der Bronchien spricht man von Sinubronchitis. Schwere Verläufe kommen bei aufsteigender Infektion vor, die klinisch mit einer hochentzündlichen Schwellung der Periorbitalregion (Ethmoiditis), des Nasenrückens, der Wange und gelegentlich auch der Stirnregion (Sinusitis frontalis) einhergehen.

Die Nasennebenhöhlen sind früh angelegt, entfalten sich aber sehr spät. Beim Neugeborenen sind die Nebenhöhlen noch sehr mäßig ausgebildet. Ein stärkeres Wachstum ist zunächst um das 6. Lebensjahr herum festzustellen, dann nochmals nach der Pubertät.

> **!** Komplikationen der akuten eitrigen Sinusitis sind: Orbitale Komplikation, Knochen- und Weichteilinfektion, intrakranielle Infektion (▣ Abb. 3.31, 3.32).

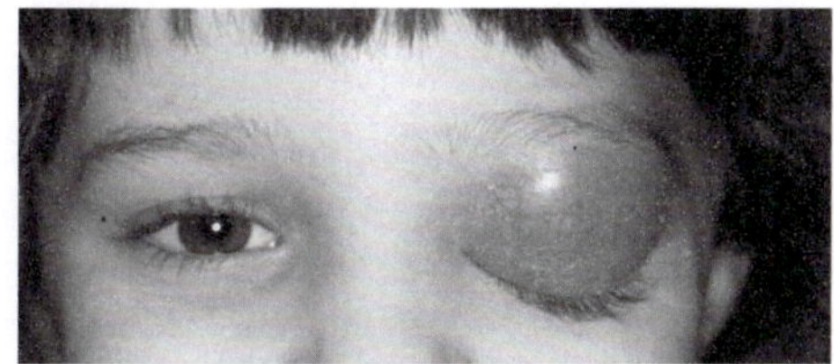

Abb. 3.31. Orbitale Komplikation einer akuten Sinusitis mit Oberlidabszess (▶ Farbtafeln)

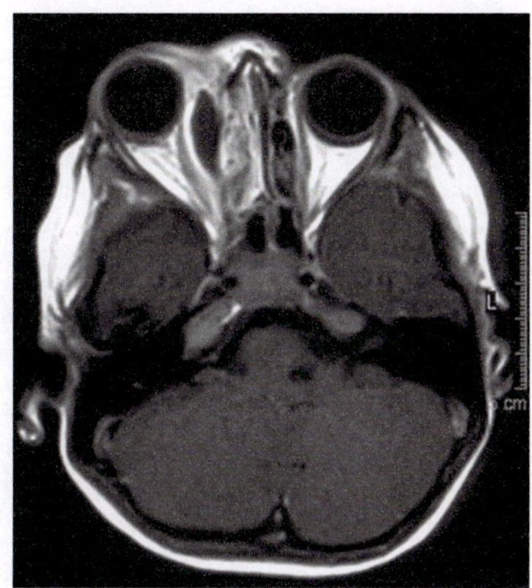

Abb. 3.32. Orbitale Komplikation im MRT: subperiostaler Abszess rechts (hypodenses Areal) mit Protrusio bulbi

Chronische Sinusitis

Bei der chronischen Sinusitis sollte man zwischen folgenden Formen unterscheiden:

- der chronisch-rezidivierenden Form im Rahmen rezidivierender Infekte der oberen Luftwege
- der echten chronischen Sinusitis

Letztere beruht meist auf einer anders gearteten Grundkrankheit. Hier müssen eine Allergie, eine Immundefizienz, eine Mukoviszidose, die primäre Ziliendyskinesie sowie eine seltene Aspirinintoleranz differenzialdiagnostisch berücksichtigt werden. Bei der einseitigen chronischen Sinusitis ist beim Kind immer auch an einen Nasenfremdkörper oder an eine einseitige Choanalatresie zu denken.

3.6.3 Nasopharynx

Adenoide

Die Vergrößerung der Rachenmandel wird im Volksmund mit dem Begriff »Polypen« belegt. Als lymphatisches Organ beteiligen sich die Adenoide an der Infektabwehr. Wiederholte Entzündungen führen zu einer bleibenden Vergrößerung, zur Adenoidhyperplasie. Sie ist häufig mit einer Hyperplasie der Gaumenmandeln gekoppelt. Zur charakteristischen »adenoiden Symptomatik« gehören eine Behinderung der Nasenatmung, chronische Mundatmung, nächtliches Schnarchen, Dauerschnupfen, Tubenkatarrh, Otitiden, Bronchitiden sowie eine Rhinophonia clausa. Der ständig geöffnete Mund verleiht den Kindern einen typischen Gesichtsausdruck, die so genannte Facies adenoidea (◘ Abb. 3.33).

Die Adenoidhyperplasie ist neben der typischen Klinik durch eine Rachenendoskopie zu diagnostizieren. Inspektorisch besteht häufig ein »gotischer Gaumen«.

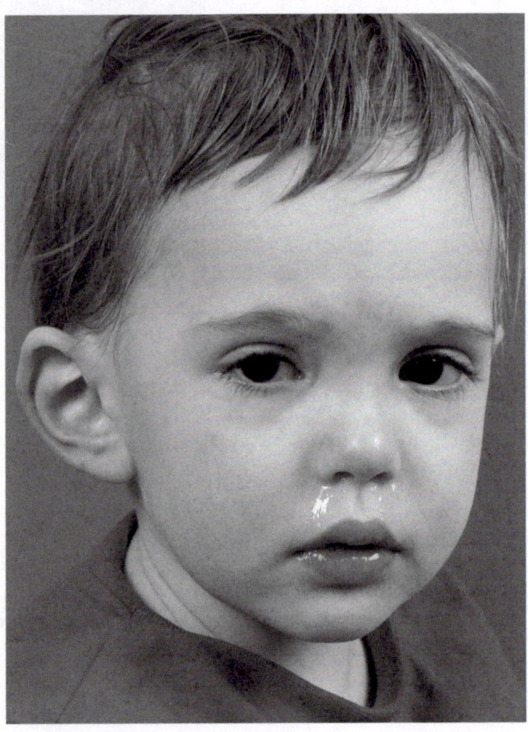

◘ **Abb. 3.33.** Adenoide Facies mit chronischer Rhinitis und Mundatmung

3.6.4 Mundhöhle, Zunge

Bednar-Aphthen

Bei Säuglingen werden oberflächliche Schleimhautulzerationen seitlich an der Grenze vom harten zum weichen Gaumen als Bednar-Aphthen bezeichnet. Hierbei handelt es sich um die Folge einer Schleimhautverletzung durch unnötige mechanische Säuberung des Mundes nach dem Trinken.

Fehlbildungen der Zunge

Die Fehlbildungen der Zunge werden in Tab. 3.3 zusammengefasst.

Veränderungen der Zungenoberfläche

Zu den Veränderungen der Zungenoberfläche gehören:

- Lingua plicata: Furchen- oder Kerbenzunge, relativ häufige Anomalie, familiär gehäuft, selten vor dem 4. Lebensjahr
- Glossitis rhombica mediana: geröteter erhabener Bezirk mit Atrophie der Papillen in der Mitte des Zungenrückens. Harmlose Veränderung, wahrscheinlich fissurales Angiom
- Lingua geographica: Laufend variierendes Erscheinungsbild durch oberflächliche Epithelabstoßungen und girlandenförmigen Flecken mit grauweißen Säumen
- Himbeer-/Erdbeerzunge: bei Scharlach und Kawasaki-Syndrom, bedingt durch ein Ödem der Geschmackspapillen

Tab. 3.3. Fehlbildungen der Zunge

Fehlbildung	Charakteristika
Aglossie	Meist erhaltenes Rudiment der Zungenwurzel, gleichzeitige Extremitätenfehlbildung
Orodigitofaziale Dysostose	Orale, digitale und faziale Fehlbildungen, geistige Retardierung
Glossoptose	Pierre-Robin-Sequenz, zusätzlich auch Mikrognathie und Gaumenspalte
Makroglossie	Angeborene Substanzvermehrung der Zunge, gelegentlich durch Hämangiome und Lymphangiome, typisch bei Down-Syndrom, Myxödem, Neurofibromatose
Kongenitale Ankyloglossie	Fehlgebildetes, verkürztes Frenulum linguae
Zysten	Kongenitale Zysten/Dermoidzysten, DD Zungengrundschilddrüse

3.6.5 Rachen und Hals

Tonsillenhyperplasie

Die Hyperplasie der Gaumenmandeln ist per se kein pathologischer Befund, sondern ein typisches Erscheinungsbild bei Kindern. Die Tonsillen üben an der Eintrittspforte des Organismus eine örtliche Schutzfunktion aus, ebenso sind sie ein wichtiges Bindeglied zum gesamten Immunsystem des Menschen. Eine beidseitige, persistierende Vergrößerung der Gaumenmandel ist bei Kindern meist mit einer Adenoidhyperplasie kombiniert. Eine massive Tonsillenhyperplasie bezeichnet man als »kissing tonsils«.

Entzündungen der Gaumenmandeln

Je nach Ausmaß der entzündlichen Veränderungen des lymphatischen Gewebes lässt sich eine **Angina catarrhalis** (simplex) mit Rötung und Schwellung der Tonsillen von einer **Angina follicularis sive lacunaris** mit zusätzlichem Auftreten eines zell- und fibrinhaltigen Exsudats unterscheiden, welches auf die Tonsillen beschränkt ist. Die Angina ist in der Regel mit einer Pharyngitis kombiniert. Meist liegt eine Virusinfektion vor, seltener eine bakterielle Angina. Gleichzeitig schwellen unter hohem Fieber auch die Kieferwinkellymphknoten an. Nicht selten sind begleitendes Erbrechen, Bauchschmerzen und Obstipation (aber auch Durchfall).

> **!** **Schmerzangaben** von Kindern bei Kopf-Hals-Erkrankungen sind oft irreführend. Häufig werden Bauchschmerzen in den Vordergrund gestellt, die durch die Mitreaktion der Mesenteriallymphknoten verursacht werden. Gelegentlich findet sich bei schweren Infekten eine Mitreaktion der Meningen, die zunächst zur Diagnose einer Meningitis führt.

Differenzialdiagnostisch muss an die infektiöse Mononukleose (Pfeiffer-Drüsenfieber), Scharlach, Diphtherie und an die im Kindesalter seltene Angina Plaut-Vincent (ulzeröse Defekte am oberen Tonsillenpol) gedacht werden. Eine Streptokokkenangina ist im Säuglingsalter selten, kann bei Kontakt mit älteren Kindern aber vorkommen.

Je jünger das Kind ist, desto seltener klagt es über Halsweh. Die Schmerzen werden häufig in die Umbilikalgegend projiziert. Eine Racheninspektion beim akut fieberhaft erkrankten Kind ist daher unerlässlich (▪ Abb. 3.34).

> **!** Folgeerkrankungen unbehandelter Tonsillitiden sind Peritonsillarabszess, rheumatisches Fieber, Nephritis, Endokarditis, Sepsis.

Peritonsillarabszess

Im Rahmen einer Tonsillitis entstehende hochgradige Schluckbeschwerden, Speichelfluss, kloßige Sprache, Kieferklemme und beginnende Atemnot weisen mit

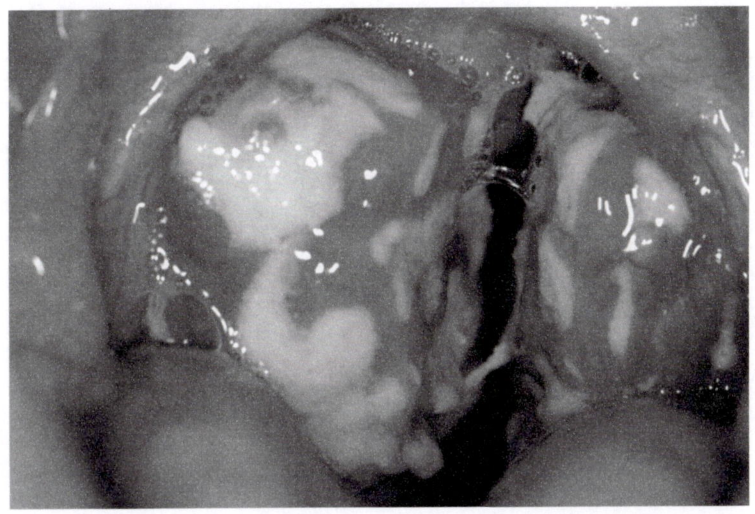

Abb. 3.34. Eitrige Tonsillitis (▶ Farbtafeln)

großer Wahrscheinlichkeit auf eine Abszessbildung im Bereich der Tonsille hin. Die Inspektion ist durch die Kieferklemme oft erschwert. Neben Rötung und Schwellung der Tonsille zeigt sich oft eine Vorwölbung des weichen Gaumens sowie eine Verdrängung der ödematösen Uvula zur Gegenseite. Auffälliger Foetor ex ore ist bei Kindern viel seltener als bei Erwachsenen.

Reaktive Lymphknotenvergrößerungen

Bei fast 90% aller Kleinkinder finden sich reaktive Lymphknotenvergrößerungen mit einer jahreszeitlichen Abhängigkeit. Sie sind als Reaktion des lymphatischen Systems auf die infektiösen Umweltbedingungen zu sehen. Dabei stehen die Lymphknotenvergrößerungen im Bereich des Trigonum caroticum an erster Stelle, gefolgt von den nuchalen Lymphknoten und denen der tieferen zervikalen Bereiche. Bei größeren Gebilden muss differenzialdiagnostisch eine **zystische Lymphadenopathie** (laterale Halszyste) ausgeschlossen werden.

Mediane Halszyste, mediane Halsfistel

Es handelt sich um infrahyoidal median gelegene Reste des Ductus thyreoglossus, die zu rezidivierenden supralaryngealen Schwellungen, Druckgefühl und Schmerzen mit Hautrötung führen können (Abb. 3.35). Endet der Fistelgang blind vor der Haut, entsteht eine Zyste, bei Öffnung nach außen liegt eine Fistel vor. Der Fistelgang führt immer durch den mittleren Teil des Zungenbeins bis zum Zungengrund.

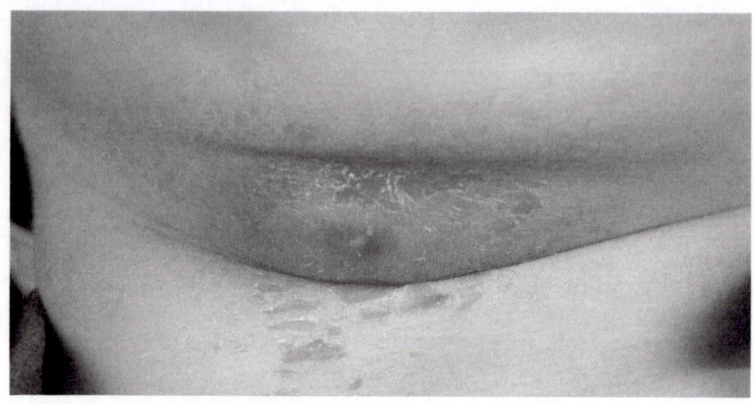

Abb. 3.35. Infizierte mediane Halszyste (▶ Farbtafeln)

Laterale Halszyste, laterale Halsfistel

Laterale Halszysten und -fisteln sind Residuen der 2., 3. und 4. Kiemengangsanlage. Sie kommen bevorzugt bei Kindern und Jugendlichen vor. Die prallelastische Vorwölbung oder die Fistelöffnung liegen am Vorderrand des M. sternocleidomastoideus. Das kraniale Ende des Fistelgangs liegt gelegentlich im Hypopharynx/Tonsillenbereich, seltener im äußeren Gehörgang.

Lymphadenitis colli

Eine ein- oder beidseitige akute Schwellung der Halslymphknoten infolge viraler oder bakterieller Infektion tritt bei Kindern gehäuft auf. Ursächlich sind unspezifische Entzündungen im Kopf-Hals-Bereich, insbesondere der Tonsillen, der Mundhöhle und bei Dentitio difficilis. Weitere mögliche Ursachen sind: Borreliose, Toxoplasmose, HIV.

Typisch ist die ausgeprägte Lymphadenitis colli für die infektiöse Mononukleose. Differenzialdiagnostisch ist auch immer die Lymphknotenbeteiligung einer malignen Systemerkrankung zu bedenken. Die Symptomatik besteht in lokalen Schmerzen, Fieber, Schluckbeschwerden und Bewegungseinschränkung des Halses. Komplikationen sind: Abszess, Phlegmone, Fistelung, Sepsis, Dyspnoe.

3.6.6 Kehlkopf und Trachea

Fehlbildungen des Larynx und der Trachea sowie Symptomatik und Therapie finden sich in Tab. 3.4.

Tab. 3.4. Fehlbildungen des Larynx und der Trachea

Fehlbildung	Symptomatik	Therapie
Kehlkopfatresie	Postpartale Dyspnoe	Tracheotomie
Fehlen/Deformität der Epiglottis	keine	keine
Spaltbildung im Larynx	Dyspnoe und Dysphagie; Gefahr der Aspirationspneumonie	Intubation, endoskopisch-chirurgische Verschlussplastik
Kehlkopfmembranen	Dyspnoe	Spaltung der Membran oder Tracheotomie, larynxchirurgische Maßnahmen
Larynxzysten/ Laryngozelen	Stridor	Intubation/Tracheotomie
Larynxstenose	Stridor	Intubation/Tracheotomie
Anomalien der Trachea	Stridor, Atresie mit dem Leben nicht vereinbar	Intubation
Ösophagotracheale Fisteln	Aspiration, Pneumonie	Chirurgischer Verschluss

3.7 Augenuntersuchung bei Säuglingen, Kleinkindern und Jugendlichen

G. Rudolph

3.7.1 Einleitung

Bei der Augenuntersuchung von Kindern sind mehrere Aspekte zu berücksichtigen, die sich von der Untersuchung von Erwachsenen unterscheiden. Besteht bei größeren Kindern und Jugendlichen eine gute Kooperation bei der Untersuchung, bedürfen Kleinkinder und Säuglinge besonderer Erfahrung und Untersuchungstechniken des Untersuchers. Das Kleinkind befindet sich einerseits noch in der Phase der visuellen Reifung, andererseits sind objektive Befunde, wie z. B. die Sehschärfe, zu diesem Zeitpunkt noch nicht sicher zu erheben.

! Das Verhalten des Kindes, die Aufnahme von Fixation und Folgebewegungen und das Erkennen von amblyopiogenen Faktoren, also die Wahrnehmung von Veränderungen am oder im Auge, die den visuellen »Input« beeinträchtigen und somit zur Amblyopie führen, sind von besonderer Bedeutung.

Es ist auch daran zu denken, dass viele Augenveränderungen beim Kind altersspezifisch sind und sich vom Spektrum der Augenveränderungen bei Erwachsenen deutlich unterscheiden (Abb. 3.36). Augenveränderungen beim Kind können mit systemischen Erkrankungen einhergehen oder auch Teil eines Syndromkomplexes darstellen.

Entscheidend ist es, sich dem Kind behutsam zu nähern, Zeit zu haben und in spielerischer Art und Weise die Aufmerksamkeit des Kindes zu erhalten. Insbesondere bei Frühgeborenen ist darauf zu achten, die Untersuchung so wenig belastend als möglich und zügig durchzuführen, wobei man sich schon vor Beginn der Untersuchung mit den zur Verfügung stehenden allgemeinen Befunden des Kindes vertraut gemacht hat.

! Beidäugiges Sehen, bzw. Stereopsis kann mitunter bei Kindern unter einem Lebensjahr getestet werden, während verlässliche Visusangaben in der Regel beim Kind erst ab dem 3. Lebensjahr erhoben werden können. Bei etwa 5% der Kinder finden sich Sehstörungen. Die Hälfte dieser Sehstörungen wird erst nach dem 4. Lebensjahr erkannt, zu einem Zeitpunkt, in dem die sensitive Phase schon fast vorüber ist bzw. die neuronale Sensitivität bereits deutlich abnimmt.

Bei Jugendlichen mit Reifungskonflikten kann eine psychogen bedingte Wahrnehmung die Untersuchung mitunter sehr erschweren. Es ist selbstverständlich, dass einer Untersuchung eine Erhebung der Anamnese vorausgeht.

Im Rahmen der pädiatrischen Untersuchung ist es meist nicht möglich, eine komplette Augenuntersuchung durchzuführen, sondern vielmehr eine symptomorientierte Untersuchung. Dabei sollten jedoch, wenn möglich, einige Basisuntersuchungen berücksichtigt werden (z. B. Hirschberg-Test, Brückner-Test, Beobachtung der Motilität) – angepasst an den Entwicklungsstand des Kindes.

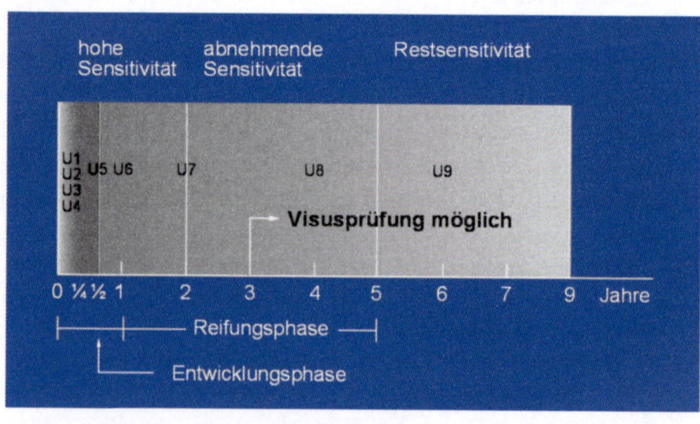

Abb. 3.36. Visuelle Reifung und Zeitpunkt der Untersuchungen U1–U9

3.7.2 Wesentliche Elemente der kinderophthalmologischen Untersuchung

Die Elemente, die im Rahmen der pädiatrischen Untersuchung berücksichtigt werden sollten, sind durch Fettdruck hervorgehoben. Die Basiselemente der kinderophthalmologischen Untersuchung umfassen:

- **Inspektion**
- Visusprüfung
- Stereopsis
- **Hirschberg-Test**
- **Brückner-Test**
- **Prüfung der Lichtreaktion der Pupille**
- Motilität
- Nystagmus-Beurteilung
- **Abdeck-Test (Cover-Test)**
- Objektive Refraktion
- Funduskopie
- Optokinetischer Nystagmus
- Orthoptischer Status

Für die Untersuchung des Kindes sind nur wenige **Instrumente** notwendig (◘ Abb. 3.37):

- Untersuchungslämpchen
- Direkter Augenspiegel
- Fixationsobjekt (bunte Figur auf Bleistift, Figuren)
- Cover oder Hand für den Abdeck-Test

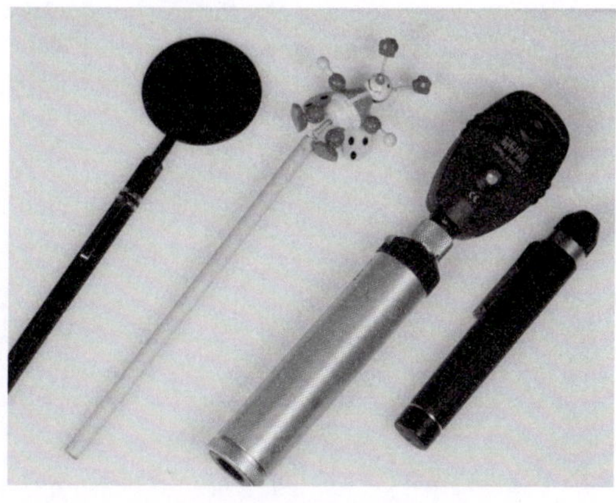

◘ **Abb. 3.37.** Cover, Fixationsobjekt, direkter Augenspiegel, Untersuchungsleuchte

3.7.3 Inspektion

Zu Beginn der Untersuchung sollten allgemeiner Aspekt, Aufmerksamkeit, visuelles Verhalten und die Kopfhaltung beobachtet werden. Eine kompensatorische Fehlhaltung des Kopfs kann ein Hinweis für eine Motilitätsstörung oder eine exzentrische Fixation sein. Die Achsenstellung der Augen, der Abstand der Augen zueinander (Hypertelorismus), die Lidspalte, die Tränenpünktchen und die Lidfunktion können gut beobachtet werden. Eine Tränensackschwellung lässt sich durch Abtasten der Tränenwege am seitlichen Nasenrücken erkennen (Hydrops beim Neugeborenen). Es ist auf periorbitale Schwellungen zu achten (◻ Tab. 3.6).

Der Größe der Augen, der Beschaffenheit und Struktur von Iris und Pupille (Aniridie, Kolobom, Vorderabschnittsdysgenesie) ist Beachtung zu schenken. Ein großer Hornhautdurchmesser kann auf eine kongenitale Megalokornea hinweisen, aber auch ein Zeichen für ein kongenitales Glaukom sein. Weitere zu beantwortende Fragen sind: Bestehen Epiphora (Tränenträufeln), Blendungsempfindlichkeit und/oder ein Blepharospasmus? Besteht ein Hinweis für Leukokorie (◻ Tab. 3.5)? Auch mitgebrachte Blitzlichtfotos geben manchmal einen Hinweis auf eine abweichende Lidachsenstellung oder einen pathologischen Reflex bei intraokularen Veränderungen.

Fallbeispiel

Ein 5-jähriger Junge wird beim Kinderarzt vorgestellt. Die Mutter berichtet über ein Abweichen des rechten Auges seit 2–3 Monaten. Aktuell findet sich eine Divergenzstellung.

Die anschließende Untersuchung beim Augenarzt erbringt eine Katarakt nach Contusio bulbi und eine fortgeschrittene Amblyopie. Durch die zunehmende Visusminderung war es zum Abweichen in die Divergenzstellung gekommen. Wichtig sind nun die Operation der Katarakt, Verordnung einer Brille mit zusätzlicher Nahkorrektur und Okklusionsbehandlung der Amblyopie.

Tab. 3.5. Differenzialdiagnose Leukokorie

Linse	Katarakt!
Glaskörper	persistierender hyperplastischer primärer Glaskörper (PHPV)
Netzhaut	– Ablatio retinae, retrolentale Fibroplasie bei Neugeborenenretinopathie – Coats-Syndrom (90% Jungen, einseitig mit exsudativer Ablatio retinae)! – Ablatio retinae nach Trauma!! – Tumor (z. B. Retinoblastom, Astrozytom)! – Entzündung (z. B. Toxoplasmose, Toxocara ...)!

Tab. 3.6. Differenzialdiagnose periorbitale Schwellung mit/ohne Exophthalmus

Dermoidzyste	Meist im Bereich der temporalen Brauenpartie, derb tastbar!
Orbitaphlegmone	Rötung, Schwellung, Dolor – i.v. Antibiose!!!
Entzündung im Bereich der Tränenwege	
Hydrops des Tränensacks beim Neugeborenen	
Allergie	
Solide Tumoren im Bereich der Orbita	– Rhabdomyosarkom (schnell wachsend, meist in der 1. Lebensdekade!!!) – Neuroblastom! – Lymphom! – Optikusgliom – Neurofibromatose, Lidschwellung, Café au lait Flecken!!! – Histiozytosis X – eosinophiles Granulom der knöchernen Orbita – Fibröse Dysplasie – innerhalb von Wochen zunehmender Exophthalmus
Vaskuläre Tumoren	– Kapilläres Hämangiom – oft deutliche Größenzunahme im 1. Lebensjahr! – Kavernöses Hämangiom – langsam wachsend, 2.–4. Lebensdekade

3.7.4 Prüfung der Sehschärfe

Das visuelle System besitzt eine hohe Plastizität in der ersten Lebensdekade. Jede Beeinträchtigung des visuellen »Inputs« in dieser Phase, z. B. bei kongenitaler Katarakt, führt zu einer Störung der visuellen Entwicklung.

! Bereits die ersten 2 Lebensmonate stellen eine sehr wichtige Periode für die Visusentwicklung dar! Besteht z. B. eine kongenitale beidseitige Katarakt und wird diese erst zu einem späteren Zeitpunkt operiert, kann es bereits zur Entwicklung eines permanenten Nystagmus kommen, der die Sehfähigkeit über das gesamte Leben beeinträchtigen wird.

Gelegentlich stellt sich bei einem Säugling die Frage, ob eine Blindheit besteht. Folgt ein Säugling oder Kind einem dargebotenen Objekt oder zeigt es mimische Reaktionen, ist anzunehmen, dass das Kind sieht. Entwickelt ein Kind diese Reaktionen nicht, ist darauf zu achten, ob ein Nystagmus besteht und ggf. eine weiterführende Diagnostik durchzuführen. Diese besteht in der Ableitung visuell evozierter Potenziale (VECP oder Blitz-VECP) und bei Vorliegen von Papillenanomalien (z. B. Mikropapille bei de Morsier-Syndrom/Balken-Hypo- oder Aplasie) in der Durchführung eines bildgebenden Verfahrens (Ultraschall der Fontanellen, MRT).

Die Prüfung der Sehschärfe ist abhängig vom Lebensalter. Eine erste verlässliche Visusprüfung ist bei Kindern mit regelrechter psychomentaler Entwicklung ab dem 2.–3. Lebensjahr möglich. Ab dem Schulalter kann die Visusprüfung der von Erwachsenen gleichgesetzt werden. Eine frühe Möglichkeit zur Abschätzung des Sehvermögens ist der **Preferential Looking Test (Gittersehschärfe)** (◻ Abb. 3.38), bei dem die Aufmerksamkeit und das Fixationsverhalten auf strukturierte Flächen im Vergleich zu monochromen Flächen gleicher Leuchtdichte untersucht wird. Dieser Seh-Test kann ab dem 6. Lebensmonat bis

◻ **Abb. 3.38.** Preferential Looking Test

etwa zum 18. Lebensmonat angewendet werden. Der Test ist jedoch nicht sehr geeignet zur Entdeckung einer Amblyopie. Die Gittersehschärfe entspricht auch nicht der angulären Sehschärfe.

Ein non-verbaler Sehtest ist der **LEA-Test**, benannt nach Lea Hyvärinnen, bei dem dargebotene Symbole erkannt werden und auf einer kleinen Tafel von dem Kind gezeigt werden müssen (◘ Abb. 3.39). Dieser Test ist bei manchen Kindern ab dem 2. Lebensjahr anwendbar.

Der **E-Hacken Test** sowie die **Testung mit Landoltringen** gelingt häufig gut ab dem 3. Lebensjahr (◘ Abb. 3.40). Wichtig ist es, mit Landoltringen in der Nähe den Visus zu testen. Hiermit wird das so genannte Crowding-Phänomen genutzt, also das Erkennen von nebeneinander stehenden Sehzeichen, was ein aussgekräftigeres Ergebnis liefert als die Testung mit Einzeloptotypen.

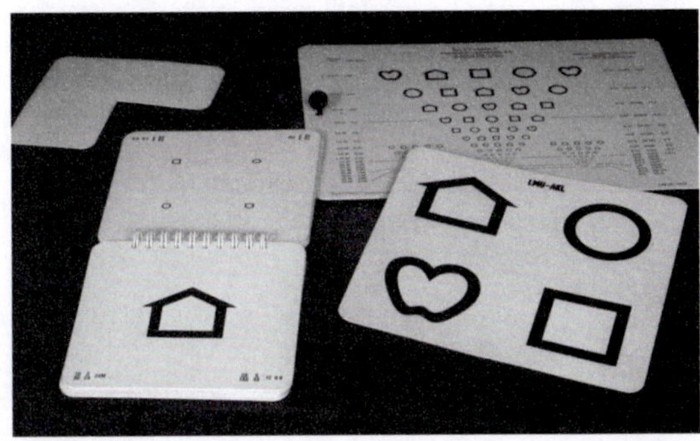

◘ **Abb. 3.39.** LEA-Test für Ferne und Nähe

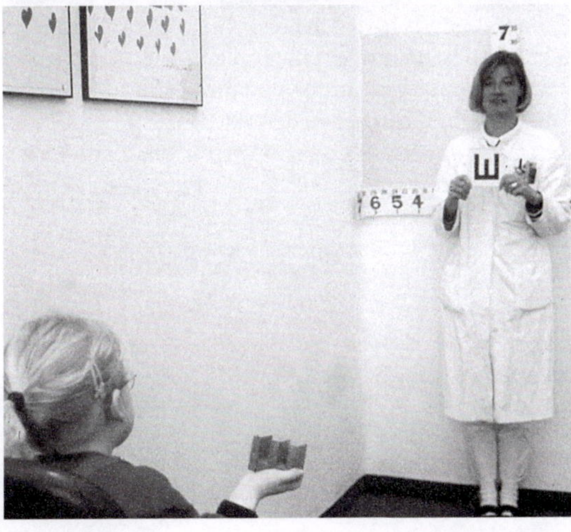

◘ **Abb. 3.40.** Visusprüfung mit E-Hacken oder Landoltringen

3.7.5 Weitere Testverfahren

Hirschberg-Test

Der Hirschberg-Test dient im Wesentlichen der Beurteilung der Stellung der Augenachsen zueinander (◘ Abb. 3.41). Es wird hierbei mit einer Untersuchungsleuchte aus etwa 50 cm Entfernung auf beide Augen geleuchtet, wobei beidseits die Hornhautreflexe beobachtet werden. Diese müssen eine spiegelbildliche Symmetrie aufweisen. Häufig ist das Reflexbild nicht in der Hornhautmitte, sondern etwas nach nasal verlagert, da die optische Achse des Auges nicht der Hornhautmitte entsprechen muss. Diese Abweichung zur nasalen Seite hin bezeichnet man als positiven Winkel kappa. Eine asymmetrische Dezentrierung des Hornhautreflexbildes um 1 mm bedeutet bereits eine Abweichung der Augenstellung um 7°.

> **!** Ein Mikrostrabismus, definiert als Abweichung der gemeinsamen Sehachse um weniger als 5°, wird also mit dem Hirschberg-Test nicht erfasst! Hierfür eignet sich der Brückner-Test.

Das Hornhautreflexbild ist beidseits etwas nach nasal verlagert (positiver Winkel kappa), jedoch beidseits symmetrisch. Bedingt durch den flachen Nasenrücken und den angedeuteten Epikanthus wird ein Innenschielen vorgetäuscht.

Brückner-Test

Beim Brückner-Test werden mit dem direkten Ophthalmoskop simultan beide Augen aus etwa 50 cm Entfernung beleuchtet. Es wird dabei das Aufleuchten beider Pupillen bzw. das vom Augenhintergrund reflektierte Licht beobachtet. Nimmt das Kind mit beiden Augen simultan die Fixation auf die Lichtquelle auf, kommt es an beiden Augen zu einem Abschattungsphänomen des reflektierten Lichts! Dies entspricht einem regulären oder positiven Brückner-Test! Es kann hiermit bereits eine minimale Abweichung der gemeinsamen Augen-Achsenstellung von 1° detektiert werden (◘ Abb. 3.42). Der Brückner-Test liefert aber auch noch eine ganze Reihe von Zusatzinformationen.

Zu einem pathologischen Brückner-Test führt jede Trübung im Bereich des optischen Systems:

- einseitige Trübung der Kornea
- Katarakt

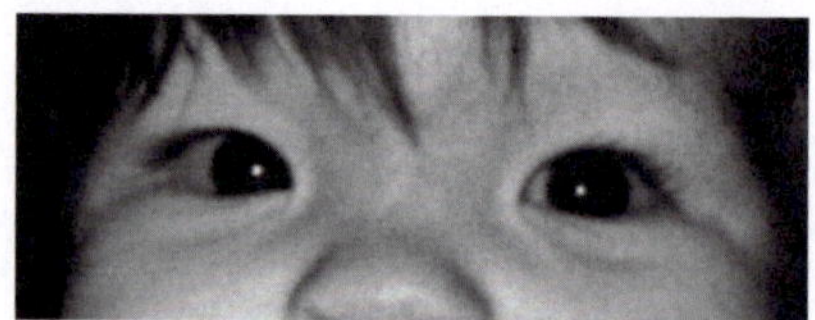

◘ **Abb. 3.41.** Hirschberg-Test (▶ Farbtafeln)

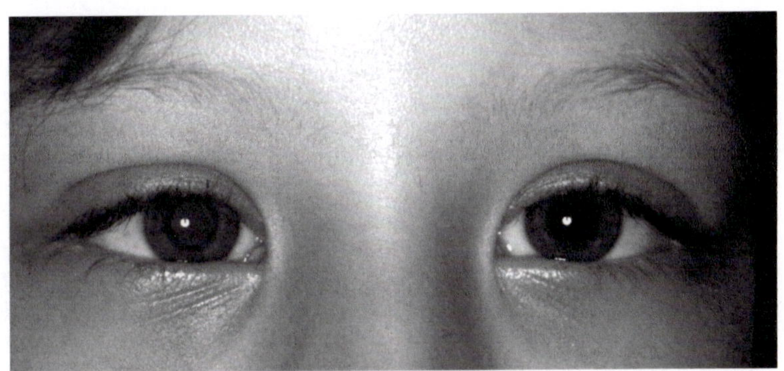

Abb. 3.42. Pathologischer Brückner-Test bei Strabismus convergens am rechten Auge mit Aufleuchten der Pupille am abweichenden Auge und Abschattung der Pupille am »gesunden« foveal fixierenden Auge (▶ Farbtafeln)

- Vorderer oder hinterer Polstar
- Trübung des Glaskörpers (z. B. primär hyperplastischer primärer Vitreus - PHPV)

Zu einem pathologischen Ergebnis führen ebenso Veränderungen der zentralen Netzhaut bei:
- intraokular zentral gelegenem Tumor (z. B. Retinoblastom)
- Netzhaut-Aderhaut-Kolobom
- Entzündung der Netzhaut (z. B. Toxoplasmose am hinteren Pol)
- Netzhautnarben

Der Brückner-Test ist bei Anwendung durch den geübten Untersucher auch häufig bei Anisometropien, also deutlich voneinander abweichenden Refraktion beider Augen, auffällig.

Prüfung der Pupillenreaktion

Die Lichtreaktion der Pupille ist ein komplexer Reflex, der aus einer afferenten (visuelle Afferenz) und efferenten Bahn (sympathisch, parasympathisch) besteht. Die Pupillengröße wird beeinflusst von der Helligkeit, die auf das Auge trifft, bzw. der retinalen Leuchtdichte sowie von psychovegetativen Einflüssen. Ein Überwiegen des Parasympathikus (Entspannung, Schlaf) führt zu einer Engstellung, ein Überwiegen des Sympathikus (Freude, Schmerz, Angst) zu einer Weitstellung der Pupille.

Die **direkte Lichtreaktion der Pupille** wird durch Anleuchten mit einer entsprechenden Lampe geprüft, wobei seitengleich etwas tangential von unten auf die Pupille geleuchtet wird. Kommt es bei seitengleich weiten Pupillen bei verschiedenen Helligkeiten zu einer seitengleichen Verengung der Pupillen, ist eine efferente Pupillenstörung ausgeschlossen.

Neben dieser Untersuchung ist auch immer die Prüfung der **Nahreaktion** durchzuführen. Diese besteht in einer beidseitigen Pupillenverengung bei Konvergenz. Es wird hierfür ein Fixationsobjekt für die Ferne angegeben und danach ein Fixationsobjekt auf 10 cm vor das Auge geführt. Hierbei kommt es zur Konvergenzstellung der Augen und zur Verengung der Pupillen.

Swinging-Flashlight-Test. Für die **Prüfung afferenter Pupillenstörungen** eignet sich der Swinging-Flashlight-Test (◘ Abb. 3.43a)! Mit dem Swinging-Flashlight-Test steht ein klinischer Test zur Untersuchung der Afferenz zur Verfügung, der jedoch nur bei regelrechter efferenter Pupillenreaktion verlässlich ist. Es wird hierbei mit der Untersuchungsleuchte aus etwa 40–50 cm Entfernung abwechselnd das rechte und linke Auge für jeweils ca. 3 s beleuchtet. Dies wird 4- bis 5-mal wiederholt, wobei Ausmaß und Geschwindigkeit der Pupillenreaktion beobachtet werden. Ist die Pupillenverengung bei Beleuchtung des betroffenen Auges nicht gegeben oder im Seitenvergleich vermindert, handelt es sich um eine afferente Pupillenstörung (◘ Abb. 3.43b).

Die **Prüfung efferenter Pupillenstörungen** (Anisokorie) ist komplex und mit entsprechenden Pharmaka durchzuführen. Bei einer Störung des sympathischen Nervensystems ist die Anisokorie mit Miosis das wegweisende Zeichen für das Vorliegen eines Horner-Syndroms.

Folgebewegungen

Die Mitarbeit beim kleinen Kind ist zeitlich begrenzt. Am besten wird der Kopf durch einen Elternteil in »Geradeaus-Position« gehalten und es wird dem Kind ein interessantes oder lustiges Fixationsobjekt vorgehalten und in die jeweiligen Blickrichtungen geführt, um so Adduktion, Abduktion, Hebung, Senkung und die schrägen Blickpositionen beurteilen zu können.

Puppenkopf-Phänomen

Hierbei wird der Kopf des Kindes mit flachen Händen an den beiden Seiten gefasst und schnell zu den Seiten und nach unten und oben bewegt, wobei die über den vestibulo-okulären Reflex gesteuerte Gegenbewegung des Auges beobachtet werden kann (d. h. die Augen fixieren weiterhin das gleiche Objekt, sodass die Bulbi sich relativ zur Orbita doch bewegen).

Beurteilung des Nystagmus

Falls ein Nystagmus vorhanden ist, ist die Schlagrichtung, die Frequenz und evtl. die rotatorische Komponente zu beurteilen. Kommt es beim schielenden Kind bei Abdecken eines Auges zu einer deutlichen Zunahme des Nystagmus am freien Auge, handelt es sich um einen Nystagmus latens.

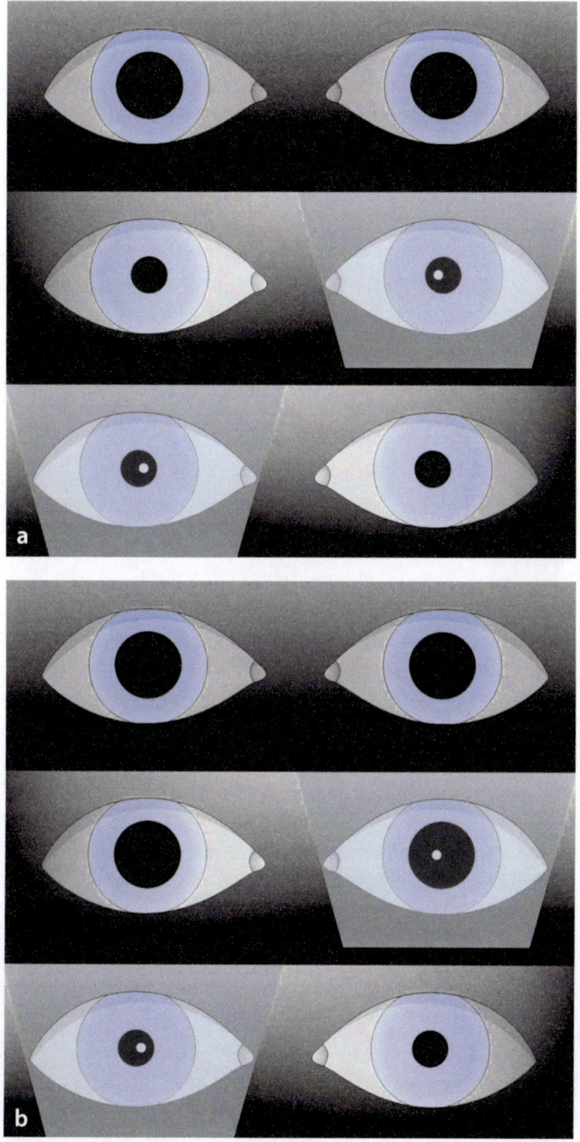

Abb. 3.43a,b. Swinging-Flashlight-Test (SFL-Test). **a** normaler Untersuchungsbefund; **b** relative afferente Pupillenstörung am linken Auge

Abdeck-Test und Aufdeck-Test (Cover-Uncover-Test)

Dies ist die wichtigste Untersuchungmethode zum Nachweis von manifestem und latentem Schielen. Das Kind wird aufgefordert, auf ein Sehobjekt zu blicken – z. B. eine Untersuchungsleuchte in 5 m Entfernung – wobei jeweils ein Auge abgedeckt und das Partner-Auge mit der Frage beobachtet wird, ob eine Einstellbewegung stattfindet. Beim Aufdeck-Test wird auf das aufdeckende Auge geachtet. Zum Nachweis latenter Stellungsfehler eignet sich besonders der alternierende Abdeck-Test.

Funduskopie, objektive Refraktion, optokinetischer Nystagmus, orthoptischer Status

Eine Fundusuntersuchung erfolgt auch zur guten Beurteilung der Peripherie in Mydriasis mit der indirekten Funduskopie, die besonderer Übung und Erfahrung bedarf. Mit dem direkten Ophthalmoskop kann jedoch auch einfach erlernbar die Papilla n. optici beurteilt werden. Die objektive Refraktion erfolgt in Zykloplegie am besten durch die Augenärztin/den Augenarzt, ebenso wie die orthoptische Untersuchung (Orthoptistin).

Die Prüfung des optokinetischen Nystagmus ist Teil jeder neuropädiatrischen Untersuchung.

3.8 Untersuchung bei Säuglingen und Kindern – Herz und Kreislauf

C. Döhlemann

3.8.1 Vorbemerkungen

Man geht bei der kardiologischen Untersuchung des Kindes nach dem allgemeinen Schema Inspektion, Palpation, Auskultation vor, wobei bei drohender Unruhe die Auskultation vorangestellt werden sollte. Vorangestellt wird natürlich die Anamnese (Tab. 3.7).

3.8.2 Inspektion

Entscheidend wichtig ist es, dass man sich zunächst einen Gesamteindruck des Patienten und seiner Begleiter (meist der Mutter) verschafft. Aus der Beobachtung des Allgemeinzustandes lässt sich bereits einschätzen, ob es sich um einen Notfall handelt, der zum sofortigen Handeln zwingt.

Tab. 3.7. Anleitung zur Anamnese bei herzkranken Kindern

Familienanamnese	Vitien, Kardiomyopathien, Synkopen, plötzlicher Tod, Groß-/Kleinwuchs, Missbildungen, Konsanguinität
Schwangerschaft	Verlauf, Infekte und deren Zeitpunkt, Medikamente, Alkohol, Hypertonus
Geburt und Neugeborenenzeit	Apgarscore, Zyanose, Atmung, O2-Abhängigkeit, Ödeme, Komplikationen
Körperliche und geistige Entwicklung	Gedeihen, Gewichtsverlauf, Aktivität
Erkrankungen und Impfung	Infekte, Häufigkeit, Husten, Hautausschläge, Gelenke, Zahnbehandlungen, Fieber, Impfausfälle, Stuhl, Urin, Auswurf
Körperliche Leistungsfähigkeit	Verhalten bei Nahrungsaufnahme: Dyspnoe, Dysphagie, Nahrungsmenge, Dauer. Dyspnoe bei Belastung, Treppen steigen, Geh-/Laufstrecke. Einteilung nach NYHA I–IV. Stadium I: keine Einschränkung der körperlichen Leistungsfähigkeit trotz Herzerkrankung. Stadium II: leichte Einschränkung der körperlichen Leistungsfähigkeit (Dyspnoe, Müdigkeit, Palpitationen, Schmerzen). Stadium III: deutliche Einschränkung der körperlichen Leistungsfähigkeit schon bei geringer Belastung, in Ruhe noch beschwerdefrei. Stadium IV: Unfähigkeit zur geringsten körperlichen Leistung. Symptome bereits in Ruhe. Bei Säuglingen ist auf Trinkmenge und auf Trinkdauer zu achten. Die Atemfrequenz sollte normalerweise unter 50/min, die Herzfrequenz unter 160/min in Ruhe sein.
Symptome: Dauer, Stabilität, Progressivität, Anlass	Zyanose: Schweregrad, hypoxischer Anfall, Hockstellung Synkope: bei Lagewechsel, Belastung, Schreck Atmung: Dyspnoe, Rasseln, Stridor, Husten, Hämoptoe Ödeme: Lokalisation, Zeitpunkt, Bauchgröße, Nykturie Palpitation: Herzrasen, Stolpern, Schwindel Brustschmerzen: Charakter, Atemabhängigkeit, Ausstrahlung Temperatur: Fieberverlauf, kühle Extremitäten, Wärmedifferenz Neurologie: Schlaffheit, Asymmetrie, Chorea, Krämpfe
Medikamente	Dosis, Wirkung, Nebenwirkung

Zyanose

Rosige Lippen und rosiger Rumpf bis in die Extremitäten weisen auf ein vitales Neugeborenes bzw. Kind hin. Man beachte Farbe und Durchblutung der Haut und der Schleimhäute (Lippen und Zunge). Bei einer Zyanose sind folgende Punkte zu beachten:

- der Schweregrad
- die Verteilung

! Bei der Suche nach Ursachen der Zyanose ist auf das Patientenalter zu achten, aber auch auf die Art der Verteilung der Zyanose: z. B. wird über einen Rechts-Links-Shunt durch den Ductus bei präduktaler Aortenisthmusstenose nur die untere Körperhälfte blau.

Die Zyanose kann kaum erkennbar, leicht, mittel oder tief sein (subjektive Graduierung I–IV).

TIPPS und TRICKS

Zu beachten ist, dass eine Zyanose erst sichtbar wird, wenn das Blut im subpapillaren Venenplexus der Haut mehr als 3–5 g des-reduziertes Hämoglobin pro 100 ml enthält. Dies ist ein Absolutwert, d. h., dass bei einer Anämie die Untersättigung des Bluts höhergradig sein muss, um eine Zyanose sichtbar zu machen. Demgegenüber ist im Falle eines erhöhten Hämatokrits schon bei geringerer Sauerstoffuntersättigung eine Zyanose sichtbar. Die Erkennbarkeit der Zyanose hängt auch von der Pigmentierung und Dicke der Haut ab.

Als wichtiges Hilfsmittel zur Beurteilung der Zyanose ist die O_2-Sättigung (Pulsoxymetrie) und der Sauerstoffpartialdruck PO_2 heranzuziehen. Den Ursachen einer Zyanose ist sofort nachzugehen.

Die differenzialdiagnostisch bei Zyanose infrage kommenden Herzfehler fasst ◘ Tab. 3.8 zusammen.

Bei längerem Bestehen einer **zentralen Zyanose** über Monate bis Jahre kommt es zur Erweiterung der Kapillaren mit vermehrter Injektion der Konjunktiven und Gingivahyperplasie und zur Ausbildung von Uhrglasnägeln, Trommelschlegelfingern/-zehen (◘ Abb. 3.44).

Von der zentralen Zyanose abzugrenzen ist eine **periphere Zyanose.** Sie ist bedingt durch vermindertes Schlagvolumen oder periphere Vasokonstriktion mit verstärkter peripherer Ausschöpfung des Bluts. Fingerendglieder, Ohren und Wangen sind dunkelrot, livide und kühl.

Fallbeispiel

Ein 2400 g schweres weibliches Neugeborenes mit Apgar-Werten von 10 kommt auf die Neugeborenenstation. Die Atmung ist unauffällig, man erkennt keine Zyanose. Es ist ein leises systolisches Geräusch im 2. ICR links zu hören, wie es häufig im Neugeborenenalter vorkommt (noch offener Ductus arteriosus). Nach 16 h wird das Neugeborene zunehmend zyanotisch. Die Atmung ist weiterhin unauffällig (Atemfrequenz 40/min), kein Herzgeräusch. Die O2-Sättigung beträgt 80%. Das sofort durchgeführte Echokardiogramm zeigt eine Pulmonalatresie mit fast völlig verschlossenem Ductus arteriosus, sodass die Pulmonalarterie nicht mehr versorgt wird: Folge ist die Zyanose.
Es wird bei dem zunehmend tief zyanotischen Kind rasch eine Prostaglandin-E-Infusion zum pharmakologischen Offenhalten des Ductus gelegt, woraufhin die Hautfarbe nach 10–15 min wieder dunkelrot bzw. rosig wird und die Sauerstoffsättigung auf 94% ansteigt. Im Alter von 3 Wochen wird bei diesem ductusabhängigen Vitium chirurgisch ein aortopulmonaler Shunt gelegt.

Tab. 3.8. Differenzialdiagnosen bei Zyanose

Zentrale kardiale Zyanose – PO_2 erniedrigt	Vitien mit Rechts-Links-Shunt Transposition der großen Gefäße Persistierende fetale Zirkulation
Zentrale pulmonale Zyanose – PO_2 erniedrigt	Obstruktion der Atemwege Lungenaffektion Hypoventilation durch ZNS-Affektion Muskeldystrophie, Intoxikation
Periphere Zyanose – PO_2 normal	Vermindertes Herzzeitvolumen Herzinsuffizienz, Stenosen Kälte, Vasokonstriktion Schock, Sepsis
Abnorme Hämoglobine – PO_2 normal	Methämoglobinämien Hämoglobin M u. a.

TIPPS und TRICKS

Durch Massieren der Ohrläppchen kann man die periphere von der zentralen Zyanose unterscheiden: bei ersterer kommt es durch Hyperämie zur Hautrötung, bei letzterer bleibt die Zyanose bestehen.

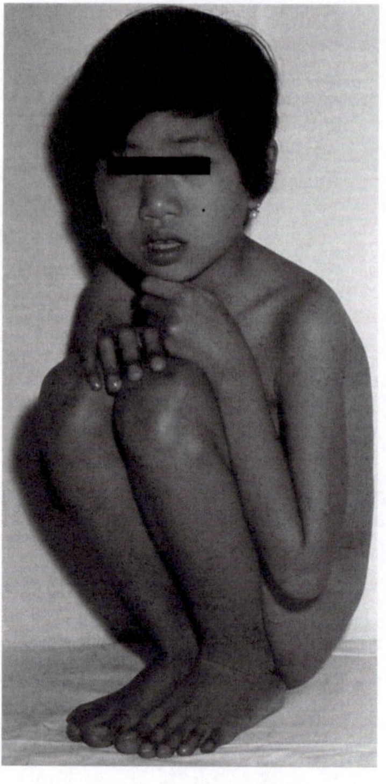

Abb. 3.44. 11-jähriges Mädchen mit Fallot-Tetralogie in Hockstellung. Diese nimmt das Kind ein, um durch die erfolgte Anhebung des systemarteriellen Widerstands zur Minderung des Rechts-Links-Shunts einen drohenden hypoxischen Anfall zu verhindern. Man erkennt die Zyanose der Lippen und der Finger- und Zehenendglieder mit abgerundeten und aufgetriebenen Nägeln, so genannte Uhrglasnägel (▶ Farbtafeln)

Blässe

Eine generalisierte weiß oder weiß-graue Hautfarbe ist ein ominöses Zeichen und kann auf Pulslosigkeit (kardiogener Schock) oder schwerste Anämie hindeuten (Tab. 3.9). Möglicherweise ist man zur sofortigen Reanimation gezwungen. Folgende Fragen sind u. a. zu klären:

- Bestehen Apnoen, eine periodische Atmung oder Schnappatmung?
- Besteht ein Blutungsschock oder ein Kreislaufversagen bei Sepsis oder Stoffwechselentgleisung?

Blässe infolge einer chronischen Anämie ist begleitet durch palpable und auskultierbare Überfunktion des Herzens, während die Pulse bei Herzinsuffizienz oder im kardiogenen Schock kaum tastbar sind.

Einseitige oder umschriebene Blässe spricht für arterielle Verschlusskrankheiten. Das betroffene Gebiet z. B. einer Extremität ist blass, kühl, schmerzhaft und pulslos. Die Trias Ödem, Zyanose und Schmerzen an einer Extremität ergibt den Verdacht auf einen Venenverschluss oder eine Thrombophlebitis.

Tab. 3.9. Wichtige Ursachen der Blässe

Akute Blässe	– Schock, Blutung – Herzrhythmusstörung – Sepsis – Synkope – Migräne, Vertigo – Arterielle Durchblutungsstörung
Chronische Blässe	– Konstitutionell – Anämie – Infektion – Intoxikation – Metabolisch – Urämie – Herzinsuffizienz

Oberflächliche Venen können mehr oder weniger stark erweitert sein. Das anfallsweise durch Kälte ausgelöste Auftreten von schmerzhaften Gefäßspasmen (Raynaud-Syndrom) betrifft Finger, seltener Zehen, Vorfuß, Nase, Ohren. Diese werden kaltweiß und im weiteren Verlauf dunkelblaurot.

Ödeme

Lage und Art der Ödeme sind genau zu beschreiben und mittels Umfangmessungen und Foto zu dokumentieren. Zu achten ist auf lageabhängige Ödeme, z. B. Anasarka, Wegdrückbarkeit, Ort des Auftretens, Zeitpunkt, Verlauf.

Ernährungszustand, Dystrophie

Ein Untergewicht kann ein kardiales Symptom darstellen. Das Erstellen einer Perzentilenkurve ist somit von großer Bedeutung.

Thoraxform

Bei der Inspektion des Thorax ist nach einem Herzbuckel zu suchen, der eine Herzvergrößerung anzeigt. Weiterhin ist auf eine Asymmetrie und Skoliose der Wirbelsäule, Trichter- und Kielbrust, einen Fass- und Glockenthorax zu achten.

Atmung

Bei jeder Herzuntersuchung ist eine sorgfältige Beobachtung der Atmung notwendig. Zu beurteilen sind Atemfrequenz sowie eine evtl. vorliegende Tachy- oder Dyspnoe. Hier sucht man nach sub- und interkostalen und supraklavikulären Einziehungen, die besonders im Säuglingsalter diskret sein können (Abb. 3.45).

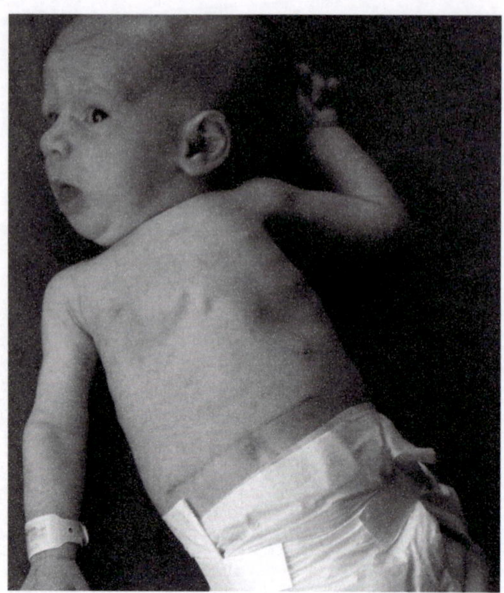

Abb. 3.45. 2 Monate alter Säugling mit Dyspnoe und thorakalen Einziehungen wegen eines Ventrikelseptumdefekts und großem Links-Rechts-Shunt. Zustand nach Operation einer angeborenen Duodenalstenose – ein Hinweis dafür, dass Malformationen im Gastrointestinalbereich, aber auch allgemein in anderen Bereichen (z. B. Skelettsystem, Nieren), gehäuft mit angeborenen Herzfehlern einhergehen können

Morphologische Auffälligkeiten

Wegen der häufigen Herzbeteiligung bei genetischen Anomalien ist auf morphologische Besonderheiten zu achten bzw. der Phänotyp zu beschreiben.

Hautveränderungen

Bei der Suche nach Anomalien ist noch einmal die Haut genau zu betrachten, da sie manchmal auf Herzerkrankungen hinweist (Tab. 3.10).

Auf flüchtige Exantheme ist besonders zu achten. Hier ist das Erythema marginatum bzw. anulare zu nennen, ein blassrotes, flüchtiges, ring- und girlandenförmiges Exanthem, das als ein Hauptkriterium des rheumatischen Fiebers gilt. Dies geht häufig mit einer z. T. schweren Herzbeteiligung einher.

Bedingt durch Mikroembolien und immunologische Prozesse gibt es bei der Endocarditits lenta spezifische Hautveränderungen, nach denen man suchen muss:

- Petechiale kleine Blutungen
- Subunguale Splitterhämorrhagien
- »Janeway«-Makulae an Handflächen und Fußsohlen
- »Osler«-Knoten: kleine hämorrhagische Knötchen an Finger- und Zehenkuppen
- Retina-Exsudate im Augenhintergrund

Tab. 3.10. Hautveränderungen und mögliche Herzerkrankung

Symptom	Verdachtsdiagnose	Herzbeteiligung
	angeboren	
Weiße Flecken	Tuberöse Hirnsklerose	Rhabdomyom
Pigmentflecken	Leopardsyndrom	Kardiomyopathie
	Carney-Komplex	Vorhofmyxom
Hämangiome	Hämangiom der Leber u. a.	Herzinsuffizienz
	erworben	
Erythema anulare	Rheumatisches Fieber	Pankarditis
Exanthem »Rash«	Still-Syndrom	Perikarditis
Exanthem polymorph	Kawasaki-Syndrom	Koronararteriitis
Petechien, Osler-Knötchen	Endocarditis lenta	Endokarditis

Bei dem immer häufiger auftretenden Kawasaki-Syndrom, einer Vaskulitis noch unklarer Genese mit Multisystembefall, sind klinisch sichtbare Hautsymptome zu beachten: ein stammbetontes polymorphes Exanthem (Abb. 3.46), Palmar- und Plantarerythem, hochrote Lippen (Lacklippen), Erdbeerzunge, verstärkte Füllung der Konjunktivalgefäße, vergrößerte sichtbare Halslymphknoten als Frühsymptom, Hautschuppung an Fingern und Zehen als Spätsymptom.

Sichtbare Pulsation

Jugularvenenpuls

Die Inspektion des Jugularvenenpulses ist im Säuglingsalter wegen des kurzen und dicken Halses kaum verwertbar. Beim älteren Kind wird wegen der vorhofnahen Lage der Vene die rechte Halsseite direkt oberhalb des Schlüsselbeins unter leichter Kopfwendung nach links und tangentialem Lichteinfall beobachtet. Je nach Venendruck wird im flachen Liegen (niedriger Venendruck), bei 30–45° oder im Sitzen (hoher Venendruck) untersucht. Venenfülle und Ablauf der Venenkurve können wertvolle Informationen liefern.

Eine verstärkte Vorhofkontraktion infolge einer Trikuspidalstenose oder Rechtsherzhypertrophie führt zu einer deutlicher sichtbaren präsystolischen 2. Welle, während bei einer Trikuspidalinsuffizienz eine systolische, mit dem arteriellen Puls synchrone (s)-Welle an den Jugularvenen zu erkennen ist. Für eine Rechtsherzinsuffizienz sprechen eine vermehrte Füllung und ein kurzer protodiastolischer Kollaps der Halsvenen, wenn das im rechten Vorhof aufgestaute Blut nach Trikuspidalklappenöffnung sich unter erhöhter Druckdifferenz in den rechten Ventrikel entleert (= steiler Vy-Abfall).

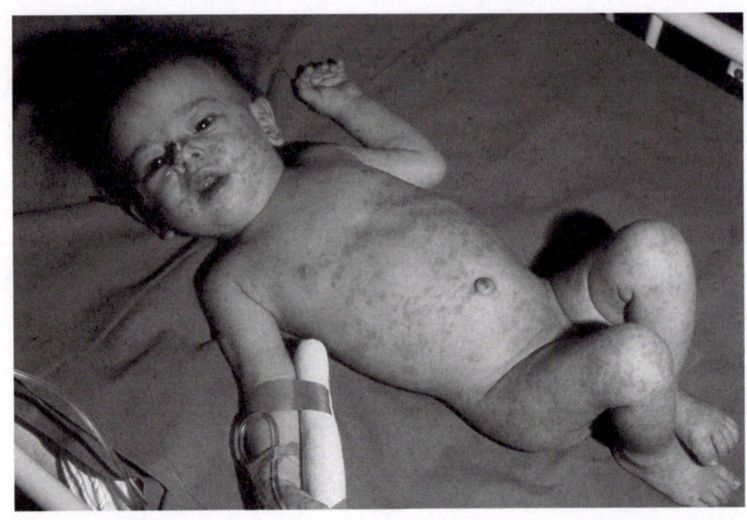

Abb. 3.46. Polymorphes (morbilliformes) Exanthem am Stamm, Gesicht und an den Extremitäten bei einem 5 Monate alten Säugling mit Kawasaki-Syndrom und Koronararterienbeteiligung (► Farbtafeln)

So genannte Vorhofpfropfungswellen entstehen, wenn sich der Vorhof bei ventrikulären Herzrhythmusstörungen gegen eine geschlossene Trikuspidalklappe kontrahiert.

Sichtbarer Herzspitzenstoß und arterielle Pulse

Ein sichtbarer Herzspitzenstoß, insbesondere wenn er verbreitert und verlagert ist, spricht für ein hypertrophiertes Herz infolge Nachlasterhöhung (Aortenstenose, Hypertonus) oder bei hohem Schlagvolumen für ein hyperdynamisches Herz (großer Ductus, Aorteninsuffizienz, Anämie).

Bei Säuglingen erkennt man manchmal eine deutlich sichtbare Pulsation der großen Fontanelle und ein epigastrisches Pulsieren bei offenem Ductus. Arteriovenöse Fisteln lassen an den entsprechenden Extremitäten sichtbare Pulse erkennen. Bei kranialen AV-Fisteln in die V. Galeni sieht man pulsierende arterielle Gefäße (A. temporalis) und erweiterte Venen am Kopf. Eine ruckartige pulssynchrone Kopfbewegung wird bei schwerer Aorteninsuffizienz – bedingt durch den pulsus celer et altus – beobachtet. Die Kapillarpulse im Nagelbett werden dann sichtbar oder können bei leichtem Druck auf den distalen Nagel sichtbar gemacht werden.

3.8.3 Palpation

Man kann grundsätzlich bei der Untersuchung des Herzkreislaufsystems Folgendes tasten:

1. die Pulse
2. den Herzspitzenstoß
3. ein Herz- oder Gefäßschwirren
4. Herztöne

Tastbares Schwirren und tastbare Herztöne sind pathologisch.

Arterieller Puls

Bei allen Patienten muss die Pulsfrequenz pro Minute und die Pulsqualität an allen 4 Extremitäten (A. radialis, A. femoralis, A. tibialis posterior und A. dorsalis pedis) getastet werden. Zusätzlich ist die Palpation der A. carotis und der A. temporalis anzustreben, aber man muss berücksichtigen, dass bei der Palpation der A. carotis, die im Säuglingsalter schwierig ist, man unfreiwillig den Carotissinusreflex auslösen kann.

Beim Tasten der Pulse geht man so vor, dass der Zeigefinger und, soweit es der zu tastende Gefäßverlauf zulässt, auch der Mittelfinger quer zum Gefäßverlauf bzw. entlang des Gefäßes ohne Druckausübung angelegt wird. Bei **Säuglingen** kann es wegen der sehr kleinen Verhältnisse und der manchmal ausgeprägten Fettpolster schwierig bis unmöglich sein, den Puls zu tasten (z. B. Fußarterien). Hier läuft man Gefahr, einen Puls zu registrieren, der gar nicht vorhanden oder der eigene ist. Manchmal ist es schwierig, etwa bei dicken Säuglingen, die Femoral- oder Fußarterien zu tasten. Scheinbar tastbare Fuß- oder Femoralispulse sind selbstkritisch zu beurteilen. Die Objektivierung des Befundes sollte durch Blutdruckmessung sofort erfolgen. Anomaler Ursprung einer Armarterie distal einer Isthmusstenose kann zur Seitendifferenz der Radialispulse führen.

Fallbeispiel

Bei einem 3 Monate alten, mangelhaft gediehenen Säugling, der mit 3900 g gerade mal 200 g über seinem Geburtsgewicht liegt, wurde mehrmals wegen dieser Gedeihstörung die Nahrung gewechselt – ohne Erfolg. Schließlich trinkt der Säugling kaum mehr und zeigt eine zunehmend schnellere Atmung (Frequenz 60/min) mit interkostalen Einziehungen. Eine sorgfältige Palpation der Pulse deckt erst jetzt fehlende Femoralarterien- und Fußpulse auf, während die Pulse an der A. axillaris beidseits relativ kräftig zu tasten sind. Im Echokardiogramm wird eine hochgradige Aortenisthmusstenose festgestellt. Die sofort durchgeführte operative Resektion der Isthmusstenose brachte rasche Besserung in den nächsten Tagen und wieder ein normales Gedeihen.

3

Mit zunehmender Erfahrung kann man verschiedene Pulsqualitäten erfassen und zu einer Diagnose kommen (◘ Tab. 3.11).

Im Neugeborenenalter muss bei Fehlen aller peripheren Pulse oder nur sehr schwachen Pulsen an ein hypolastisches Linksherz mit Aortenatresie gedacht werden, aber auch an eine schwere Herzinsuffizienz, an einen kardiogenen Schock oder an eine Sepsis.

! Fehlende oder verzögerte A.-femoralis-Pulse gegenüber den normalen oder kräftigen Pulsen an der oberen Extremität führen zu der Diagnose einer Aortenisthmusstenose. Gerade diese Pulsdifferenz ist bei dieser Anomalie der wesentliche Befund und kann leicht übersehen werden.

Ein hochamplitudiger Pulsus celer et altus ist typisch für den offenen Ductus, arteriovenöse Fisteln und die Aorteninsuffizienz. Die Pulse tasten sich hüpfend an und es zeigt sich bei Neugeborenen und Säuglingen mit großem offenen Ductus eine deutliche Pulsation auch der Fontanelle. Bei Kindern mit wirksamer

◘ **Tab. 3.11.** Arterieller Puls: Tastbefund und Diagnose

Pulsqualität	Mögliche Diagnose
Fehlender Puls	Kardiogener Schock Hypoplastisches Linksherz Sepsis, schwere Hypovolämie
Fehlender Puls, Pulsdifferenz	Aortenisthmusstenose, Aortenbogenstenose Arteriitis, Thrombose
Kleiner Puls, langsam ansteigend	Aortenstenose, Mitralstenose Dilatative Kardiomyopathie Herzinsuffizienz
Klein, alternierend	Linksherzversagen
Klein, paradox	Konstriktive Perikarditis Herztamponade
Klein, normal ansteigend, verkürzt	Ventrikelseptumdefekt Mitralinsuffizienz
Klein, fadenförmig	Hypovolämie, Hypotonie
Doppelgipflig (bisferiens)	Hypertrophe Kardiomyopathie
Kräftig, hart	Hypervolämie, Hypertonie
Große Amplitude, schnellend	Aorteninsuffizienz Offener Ductus, a.-v.-Fistel
Unregelmäßig, wechselnd Pulsdefizit	Vorhofflimmern Herzrhythmusstörung Tachykardie

Aorteninsuffizienz tastet man deutlich Fingerpulse und man erkennt durch leichten Druck auf den Fingernagel eine hüpfende, pulssynchrone Rötung unter dem Nagel als positiven Kapillarpuls.

Im Gegensatz zum hüpfenden Puls steht ein langsam ansteigender Pulsus tardus; dieser ist typisch für Aortenstenosen.

Bei Flüssigkeitsverlusten kann sich der Puls dünn oder fadenförmig anfühlen. Ein doppelgipfliger Puls ist ein Hinweis für eine obstruktive hypertrophe Kardiomyopathie.

Verlust eines arteriellen Pulses, kombiniert mit Blässe und Kühle, sind Zeichen eines Gefäßverschlusses. Bei Druck auf eine minderdurchblutete Haut, etwa bei Druck auf Finger und Zehe, läuft nach dem Druck das Blut im Gegensatz zur Gegenseite verspätet nach.

Normalerweise ist während der Inspiration der Puls etwas schneller als in der Exspiration (respiratorische Arhythmie). Zum anderen ist zuweilen ein gering abgeschwächter Puls während der Inspiration zu tasten, da der linke Ventrikel während der Inspiration eine etwas verminderte Füllung aufweist. Ist die Abschwächung des Pulses bei der Inspiration deutlich, spricht man von einem paradoxen Puls. Dies ist ein typisches Symptom einer Tamponade des Herzens, etwa durch einen großen Perikarderguss.

TIPPS und TRICKS

Zur Beurteilung des Kreislaufs bei Säuglingen drückt man mit den Fingern auf die Fußsohle und beobachtet dann die Rekapillarisierungszeit. Wenn sie über 3 s dauert, ist sie verlängert; dies gilt als Hinweis für Durchblutungsstörungen, etwa im Schock als Folge einer Sepsis.

Herzspitzenstoß

Die Palpation des Herzspitzenstoßes gelingt gelegentlich nur in linker Seitenlage oder bei aufgerichtetem und leicht nach vorn geneigtem Kind; aber häufig ist er auch im Liegen gut zu tasten. Aufgrund seiner Lage (normalerweise innerhalb der Medioklavikularlinie und oberhalb des 5. Interkostalraums, ICR) lässt sich die Herzgröße erfassen.

TIPPS und TRICKS

Einen überaktiven Herzspitzenstoß höherer Amplitude findet man bei Hyperkinetik, Angst sowie Herzfehlern mit Linksbelastung (Mitralinsuffizienz, offener Ductus, Aortenstenose). Bei einer Vergrößerung des linken Ventrikels (z. B. Aorteninsuffizienz, Mitralinsuffzienz) bleibt die systolische Vorwärtsbewegung vor und während der Austreibungszeit länger bestehen.

Außerdem ist der Herzspitzenstoß je nach Größe des linken Ventrikels nach außen und unten verlagert. Die Herzspitze ist als hebend tastbar und das Areal des Herzspitzenstoßes, das normalerweise je nach Körpergröße jenseits des Säuglingsalters nicht 0,5–1 cm im Durchmesser überschreitet, kann sich vergrößern.

Eine vermehrte Bewegung der parasternalen Region und des Epigastrium spricht für eine Vergrößerung des rechten Ventrikels.

Schwirren

Turbulente Strömung bei Stenosen, AV-Klappeninsuffizienz, Ventrikelseptumdefekten, offenem Ductus arteriosus, AV-Fisteln führt zu einem charakteristischen Tastbefund des Schwirrens. Lokalisation, Ausbreitung und Auftreten in systolischer, diastolischer oder systolisch-diastolischer Herzphase geben wichtige Hinweise über die Art des Herzfehlers.

Zum Beispiel weisen systolisches Schwirren im 2. ICR mit Ausstrahlung in die Karotiden auf eine Aortenstenose, mit Ausstrahlung nach lateral in die Lunge auf eine Pulmonalstenose; systolisch-diastolisches Schwirren auf einen offenen Ductus, diastolisches Schwirren in diesem Bereich auf eine Pulmonalinsuffizienz hin. Systolisches Schwirren im 4. ICR links parasternal ist typisch für einen Ventrikelseptumdefekt, über der Herzspitze mit Ausstrahlung in die Achsel typisch für eine Mitralinsuffizienz.

Tastbare Herztöne

Als wichtiges Zeichen einer pulmonalen Hypertonie kann der abrupte Schluss der Pulmonalklappe tastbar werden. Man tastet ihn – in derselben Technik wie auf der Suche nach Schwirren – mit der flachen Hand im 2. ICR links. Künstliche Herzklappen, insbesondere die Kugelventilklappen, lassen sich während des Schlusses, aber auch am Ende der Öffnung, tasten.

3.8.4 Leber und Milz

Bei der Herzuntersuchung ist die sorgfältige Palpation von Leber und Milz unerlässlich. Zum einen gilt es, die Größe von Leber und Milz festzustellen, z. B. Größe oder Größenzunahme bei Rechtsherzinsuffizienz oder venösem Rückstau. Zum anderen ist auch die Lage von Leber und Milz zu bestimmen zum Ausschluss von Lageanomalien wie Situs inversus oder Situs ambiguus, der häufig mit komplexen Herzfehlern einhergeht.

Eine vergrößerte pulsierende Leber ist typisch bei Trikuspidalatresie im Säuglingsalter, wenn der für den notwendigen Rechts-Links-Shunt unerlässliche Vorhofseptumdefekt sich verkleinert.

Leberprozesse per se, z. B. Leberhämangiomatose, Leberzirrhose können die Herztätigkeit beeinflussen; Folge sind ein hohes Schlagvolumen, eine Herzinsuffizienz oder eine pulmonale Hypertonie.

3.8.5 Perkussion

Die Herzperkussion wird manchmal auch wegen mangelnder Akzeptanz nicht mehr viel geübt, obwohl wichtige Informationen hieraus gewonnen werden können, z. B. bei Dextrokardie, Situs inversus oder einer Herzverlagerung. Auch die Herzgröße lässt sich durch das präkardiale Dämpfungsprofil mehr oder weniger genau abgrenzen. Wichtig ist die Perkussion der Lunge mit Abgrenzung von Pleuraergüssen.

3.8.6 Auskultation

Wegen des kleinen Thorax bei Kindern mit kleinerem Radius und stärkerer Wölbung ist ein geeignetes kleineres Stethoskop mit entsprechend kleiner Membran erforderlich. Die Glockengröße ist nicht so kritisch.

TIPPS und TRICKS

Niedere Frequenzen (z. B. 3. und 4. Herzton, »rumpelndes« Herzgeräusch) sind am besten mit der Glocke, hohe Frequenzen (z. B. Aorten- und AV-Regurgitationen, Spaltung der Herztöne) sind am besten mit der Membran zu hören.

Das ganze Präkordium, einschließlich der Lungenfelder vorne und hinten sowie des Halses sind zu auskultieren. Um periphere Gefäßstenosen und AV-Fisteln nicht zu übersehen, muss auch über der Fontanelle, über beiden Seiten des Kopfs, an den Extremitäten und abdominell, über Aorta und über den Nieren vorne und hinten abgehört werden.

Der Schlüssel zu einer erfolgreichen Auskultation ist die **Unterscheidung zwischen Systole und Diastole.** Gewöhnlich ist wie beim Erwachsenen die Systole kürzer als die Diastole, sodass das Intervall zwischen dem 1. und 2. Herzton kürzer ist als das folgende Intervall. Bei schnellerer Herzfrequenz, wie sie besonders im Kindesalter vorkommt, ist die Unterscheidung manchmal nicht einfach. Die verschiedene Lautstärke der beiden Herztöne (2. Herzton lauter über der Herzbasis, 1. Herzton lauter über der Herzspitze) kann hierbei weiterhelfen, indem man im 2. ICR links beginnend nach unten zum 4. ICR links und zur Herzspitze kommt, wo dann der 1. Herzton etwas lauter wird. Man kann auch gleichzeitig den Puls, etwa die A. radialis, tasten. Dies erfordert aber wegen der Verzögerung des Pulses große Übung. Ein Pulsdefizit liegt dann vor, wenn trotz hörbarer Herztöne vereinzelte Pulse nicht tastbar sind.

Ist man sich bei der Auskultation über Systole und Diastole klar geworden, wird weiter systematisch vorgegangen, indem man sich zunächst nur auf die Systole, dann auf die Diastole konzentriert. Besondere Aufmerksamkeit gilt dem 2. Herzton mit seiner atemvariablen Spaltung. Es muss deswegen über mehrere Atemzyklen, also nicht im Atemstillstand, auskultiert werden. Ein lautes Geräusch verführt dazu, nur dieses zu hören, wodurch manchmal ein zusätzliches, wenn auch leises diastolisches Geräusch oder eine pathologisch breite Spaltung des 2. Herztons überhört wird, was aber einen entscheidenden Befund bedeuten kann.

TIPPS und TRICKS

Das Kind sollte im Liegen und Sitzen abgehört werden, da die Geräusche bei Lagewechsel in ihrer Stärke wechseln können.

3.8.7 Herztöne

Wichtig ist die Messung der Herzfrequenz (Schläge/min), die schon zur Bestimmung des Apgar-Score notwendig ist (0 Punkte für fehlenden Herzschlag, 1 Punkt: Herzfrequenz <100, 2 Punkte Herzfrequenz >100/min) Die Normalwerte für Herzfrequenzen variieren stark und sind von Wach- und Ruhezustand abhängig (Tab. 3.12).

Tab. 3.12. Normalwerte für Herzfrequenz bei Säuglingen und Kindern nach Paul C. Gillette

Alter	Herzfrequenz (Schläge/min)		
	Ruhend, aktiv Wachzustand	Ruhe Schlafzustand	Belastung Fieber
1. Lebenswoche	100–180	80–160	-220
1 Woche–3 Monate	100–220	80–200	-220
3 Monate–2 Jahre	80–150	70–120	-200
2–10 Jahre	70–110	60–90	-200
10 Jahre–erwachsen	55–90	50–90	-200

Ein gesunder, schreiender Säugling kann auf eine Herzfrequenz von etwa 220/min kommen. Im Gegensatz dazu wäre dieser Wert im Ruhezustand zu hoch. Bei supraventrikulären oder ventrikulären Tachykardien ist die Herzfrequenz meist über 200/min und reicht im Säuglingsalter manchmal bis 300/min, sodass etwa 5 Schläge/s nur noch den Höreindruck einer leisen Nähmaschine vermitteln und schwierig abzuzählen sind. Kammerflattern und Flimmern ist nicht mehr hörbar und man hat den Eindruck eines Herzstillstandes. Es gibt eine Reihe von kardialen und extrakardialen **Ursachen von Tachy- und Bradykardien**:

- Supraventrikuläre und ventrikuläre Tachykardien
- Herzinsuffizienz
- Medikamente
- Fieber, Stress, Hitze, Kälte, Schock
- Endokrin, metabolisch
- AV-Block, Sinusbradykardie
- Hypoxie, Apnoe, Unreife
- Krampfanfälle
- Reflektorisch (Defäkation, Erbrechen, Absaugen, ...)

Auch auf eine Unregelmäßigkeit der Herzschlagfolge ist zu achten. Zu klären ist, ob es Extraschläge und längere Pausen gibt. Normalerweise nimmt mit der Inspiration die Herzfrequenz zu, bei der Exspiration ab. Diese respiratorische Arrhythmie ist physiologisch und stärker ausgeprägt bei langsamer Herzgrundfrequenz. Ein Fehlen einer respiratorischen Arrhythmie in Ruhe ist pathologisch und kann im Langzeit-EKG anhand der Schlag-zu-Schlag-Variabilität gemessen werden.

Zeitpunkt des Auftretens

Die Herztöne setzen sich wie folgt zusammen:

- der 1. Herzton aus Mitralklappen- und Trikuspidalklappenschluss
- der 2. Herzton aus Aorten- und Pulmonalklappenschluss

Der rechte Ventrikel wird gering später erregt (0,01–0,02 s), sodass der Trikuspidalklappenschluss gering später erfolgt. Der Zeitpunkt des Pulmonalklappenschlusses ist v. a. abhängig von der Atmung und der dadurch bedingten verschiedenen Füllung des rechten und linken Ventrikels.

Die Öffnung der atrioventrikulären und semilunaren Klappen hört man nicht. Sie ist nur hörbar, wenn die Klappen pathologisch verändert sind (z. B. Versteifung oder Verklebung), und zwar als frühsystolischer Ejektionsklick (z. B. bei Aorten- oder Pulmonalstenose) oder als Mitral- oder Trikuspidalöffnungston bei Stenosen oder Missbildungen der AV-Klappen. Im Gegensatz zu den hochfrequenten Tönen dieser Klappen ist der 3. Herzton ein tieffrequenter Füllungston in der frühen Diastole und der 4. Herzton zum Zeitpunkt der aktiven atrialen spätdiastolischen Füllung. Normalerweise sind 3. und 4. Herzton nicht hörbar. Mithilfe von echokardiographischen Bewegungsbildern der Klappen (und Dopplerflusskurven) lässt sich die Zuordnung dieser Vorgänge am Herzen genauer bestimmen.

1. Herzton

Der **1. Herzton** ist über dem ganzen Präkordium, aber am lautesten über der Herzspitze zu hören. Die Lautstärke hängt von der Kontraktilität der Ventrikel, aber auch vom Grad der Öffnung der AV-Klappe ab. Wenn z. B. die AV-Klappe bereits vor der Ventrikelkontraktion sich wieder z. T. verschlossen hat, z. B. bei verlängerter Erregungsüberleitung bei AV-Block, wird der 1. Herzton leise. Hingegen wird bei noch geöffneter Klappe, bei kurzer Überleitung oder Mitralstenose, die Mitralkklappe vom geöffneten Zustand durch den angestiegenen Ventrikeldruck voll zugeschlagen.

! Wechselnde Lautstärke des 1. Herztons kann man beim totalen AV-Block mit wechselnder Vorhofkammerdissoziation beobachten oder bei alternierender Kontraktilität eines schwer erkrankten Ventrikels bei Kardiomyopathie.

Da, wie oben beschrieben, die Trikuspidalklappe etwas später schließt als die Mitralklappe, ist eine **Spaltung des 1. Herztons** manchmal schon bei gesunden Kindern zu hören. Bei einem Rechtsschenkelblock ist dann die Spaltung »breiter«, wenn der Trikuspidalklappenschluss später erfolgt. Eine breite Spaltung des 1. Herztons ist typisch für eine Ebstein-Anomalie (angeborene Verlagerung des septalen Trikuspidalklappensegels). Gelegentlich kann beim Vorhofseptumdefekt mit erhöhter Volumenbelastung des rechten Ventrikels die Trikuspidalkomponente des 1. Herztons laut sein. Laut ist sie auch bei Systembelastung des rechten Ventrikels, z. B. bei Transposition der großen Gefäße oder bei Mitralklappenatresie bzw. hypoplastischem Linksherz. Bei all diesen zuletzt genannten Zuständen ist die Beschreibung des 1. Herztons allerdings kein führendes Symptom.

2. Herzton

Im Normalfall sind es 2 Töne, die man im 2. Herzton hören kann:
- der Aortenklappenschluss
- der Pulmonalklappenschluss

Der Aortenklappenschluss ist wegen des höheren systemarteriellen Blutdrucks lauter als der Pulmonalklappenschluss und kommt gewöhnlich etwas früher (0,02 s). Die Pulmonalklappe liegt unter dem 2. ICR links relativ ohrnah – im Gegensatz zur Aortenklappe, die hinten liegt – sodass der Pulmonalklappenton in diesem Bereich gut hörbar wird und manchmal genauso laut erscheint wie der Aortenklappenschluss.

TIPPS und TRICKS

Dort, wo der Druck höher ist, schlägt die Klappe eher zu: also erfolgt beim Gesunden der Aortenklappenschluss vor dem Pulmonalklappenschluss!

Spaltung des 2. Herztons

Bei der **Inspiration** wird bedingt durch die Verzögerung des Pulmonalklappenschlusses eine **Spaltung des 2. Herztons** hörbar: der Aortenklappenschluss erfolgt vor dem Pulmonalklappenschluss (◘ Abb. 3.47). Der intrathorakale Druck wird durch Inspiration negativ und es erhöht sich damit der systemvenöse Rückfluss in das rechte Herz mit daraus folgender vermehrter Füllung des rechten Ventrikels, Verlängerung der rechtsventrikulären Systole und verspätetem Pulmonalklappenschluss. Zur gleichen Zeit verringert sich der pulmonalvenöse Rückfluss in den linken Vorhof und in den linken Ventrikel, sodass die linksventrikuläre Systole kürzer wird.

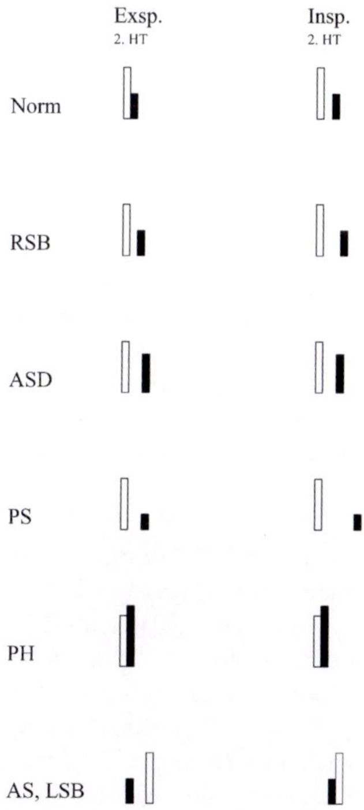

Exsp. 2. HT | Insp. 2. HT

Norm

RSB

ASD

PS

PH

AS, LSB

◘ **Abb. 3.47.** Grafische Darstellung der Spaltung des 2. Herztons (2. HT) in Aortenkomponente (weißer Balken) und Pulmonalkomponente (schwarzer Balken) bei Exspiration (Exsp) und Inspiration (Insp); im Normalfall (Norm) bei insp. Spaltung erfolgt der Aortenklappenschluss vor dem Pulmonalklappenschluss.
RSB = Rechtsschenkelblock, ASD = Vorhofseptumdefekt, PS = Pulmonalstenose, PH = pulmonale Hypertonie, AS = Aortenstenose, LSB = Linksschenkelblock. Die Höhe der Striche gibt die Lautstärke wieder, z. B. Pulmonalton laut bei ASD, leise bei PS, sehr laut bei PH. Beachte die umgekehrte Spaltung des 2. Herztons in Exspiration (statt in Inspiration) bei AS und LSB durch Verlängerung der linksventrikulären Systole und damit spät einfallenden Aortenklappenschluss

Das Umgekehrte passiert während der **Exspiration**. Der pulmonalvenöse Fluss erhöht und der systemvenöse Fluss vermindert sich, sodass sich die Systolendauer der beiden Ventrikel wieder angleicht und und die Spaltung sich mehr oder weniger vollständig zurückbildet.

Permanente Spaltung des 2. Herztons

Wenn der rechte Ventrikel durch Rechtsschenkelblock später erregt oder durch Druck- oder Volumenbelastung die rechtsventrikuläre Systole verlängert wird, dann erfolgt der Pulmonalklappenschluss verspätet und ist auch während der Exspiration hörbar. Man bezeichnet dies als permanente Spaltung des 2. Herztons in normaler Reihenfolge, also Aortenklappenschluss vor dem verspäteten Pulmonalklappenschluss.

Eine solche Spaltung in Inspiration und Exspiration kann man beim Rechtsschenkelblock, bei der Pulmonalstenose oder beim Vorhofseptumdefekt hören.

Paradoxe Spaltung des 2. Herztons

Eine paradoxe Spaltung des 2. Herztons liegt vor, wenn im Gegensatz zur physiologischen Spaltung die Spaltung des 2. Herztons in der Exspiration auftritt und in der Inspiration abnimmt, also eine umgekehrte Situation vorliegt wie bei normaler Spaltung. Die Ursache hierfür ist eine Verlängerung der linksventrikulären Systole in einem solchen Ausmaß, dass der Aortenklappenschluss bei Exspiration hinter dem Pulmonalklappenschluss erfolgt. Dauert die rechtsventrikuläre Systole bei Inspiration dann länger an, führt das dann dazu, dass der Pulmonalklappenschluss zeitlich nach hinten rückt, sodass die zeitliche Separation beider Klappenschlüsse bei Inspiration wieder aufgehoben wird.

Ursache für eine Verlängerung der linksventrikulären Systole sind Leitungsstörungen wie Linksschenkelblock, Druckbelastung bei schweren Aortenstenosen und Kardiomyopathien sowie selten bei Volumenbelastung des linken Ventrikels (offener Ductus). Bei Kardiomyopathien und Aortenstenosen ist eine umgekehrte Spaltung ein Zeichen eines schwer betroffenen linken Ventrikels.

Fehlende Spaltung des 2. Herztons

Die fehlende Spaltung des 2. Herztons in Exspiration und Inspiration ist **immer pathologisch** (Ursachen ◘ Tab. 3.13). Bei singulärem Klappenschluss kann es sich um eine Pulmonalatresie oder Aortenatresie handeln, oder um so stark verdickte oder insuffiziente Semilunarklappen mit einem verringerten Durchfluss (z. B. Fallot-Tetralogie), dass der Schluss der Pulmonalklappe oder der Aortenklappe (z. B. bei hochgradiger Aortenstenose) gar nicht mehr hörbar ist. Es kann sich auch um eine singuläre Klappe beim Truncus arteriosus communis handeln. Bei der Transposition der großen Gefäße ist meist nur ein vorne gelegener Aortenan-

Tab. 3.13. Ursachen einer abnormen oder fehlenden Spaltung des 2. Herztons

Permanente Spaltung in normaler Reihenfolge	Pulmonalanteil verspätet: – Rechtsschenkelblock, LV-Pacing, LV-Extrasystolen – Vorhofseptumdefekt – Pulmonalstenose
Aortenanteil verfrüht:	– Mitralinsuffizienz – Ventrikelseptumdefekt
Umgekehrte Spaltung, Pulmonalanteil vor Aortenanteil	Aortenanteil verspätet: – Linksschenkelblock, RV-Pacing, RV-Extrasystolen – Aortenstenose, Kardiomyopathie – Offener Ductus, verminderter systemarterieller Widerstand Pulmonalanteil verfrüht: – WPW-Syndrom (Typ B), frühe Aktivierung von RV
Enge Spaltung, lauter Pulmonalton	Pulmonalanteil verfrüht: – Pulmonale Hypertonie
Fehlende Spaltung	fehlender Pulmonal- oder Aortenanteil: – Pulmonaltatresie, hochgradiger Fallot – Aortenatresie, hypoplastisches Linksherz – Truncus arteriosus communis – Lageanomalien von AO und PA: Transposition der großen Gefäße

teil des 2. Herztons zu hören, der hinten gelegene Pulmonalanteil wegen seiner Ohrferne nicht, es sei denn, der Pulmonalisdruck ist deutlich erhöht.

Lautstärke des 2. Herztons

Die Lautstärke des 2. Herztons hängt von folgenden Faktoren ab:
- von der Klappenbeschaffenheit
- vom Fluss
- vom intravasalen Druck

Beim erhöhten Pulmonalgefäßwiderstand kommt es zur Druckerhöhung in der A. pulmonalis. Je höher dieser Druck wird, desto abrupter und frühzeitiger wird die Pulmonalklappe zugeschlagen. Damit wird der Pulmonalanteil des 2. Herztons lauter und er rückt zeitlich nach vorne, sodass die Breite der Spaltung abnimmt und schließlich nur noch ein ungespaltener 2. Herzton zu hören ist, der – wie oben vermerkt – dann auch tastbar werden kann. Beim systemarteriellen Hochdruck wird der Aortenanteil des 2. Herztons lauter.

Frequenzabhängigkeit

Eine atemvariable Spaltung des 2. Herztons ist bei jedem gesunden Herzen im Liegen hörbar. Sie ist abhängig von der Herzfrequenz und der Atmung. Bei einer Herzfrequenz von über 140/min ist eine Spaltung des 2. Herztons nicht mehr zu beurteilen. In den ersten Lebenstagen ist neben der hohen Herzfrequenz noch ein erhöhter physiologischer Pulmonalgefäßwiderstand zu beachten, sodass der Pulmonalton frühzeitiger erfolgt und noch laut ist. Dyspnoe und andere Atemstörungen erschweren die Beurteilbarkeit des 2. Herztons.

3. Herzton

Der 3. Herzton wird in der frühen Diastole gehört und entspricht der früh-diastolischen raschen Füllungsphase der Ventrikel. Er ist am besten mit dem Glockenstethoskop über der Herzspitze zu hören. Der 3. Herzton ist im Normalfall nur bei Kindern mit dünner Thoraxwand hörbar. Hohes Schlagvolumen, z. B. bei Anämie oder Schilddrüsenüberfunktion, lässt den 3. Herzton lauter werden. Bei Herzinsuffizienz sind Vorhofdruck und dadurch die frühdiastolische rasche Füllung vermehrt. Der 3. Herzton wird lauter und es entsteht, besonders in Verbindung mit einer erhöhten Herzfrequenz, ein so genannter **Galopprhythmus mit lautem 3. Herzton**, der manchmal lauter als der 1. und 2. Herzton wird.

4. Herzton

Der 4. Herzton entsteht zum Zeitpunkt der späten vorhof-aktiven diastolischen Füllungsphase. Er ist wie der 3. Herzton niederfrequent und mit dem Glockenstethoskop zu suchen. Verstärkte Vorhofkontraktion gegenüber einem hypertrophierten oder steifen Ventrikel kann zu einem direkt vor dem 1. Herzton hörbaren 4. Herzton führen und ist ein empfindliches Zeichen für eine Kardiomyopathie oder einen stark hypertrophierten Ventrikel.

Extratöne

Systolische Extratöne

Der systolische **Ejektionsklick** ist ein hochfrequenter, scharfer und lauter Ton in der frühen Systole und kann entstehen, wenn mehr oder weniger stenotische Semilunarisklappen abrupt an der maximalen Öffnung gehindert werden (Zeitpunkt der maximalen Öffnung). Bei der Aortenklappenstenose und der bikuspiden Aortenklappe ist der Klick links parasternal und über der Herzspitze zu hören, bei der Pulmonalstenose im 2. bis 3. ICR links parasternal. Isoliertes Auftreten eines atemunabhängigen früh-systolischen Ejektionsklicks lässt in erster Linie an eine nicht seltene, bikuspide Aortenklappe denken und ein Echokardiogramm ist indiiziert. Zu den Ursachen eines früh-systolischen Austreibungstons (Ejectionklick) gehören weiterhin:

- Pulmonalstenose
- Pulmonale Hyertonie
- Pulmonalisdilatation
- Aortenstenose
- Hypertonus
- Aortendilatation
- Fallot-Tetralogie
- Truncus arteriosus communis

Zu unterscheiden vom Ejektionsklick, der als hochfrequenter Ton 80–100 nsec nach dem 1. Herzton erfolgt, ist der **meso- und spätsystolische Klick**. Dieser kann bei Mitral- oder Trikuspidalklappenprolaps entstehen, wenn morphologisch die veränderte AV-Klappe während der Systole in den linken bzw. rechten Vorhof prolabiert. Der Klick kann sehr diskret umschrieben an der Herzspitze auftreten. Intensität und Zeitpunkt des Klicks sind vom Volumen des linken Ventrikels abhängig. Bei kritisch kleinem Volumen des linken Ventrikels wird der Klick dann hörbar oder tritt zeitlich etwas früher auf, sodass Sitzen, Stehen oder Valsalva-Manöver den Klick zum Vorschein bringen können.

Diastolische Extratöne

Wenn in der frühen Diastole die AV-Klappe an ihrer maximalen Öffnung abrupt gehindert wird, kann sich ein Ton entwickeln, der hochfrequent ist und zu Beginn der frühdiastolischen Füllungsphase vor dem 3. Herzton auftritt, nämlich der Mitralklappenöffnungston oder der Trikuspidalklappenöffnungston (◘ Abb. 3.48). Ein Mitralklappenöffnungston signalisiert eine signifikante Mitralstenose, aber noch mit beweglicher Klappe. Je höher der linke Vorhofdruck, desto früher nach dem 2. Herzton fällt er ein.

Plötzliche Beendigung der Ventrikelbewegung in der frühdiastolischen Füllungsphase durch Perikardverdickung kann zu einem protodiastolischen Extraton (perikardialer »knock«) führen. Bei Inspiration wird er lauter und ist so vom Mitralklappenöffnungston abzugrenzen.

Für die ◘ Abb. 3.48 gilt:

- a) Aorteninsuffizienz (AI): diastolisches, hochfrequentes Decrescendogeräusch, systolisches Austreibungsgeräusch durch hohes Schlagvolumen
- b) Pulmonalinsuffizienz (PI): diastolisches (Crescendo)-Decrescendo-Geräusch nach einem leisen und oft wegen Rechtsschenkelblock verzögertem Pulmonalton, systolisches Austreibungsgeräusch wie in a)
- c) pulmonale Hypertonie (PH): im Anschluss an den lauten Pulmonalton diastolisches, hochfrequentes Decrescendogeräusch (so genanntes Graham-Steel-Geräusch nach Erstentdecker). Pulmonales, systolisches Austreibungsgeräusch

- d) Mitralstenose (MS): im Anschluss an einen hochfrequenten MÖT diastolisches, tieffrequentes Decrescendogeräusch, das in ein präsystolisches Geräusch übergeht, wegen des hohen Drucks im linken Vorhof spät einfallender lauter Mitralanteil des 1. Herztons

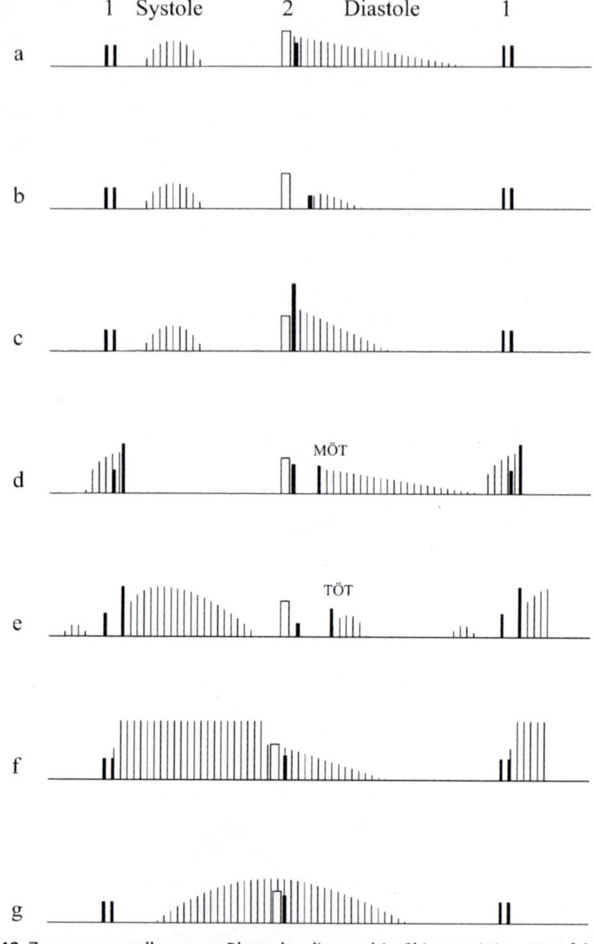

Abb. 3.48. Zusammenstellung von Phonokardiographie-Skizzen einiger Herzfehler mit typischen diastolischen Geräuschen; Systole – Diastole. 1 = 1. Herzton: Doppellinie (Mitral- und Trikuspidalanteil), 2 = 2. Herzton: Aortenton schmale Säule, Pulmonalton (Linie), MÖT = Mitralklappenöffnungston, TÖT = Trikuspidalklappenöffnungston

- e) Ebstein-Anomalie (Verlagerung des posterioren und septalen Segels der Trikuspidalklappe): Im Anschluss an einen hochfrequenten TÖT kurzes protodiastolisches Geräusch und präsystolisches Geräusch oder 4. Herzton als Zeichen einer relativen Trikuspidalstenose. Verspätet auftretender lauter Trikuspidalklappenschluss und systolisches Trikuspidalinsuffizienzgeräusch
- f) Ventrikelseptumdefekt und Aorteninsuffizienz (VSD und AI durch Aortensegelprolaps in dem VSD): manchmal nur leises diastolisches Decrescendo-Geräusch im Anschluss an das laute holosystolische Geräusch des VSD
- g) Offener Ductus arteriosus (PDA): Kontinuierliches systolisch-diastolisches Geräusch, Lautstärkemaximum zur Zeit des 2. Herztons oder kurz davor, wenn die Druckdifferenz zwischen Aorta und A. pulmonalis am höchsten ist

3.8.8 Herzgeräusche

Allgemeine Bemerkungen

Herzgeräusche entstehen, wenn bei Stenosen, Septumdefekten oder Klappeninsuffizienzen turbulente Strömung entsteht, die abhängig ist von der Enge und der Geometrie der Klappen und der Gefäße, der Defektgröße und der jeweiligen Druckdifferenzen. Man unterscheidet folgende Herzgeräusche:

- **primär organische** Herz- oder Gefäßgeräusche entstehen an angeborenen Fehlbildungen oder erworbenen pathologischen Veränderungen des Herzens und der Gefäße
- **sekundär funktionelle** Herzgeräusche entstehen durch Änderung der Hämodynamik am morphologisch normalen Herzkklappen- und Gefäßgewebe

Als **akzidentelles** Herzgeräusch wird ein Herzgeräusch bei gesundem Herzen bezeichnet.

! Kleine systolische Druckgradienten sind an der A. pulmonalis normal, sodass ein leises frühsystolisches Geräusch über der A. pulmonalis im 2. ICR links häufig gehört werden und sich bei Fieber, Anstrengung und Ängstlichkeit noch verstärken kann.

Die Herzgeräusche werden nach der Herzphase, in der sie auftreten, in systolische, diastolische und systolisch-diastolische Herzgeräusche eingeteilt. Systematisch lassen sich Lautstärke, Form, Dauer, Punctum maximum, Fortleitung, Klangcharakter und schließlich die Änderung des Geräuschs bei Atmung und Änderung der Körperlage beschreiben. Die Einteilung der Lautstärke erfolgt konventionell in 6 Grade (Tab. 3.14).

Tab. 3.14. Lautstärkegrade der Herzinsuffizienz (nach Levine)

Grad 1	Sehr leise, nur während Apnoe in geräuschloser Umgebung zu hören
Grad 2	Leise, leicht zu hören, auch während der Atmung
Grad 3	Mittellautes Geräusch – immer ohne tastbares Schwirren
Grad 4	Lautes Geräusch – angedeutet tastbares Schwirren
Grad 5	Sehr lautes Geräusch – deutliches Schwirren
Grad 6	Distanzgeräusch – sehr laut, mit dem Stethoskop 1 cm von der Thoraxwand entfernt hörbar

Die Lautstärke des Herzgeräuschs ist zum einen abhängig von der Schwere der Stenose, dem Grad der Klappenregurgitation und der Größe des Shunts, zum anderen aber auch funktionell von der Kontraktilität der Ventrikel und der aktuellen Gefäßwiderstände. In der 1. Lebenswoche, in der sich der pulmonale Gefäßwiderstand und dadurch die Shuntgröße etwa bei einem Ventrikelseptumdefekt noch schnell ändert, kann sich auch die Lautstärke eines Geräuschs dementsprechend schnell ändern.

Um das Auftreten des Herzgeräuschs im Herzzyklus (systolisch, diastolisch, systolisch-diastolisch) festzustellen, ist die kürzere Systole im Vergleich zur Diastole zu beachten. Eine weitere Orientierungshilfe bieten die Identifizierung des 1. Herztons, anhand seiner höheren Lautstärke über der Herzspitze und des 2. Herztons anhand seiner höheren Lautstärke über der Herzbasis sowie seiner möglichen atemvariablen Spaltung und schließlich das Tasten der Pulse, die allerdings mehr oder weniger verzögert nach dem 1. Herzton auftreten.

Systolische Geräusche

Systolische Geräusche sind häufig und haben viele Ursachen (Tab. 3.15).

Systolische Herzgeräusche haben unter folgenden Merkmalen entweder

- einen Austreibungscharakter (Anschwellen nach dem 1. Herzton und wieder Abschwellen früh-, meso-, spät-, holosystolisch) mit rauem, tieffrequenten Klang
- einen bandförmigen Charakter (Beginn des Geräuschs direkt mit dem 1. Herzton, volle Lautstärke, als Pressstrahlgeräusch beim Ventrikelseptumdefekt oder als weiches und hochfrequentes AV-Klappeninsuffizienzgeräusch
- einen vibratorischen Charakter, früh-mesosystolisch, »musikalisch«.

Die in Abb. 3.49 zusammengefassten Phonokardiographie-Skizzen stellen Folgendes dar:

Tab. 3.15. Ursache von Herzgeräuschen

Systolische Geräusche	Ursachen
Austreibungsgeräusch	Organisch: obstruktiv – Aortenstenose (AS-sub-, supra-valvulär) – Aortenisthmusstenose – Hypertrophe Kardiomyopathie – Pulmonalstenose (PS-infundibulär, supra-valvulär, peripher) – Komplexe Vitien mit PS oder AS, z. B. Fallot-Tetralogie) Funktionell: hoher Fluss – Anämie, Fieber, Hyperthyreose, totaler AV-Block u. a. – Vitien mit Links-Rechts-Shunt: z. B. Vorhofseptumdefekt – Aorteninsuffizienz, Pulmonalinsuffizienz Akzidentell
Regurgitations- und Shuntgeräusche	Atrioventrikulärklappenregurgitation – Mitralklappeninsuffizienz – Endokardkissendefekt – Trikuspidalklappeninsuffizienz Links-Rechts-Shunt auf Ventrikelebene – Ventrikelseptumdefekt (VSD) – Komplexe Vitien mit VSD: z. B. Transposition der großen Gefäße
Extrakardiale Geräusche	– Perikardreiben – Kardiopulmonale Geräusche

- a1) akzidentelles Geräusch: Lautstärke Grad 2, in der frühen Systole zu- und abnehmend, atemvariable Spaltung des 2. Herztons
- a2) Kleiner Vorhofseptumdefekt (ASD): systolisches Geräusch wie in a1, oft aber etwas lauter (Grad 3) = pulmonales Austreibungsgeräusch, breite, wenig atemvariable Spaltung des 2. Herztons, Pulmonalton etwas lauter
- a3) großer ASD: Systolikum lauter als in a2, fixierte Spaltung des 2. Herztons, Pulmonalton laut, diastolisches Trikuspidalströmungsgeräusch (hoher Durchfluss der Trikuspidalklappe durch Li-Re-Shunt über den ASD lauter in Inspiration)
- b1) Pulmonalstenose (PS): Im Anschluss an den pulmonalen Ejektionsklick (lauter in Exspiration) Austreibungsgeräusch Grad 3–4 über den Aortenanteil des 2. Herztons reichend; verspäteter, leiser Pulmonalton
- b2) schwere PS: Ejektionsklick wegen unbeweglicher Pulmonalklappe nicht mehr hörbar; spätes Maximum des Austreibungsgeräuschs, spät einfallender sehr leiser Pulmonalton

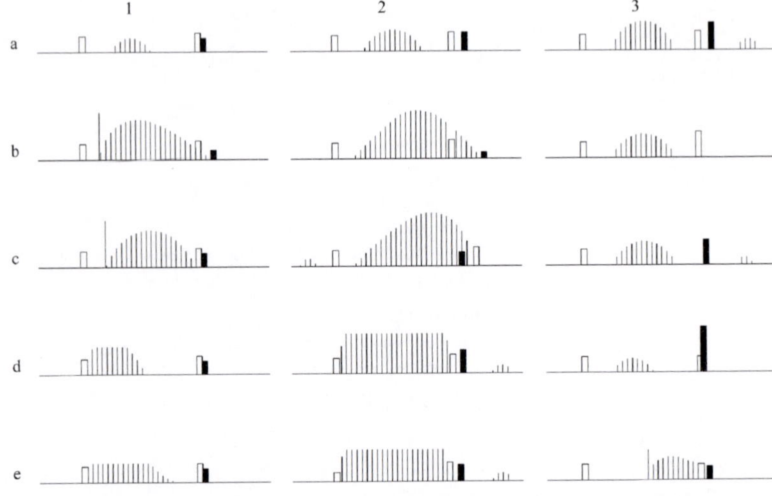

Abb. 3.49. Zusammenstellung von Phonokardiographie-Skizzen einiger Herzfehler mit überwiegend systolischen Herzgeräuschen. Die Amplituden geben die Lautstärke wieder. 1. Herzton = Säule, 2. Herzton Aortenanteil = Säule, Pulmonalanteil = schwarze Säule, Ejektionsklick = hohe, schmale Linie, spätsystolischer Klick = niedrige, schmale Linie

- b3) Fallot-Tetralogie: Wegen des Li-Re-Shunts über dem Ventrikelseptumdefekt nur noch geringer Pulmonalisfluss und somit leises Systolikum; der Pulmonalanteil des 2. Herztons bzw. der Pulmonalton ist nicht mehr hörbar, lauter Aortenklappenschluss des 2. Herztons
- c1) Aortenstenose (AS). Im Anschluss an den aortalen Ejektionsklick, der gegenüber dem pulmonalen etwas später erfolgt; systolisches Austreibungsgeräusch, noch normale Spaltung des 2. Herztons
- c2) schwere AS: Vorhofton vor dem 1. Herztons als Zeichen einer verstärkten Vorhofkontraktion kein Ejektionsklick mehr; spätes Maximum des Austreibungsgeräuschs, später Aortenklappenschluss, umgekehrte Spaltung des 2. Herztons
- c3) hochgradige AS mit Herzinsuffizienz: nur noch leises Austreibungsgeräusch, nur noch Pulmonalton hörbar, 3. Herzton durch Herzinsuffizienz
- d1) kleiner Ventrikelseptumdefekt (VSD): direkt mit dem 1. Herzton beginnendes, hochfrequentes frühsystolisches Geräusch, 2. Herzton normal
- d2) mittelgroßer VSD: direkt mit dem 1. Herzton beginnendes , lautes holosystolisches Geräusch, Pulmonalton betont, frühdiastolisches Mitralströmungsgeräusch durch erhöhten Mitralfluss durch den Li-Re-Shunt

- d3) VSD mit pulmonaler Hypertonie: leises pulmonales Austreibungsgeräusch; lauter, früh einsetzender Pulmonalton
- e1) leichte Mitralinsuffzienz (MI): früh-mesosystolisches, leises Geräusch, normaler 2. Herzton; oder Trikuspidalinsuffzienz (Systolikum bei Inspiration noch lauter)
- e2) hochgradige MI: direkt im Anschluss an den leisen 1. Herzton tritt ein »bandförmiges« holosystolisches Geräusch auf, verfrühter Aortenklappenschluss, 3. Herzton oder frühdiastolisches Mitralströmungsgeräusch
- e3) Mitralklappenprolaps: spätsystolischer Klick, im Anschluss daran spätsystolisches Geräusch, normale Spaltung des 2. Herztons

Austreibungsgeräusche

Das Austreibungsgeräusch entsteht generell einmal an organischen Stenosen im Ausflusstrakt, an der Semilunarklappe und peripher arteriell, zum anderen funktionell bei hohem Schlagvolumen als Volumenaustreibungsgeräusch, z. B. Pulmonalströmungsgeräusch bei Vorhofseptumdefekt. Es wird in die Richtung des Flusses fortgeleitet. So wird bei Aortenstenose das systolische Austreibungsgeräusch nach oben in die Karotiden, bei der Pulmonalstenose nach rechts und links in die Pulmonalarterien fortgeleitet. Bei der Aortenisthmusstenose reicht das Austreibungsgeräusch im 2. ICR links über den 2. Herzton hinaus und ist besonders gut am Rücken im 2.–4. ICR links neben der Wirbelsäule zu hören.

! Zu beachten ist, dass zwar der Schweregrad der Stenose mit der Lautstärke korreliert, aber bei Herzinsuffizienz bzw. mangelnder Kontraktilität der Ventrikel und bei mangelndem Durchfluss das Geräusch leiser werden kann.

Die funktionellen Austreibungsgeräusche (z. B. bei Anämie) sind im Allgemeinen leiser als die durch organische Stenose bedingten Geräusche. Systolische, vom 1. und 2. Herzton abgesetzte, kurze Flussgeräusche sind typisch für akzidentelle Geräusche (s. dort).

Wichtig ist nun, zusammen mit dem Geräusch, den 2. Herzton noch einmal zu begutachten: ist er atemvariabel gespalten, ist er singulär? So ist das systolische Geräusch mit breiter Spaltung des 2. Herztons und leisem Pulmonalanteil typisch für eine Pulmonalstenose, mit enger oder umgekehrter Spaltung typisch für eine Aortenstenose.

Systolisches Geräusch und fehlende Spaltung des 2. Herztons lassen an die Möglichkeit komplexerer Herzfehler denken. So ist beim häufigsten zyanotischen Vitium, der Fallot-Tetralogie, ein systolisches Austreibungsgeräusch an der Pulmonal- bzw. Infundibulumstenose und ein ungespaltener 2. Herzton zu hören, da der Fluss durch die Pulmonalarterie zu gering ist, um einen hörbaren Klappenschluss zu erzeugen (▫ Abb. 3.49). Die nach vorne überreitende Aorta, die näher an der Thoraxwand liegt, führt zum lauten singulären Aortenanteil des 2. Herztons. Je leiser das systolische Geräusch ist, desto geringer ist der Pulmonalfluss, sodass bei einem schweren Blausuchtanfall gar kein systolisches Geräusch mehr festgestellt werden kann.

Wechselndes oder fehlendes systolisches Geräusch, singulärer 2. Herzton und Zyanose sind typische Symptome für Säuglinge mit Tansposition der großen Gefäße. Bei fehlenden Pulsen und graublauem Aussehen ist an ein hypoplastisches Linksherz zu denken.

! Nicht jeder Herzfehler muss mit einem Herzgeräusch einhergehen! Dies ist besonders in einer Notsituation zu beachten!

Pressstrahl- und bandförmige Geräusche

Direkt mit dem 1. Herzton beginnende Pressstrahlgeräusche sind typisch für Ventrikelseptumdefekte, den häufigsten angeborenen Herzfehlern. Kleine Ventrikelseptumdefekte führen im 4. ICR links parasternal zu einem kurzen frühsystolischen, mit dem 1. Herzton beginnenden Geräusch, das vorzeitig in der Systole endet, da der Defekt sich bereits während der Systole verschließt. Größere Ventrikelseptumdefekte zeigen ein holosystolisches lautes Geräusch mit systolischem Schwirren, wenn der Druck im rechten Ventrikel bzw. in der Pulmonalis noch niedrig ist. Der große Shunt sorgt für einen vermehrten Rückfluss durch die Mitralklappe, hörbar während der raschen Füllung als 3. Herzton oder als kurzes diastolisches Geräusch.

Steigt jedoch der Druck im rechten Ventrikel, so wird das Geräusch am Ventrikelseptumdefekt durch Abfall des Druckgradienten leiser. Der Pulmonalklappenschluss wird lauter, sodass schließlich bei hohem Pulmonalarteriendruck der Shunt ganz verschwindet und man kein Geräusch mehr hört. Es fällt nur noch der laute 2. Herzton auf, der dann tastbar wird.

TIPPS und TRICKS

Lauter ungespaltener 2. Herzton: Verdacht auf pulmonale Hypertonie.

Die ebenfalls direkt mit dem 1. Herzton beginnenden **AV-Klappeninsuffizienzgeräusche** haben keinen Pressstrahlcharakter wie beim Ventrikelseptumdefekt, sondern sind weicher.

Das weiche pansystolische Systolikum einer Mitralinsuffizienz wird typischerweise fortgeleitet nach links und in die Achsel. Ein spätsystolisches Geräusch bietet die Mitralklappeninsuffizienz bei Mitralklappenprolaps.

Eine vergrößerte und verformte Mitralklappe prolabiert erst in der späten Systole mit der Folge eines spätsystolischen Rückflusses, sodass ein weit vom 1. Herzton abgesetztes spätsystolisches Geräusch sich bildet, manchmal in Anschluss an einen Klick (s. Extratöne). Die Lautstärke ist von der Körperlage und von körperlicher Anspannung abhängig. Der Klangcharakter ist manchmal sehr auffällig, z. B. möwenschreiartig.

Bei inspriatorisch zunehmender Lautstärke eines AV-Klappeninsuffizienzgeräuschs muss an eine Trikuspidalklappeninsuffizienz gedacht werden.

Vibratorische und andere akzidentelle Herzgeräusche

Ein im 4. ICR hörbares mesosystolisches Geräusch mit sinusartiger Schwingung im Phonokardiogramm und mit »musikalischem«, vibratorischem, tonartigem Klangcharakter ist einem akzidentellen harmlosen Herzgeräusch zuzuordnen. Ein schwingender Mitralklappenapparat oder ein abberierender, harmloser Sehnenfaden gelten hierfür als Ursache. Dieses ist häufig. Noch häufiger (50% aller Kleinkinder) ist ein kurzes spindelförmiges, von beiden Herztönen abgesetztes, systolisches Geräusch mit Punctum maximum im 2. ICR links und einer Lautstärke Grad 2 und normaler atemvariabler Spaltung des 2. Herztons zu beobachten als ein akzidentelles Geräusch vom Charakter eines pulmonalen Strömungsgeräuschs. Da dieses Geräusch sehr dem pulmonalen Austreibungsgeräusch bei Vorhofseptumdefekt ähneln kann, ist der 2. Herzton zur Beurteilung heranzuziehen, der im Falle eines Vorhofseptumdefekts permanent bzw. fixiert gespalten ist.

Zu den akzidentellen Herzgeräuschen gehört auch das supraklavikuläre Austreibungsgeräusch, das sich in die Karotiden fortleitet und auch dort als leises Geräusch Grad 1 bis 2 gehört werden kann. Schließlich sind auch selten akzidentelle diastolische Geräusche in Form von kurzen Füllungsgeräuschen zum Zeitpunkt des 3. Herztons zu hören. Wenn die genannten Austreibungs- und Füllungsgeräusche bei hohem Herzschlagvolumen, z. B. Anämie, auftreten, werden sie zu funktionellen Geräuschen und als solche bezeichnet.

! Im Neugeborenenalter ist häufig ein leises systolisches Austreibungsgeräusch über der A. pulmonalis hörbar. Dies ist bedingt durch eine temporäre, bei Ductusverschluss sich entwickelnde Stenose im Bereich der Bifurkation an der linken A. pulmonalis. Diese diskrete Stenose bildet sich in wenigen Wochen wieder zurück. Hier ist die Differenzialdiagnose eines noch offenen Ductus wichtig (zu achten ist auf Pulsus celer, Dyspnoe und ein zunehmendes, systolisch-diastolisches Geräusch).

Bei einem so genannten **Nonnensausen** (an ein kontinuierliches Geräusch der Spindel beim Spinnen der Wolle erinnernd) handelt es sich um ein kontinuierliches, systolisch-diastolisches Geräusch, das an den Halsvenen entsteht und typischerweise bei Kopfwenden und Aufrichten lauter werden oder verschwinden kann. Dagegen bleibt das kontinuierliche Geräusch eines offenen Ductus arteriosus bei Kopfwendung und Änderung der Körperlage unverändert bestehen.

Diastolische Geräusche

Diastolische Geräusche können bedingt sein durch folgende Defekte (◘ Tab. 3.16):

- eine Aorten-, Pulmonal- oder Trunkusklappeninsuffizienz
- eine organische oder relative Mitral- oder Trikuspidalklappenstenose

Bei der **Aorteninsuffizienz** ist direkt im Anschluss an den Aortenanteil des 2. Herztons typischerweise ein diastolisches Decrescendo-Geräusch (fauchend, gießend) auskultierbar (◘ Abb. 3.48a), das hochfrequent und mit dem Membranstethoskop daher besser zu hören ist. Punctum maximum ist im 3. ICR am Erb-Punkt und wird gelegentlich lauter beim Aufrichten und Vornüberbeugen des Oberkörpers. Nach diesen manchmal sehr leisen Geräuschen muss man suchen und auch die Atmung anhalten lassen.

Pulmonalinsuffizienzen durch pulmonale Hypertensionen haben ein ähnliches Decrescendo-Geräusch wie an der Aortenklappe und sind wegen der Ohrnähe besser hörbar (◘ Abb. 3.48b). Bei dysplastischen Pulmonalklappen (z. B.

◘ **Tab. 3.16.** Ursache von Herzgeräuschen

Diastolische Geräusche	
Frühdiastolisches (Sofort-)Geräusch	– Aorteninsuffizienz: angeboren, erworben, Dilatation, postoperativ – Pulmonalinsuffizienz: Aplasie, pulmonale Hypertonie, postoperativ – Truncus arteriosus communis mit Trunkusklappeninsuffizienz

Mittel- und spätdiastolische Geräusche	– organisch
	  - Trikuspidalstenose (selten bei Ebstein-Anomalie)
	  - Mitralstenose, Mitralvalvulitis
	  - Vorhoftumore
	– funktionell: Relative AV-Klappenstenose bei hohem Fluss
	  - Vorhofseptumdefekt
	  - totale Lungenvenenfehlmündung
	  - Trikuspidalinsuffizienz
	  - Mitralinsuffizienz
	  - Ventrikelseptumdefekt, offener Ductus arteriosus
	  - Erkrankungen mit hohem Herzminutenvolumen: Anämie u. a.

Extrakardial	Perikardreiben

postoperativ, Fallot-Tetralogie) ist im Niederdruckbereich ein etwas verspätetes, raues, an- und abschwellendes früh-diastolisches Geräusch hörbar.

Bei der **Mitralklappenstenose** ist ein tieffrequentes, rumpelndes Decrescendo-Geräusch nach der Mitralklappenöffnung (hörbar als hochfrequenter Mitralklappenöffnungston) auskultierbar. Es wird in der späten Diastole von einem präsystolischen Geräusch gefolgt, das direkt in den paukenden 1. Herzton übergeht (vermehrte Vorhofkontraktion, abrupter Mitralklappenschluss). In Linksseitenlage lassen sich diese Geräusche besser hören.

Häufiger sind im Kindesalter funktionelle Mitralflussgeräusche (großer Links-Rechts-Shunt bei Ventrikelseptumdefekt und offenem Ductus arteriosus) oder Trikuspidalflussgeräusche (Vorhofseptumdefekt, Trikuspidalinsuffzienz) hörbar im Sinne einer funktionellen Mitral- oder Trikuspidalstenose bei erhöhtem Durchfluss (◘ Tab. 3.16). Charakteristischerweise kann das Trikuspidalströmungsgeräusch bei Inspiration oder forcierter Inspiration unter Nasenklemme lauter und als solches dann erst erkannt werden. Gemäß der diskontinuierlichen Füllungsphase in der Diastole kann es eine protodiastolische und eine präsystolische Komponente haben.

Ein Perikardreiben, das ebenfalls diskontinuierlich systolische und diastolische Komponenten aufweist, ist hiervon abzugrenzen. Der Klangcharakter ist aber im letzteren Falle ein typisches ohrnahes, hochfrequentes Reiben.

Systolisch-diastolische Geräusche

Das kontinuierliche systolisch-diastolische Geräusch ist ein Geräusch, das in der Systole beginnt und ohne Unterbrechung über den 2. Herzton bis in die Diastole persistiert. Es wird häufig in der Diastole leiser, kann aber auch über den ganzen Herzzyklus andauern.

Es ist typisch für einen offenen Ductus arteriosus, bei dem systolisch und diastolisch kontinuierlich ein Links-Rechts-Shunt erfolgt. Die maximale Intensität ist zum Zeitpunkt des 2. Herztons, das Punctum maximum liegt im 2. ICR links (◘ Abb. 3.48g). Zu den Ursachen für ein kontinuierliches systolisch-diastolisches Geräusch im Thorax-Hals-Bereich gehören:

- offener Ductus arteriosus
- aortopulmonales Fenster
- rupturiertes Sinus-Valsalva-Aneurysma
- arteriovenöse Fisteln der
  - Thoraxwandgefäße
  - Koronargefäße
  - Lungengefäße
- Kollateralkreislauf der Lunge: z. B. Pulmonalatresie
- Blalock-Taussig-Anastomose
- periphere Pulmonalstenose

- periphere Aortenstenose, Aortenisthmusstenose
- Nonnensausen
- totale Lungenvenenfehlmündung
- funktionell bei Struma, laktierender Mammae

Das kontinuierliche Venenflussgeräusch der Halsvenen (»Nonnensausen«) kann dem Ductusgeräusch sehr ähneln. Es ändert sich aber in seiner Lautstärke oder kann vollständig verschwinden bei Kopfwendung und Änderung der Körperlage. Es ist ein harmloses Venenflussgeräusch. Ein pathologisches kontinuierliches Venengeräusch liegt vor bei totaler Lungenvenenfehlmündung, wenn sich etwa im frühen Säuglingsalter eine Stenose im Sammelgefäß entwickelt. Hierbei ist neben Thorax und Hals auch wegen des möglichen infrakardialen Typs die Leber abzuhören.

Spätsystolische und über den 2. Herzton in die Diastole reichende Gefäßgeräusche findet man über peripheren Gefäßstenosen und Stenosen der Aorta (z. B. Aortenisthmusstenose) oder an den Nierenartieren.

Systolisch-diastolische Geräusche zeigen sich bei peripheren AV-Fisteln, z. B. an Hämangiomen, zentral an der Leber oder bei kranialen AV-Fisteln der V. Galeni. Das bedeutet also, dass eine ausführliche Auskultation des ganzen Körpers einschließlich des Kopfs erfolgen sollte.

Ein charakteristisches systolisch-diastolisches Geräusch hört man bei chirurgisch angelegter Blalock-Taussig-Anastomose von der A. subclavia in die Pulmonalarterie oder bei Pulmonalatresie mit noch offenem Ductus arteriosus oder aortopulmonalen Kollateralen. Ein Verschwinden dieses Geräuschs zeigt einen bedrohlichen Verschluss der Blalock-Taussig-Anastomose oder des Ductus an.

Kontinuierliche Gefäßgeräusche finden sich auch bei endokrinen Änderungen, wie Gefäßgeräusche über der Schilddrüse oder der laktierenden Mamma.

Extrakardiale Geräusche

Das **Reiben der Perikardblätter** bei Perikarditits erzeugt ohrnahe, kratzende und hochfrequente Geräusche. Es hält sich an das Bewegungsmuster des Herzens und tritt systolisch, präsystolisch und protodiastolisch im wechselnden Ausmaß auf. Körperhaltung mit Atmung beeinflussen seine Intensität und es kann manchmal am besten bei tiefer Inspiration und sitzendem, nach vorne gebeugtem Patienten gehört werden. Die Lautstärke kann sich binnen kurzer Zeit und manchmal von Schlag zu Schlag ändern. Bei größeren Ergüssen verschwindet das Reibegeräusch, 1. und 2. Herzton werden leise, 3. und 4. Herzton werden deutlich hörbar. Bei der konstriktiven Perikarditits hört man als charakteristischen Befund einen frühdiastolischen Extraton (so genannter Knock) als Ausdruck einer plötzlichen Hinderung der frühdiastolischen Füllung der Ventrikel.

Kardiopulmonale Geräusche sind systolische Geräusche, die nur bei Inspiration, nicht aber im Atemstillstand oder bei Exspiration gehört werden. Sie entstehen durch Luftbewegungen in herznahen Bronchien während Systole und Inspiration. Sie sind selten.

3.9 Lunge und Atmung

J. Rosenecker

Erkrankungen der Atemwege und der Lunge zählen zu den häufigsten Erkrankungen im Kindesalter, die jahreszeitlich gehäuft besonders im Herbst und Winter auftreten. Die Unterbringung der Kinder in Kinderkrippen und Kindergärten führt zu einer weiteren Steigerung dieser in den meisten Fällen infektionsbedingten Erkrankungen. Viele respiratorische Erkrankungen werden übersehen oder nicht richtig diagnostiziert.

3.9.1 Anamnese bei Kindern mit respiratorischen Problemen

In diesem Abschnitt werden zunächst die besonderen Aspekte der Anamneseerhebung bei respiratorischen Erkrankungen dargestellt, um die richtige Diagnose stellen und die notwendige Therapie einleiten zu können. Der Arzt sollte bei der Anamneseerhebung respiratorischer Erkrankungen folgende 10 Punkte abfragen:

Handelt es sich um eine akute und/ oder evtl. lebensbedrohliche Erkrankung? Jeder Arzt beantwortet diese Frage innerhalb der ersten Sekunden, wenn ihm ein Patient vorgestellt wird. Zyanose, Atemnot oder schwerer Stridor weisen auf eine Erkrankung hin, die sofortiges Handeln erfordert. Andere Probleme wie Gewichtsverlust, Nachtschweiß oder Fieberschübe weisen auf eine ernste Erkrankung hin, die ein strukturiertes Aufarbeiten mit einem zu erstellenden Diagnoseplan notwendig macht.

Ist die Erkrankung akut, chronisch oder rezidivierend? Der Arzt muss feststellen, ob die Erkrankung akut und selbstlimitierend ist, chronisch (d. h. die Symptome traten täglich auf und dauern länger als 3–4 Wochen), oder ob es sich um eine rezidivierende Erkrankung handelt (d. h. mit beschwerdefreien Intervallen).

Wann sind die Symptome aufgetreten? Symptome, die kurz nach Geburt bemerkt werden, z. B. lautes Atemgeräusch oder Stridor, weisen auf eine angeborene Veränderung hin, z. B. eine Laryngomalazie oder Bronchomalazie. Symptome, die im Zusammenhang mit dem Stillen/Füttern des Säuglings auftreten, lassen an eine Aspiration denken. Husten im Zusammenhang mit körperlicher Anstrengung könnte ein Hinweis auf ein »Anstrengungs-Asthma« sein. Das jahreszeitlich abhängige Auftreten von Beschwerden lässt an eine Allergie denken.

Welche Symptome liegen vor? Nach spezifischen pulmonalen Symptomen, wie Husten, lautem Atemgeräusch, thorakalen Schmerzen oder Auswurf (Sputum) ist gezielt zu fragen.

Welche Faktoren beeinflussen den Schweregrad der Symptome? In diesem Zusammenhang ist es wichtig, Faktoren zu identifizieren, die den Schweregrad der Symptomatik beeinflussen. Die typischen Symptome bei Asthma bronchiale, wie Husten, Pfeifen und Kurzatmigkeit, können durch körperliche Anstrengung, Allergenexposition (z. B. Haustiere), Zigarettenrauchexposition, oder Wetterumschwung ausgelöst werden. Chronischer Husten, der verschwindet, wenn das Kind abgelenkt wird, oder der nicht im Schlaf auftritt, lässt an einen psychogenen Husten denken.

Sind neben den pulmonalen auch andere Symptome vorhanden? Wichtige Fragen in diesem Zusammenhang richten sich z. B. auf das Auftreten von Fieber, chronischer Otitis media oder Sinusitis, die an das Vorliegen eines Immunglobulin-Subklassen-Defekts denken lassen. Schnarcht ein Kind, sollte nach Tagesmüdigkeit und der Situation in der Schule gefragt werden, um Hinweise auf eine schlafabhängige Obstruktion der oberen Atemwege nicht zu übersehen.

Spielen Umweltfaktoren eine Rolle? Eine detaillierte Umweltanamnese ist zu erheben. Wo verbringt das Kind die meiste Zeit des Tages (Kinderkrippe, Kindergarten, Hort, usw.). Gibt es Haustiere? Wird in der Umgebung des Kindes geraucht? Diese Frage ist mit Vorsicht und trotzdem mit entsprechendem Nachdruck zu klären, da erfahrungsgemäß Eltern nicht gerne zugeben, dass sie in der Anwesenheit ihrer Kinder rauchen.

Fallbeispiel

Ein 12 Jahre altes Mädchen wurde bereits bei verschiedenen Ärzten vorstellig wegen Abgeschlagenheit, Gewichtsabnahme, subfebriler Temperaturen und Husten. In Lungenfunktiontests ergaben sich deutliche Hinweise auf eine restriktive Lungenkrankheit. Die Umweltanamese war zunächst unauffällig. Erst als alle Symptome auf eine Vogelzüchter-Lunge hinwiesen, erwähnte das Mädchen, dass sie sich etwas Taschengeld bei ihren Nachbarn verdient, indem sie den Käfig des Wellensittichs regelmäßig sauber macht.

Wie ist der Impfstatus des Patienten? Der Impfstatus des Patienten muss ausführlich erhoben werden. Auf Vollständigkeit der empfohlenen Impfungen ist zu achten.

Gibt es eine Familienanamnese für Lungenkrankheiten? Bei der Erhebung der Familienanamnese sollte gezielt nach Lungenkrankheiten gefragt werden. Dabei ist wichtig, dass z. B. die Diagnose »Asthma bronchiale« in früheren Jahren mit »Bronchial-Asthma«, oder »asthmatischer Bronchitis«, oder einfach nur als »chronische Bronchitis« bezeichnet wurde. Die Eltern sind gezielt nach eigener Lungenerkrankung im Kindesalter zu befragen. Waren die Eltern im Kindesalter auf Kur?

Welche Medikamente werden eingenommen? Es besteht eine enorme Diskrepanz zwischen den verordneten Medikamenten und den aktuell eingenommenen Medikamenten. Spezifisch ist zu klären, für welchen Zeitraum die verordneten Medikamente eingenommen wurden.

3.9.2 Pädiatrisch pneumologische Untersuchung

Inspektion

Auffällige Thoraxformen (Fassform, Schildform, Asymmetrie, Hypoplasie, Spaltbildungen) sind zu beachten. Besteht eine Trichter- oder Kielbrust? Wie bewegt sich der Thorax? Bei ruhigem Thorax und Asymmetrie ist an einen Pneumothorax zu denken. Herrscht eine abdominelle Atmung vor? Bestehen frustrane Atembewegungen?

Jetzt schon ist auf das Geräusch der Atmung zu achten (exspiratorisches Giemen, tracheales Rasseln, in- und exspiratorischer Stridor, Schniefen, pharyngealer Stridor).

Wichtige Kriterien zur Beurteilung der Atmung sind:

- Atemfrequenz pro Minute
- Atemtiefe
- Atempausen (besonders beim Neugeborenen)
- Atemgeräusche wie Stridor
- Hautkolorit

Auf das Vorhandensein von Trommelschlegelfingern und Uhrglasnägeln ist zu achten als Hinweis auf z. B. eine chronische Lungenkrankheit (▫ Abb. 3.44).

Als erstes beurteilt der Untersucher, ob eine Atemnot (Dyspnoe) besteht. Man unterscheidet zwischen Ruhedyspnoe, Belastungsdyspnoe, oder Orthopnoe (▫ Tab. 3.17).

! Wörtlich beschreibt Dyspnoe erschwerte Atmung: in diesem Sinn bezeichnet es ein Symptom. Der Patient klagt über »Kurzatmigkeit«, »schnell außer Atem sein«, »Enge des Brustkorbs«. Der Ausdruck »Dyspnoe« wird aber auch als Untersuchungsbefund verwendet und umfasst Tachypnoe, erhöhtes Atemzugsvolumen, Nasenflügeln, Einsatz der Atemhilfsmuskulatur (M. sternocleidomastoides, Mm. scaleni), angestrengter Gesichtsausdruck.

Tab. 3.17. Unterscheidung zwischen Ruhedyspnoe, Belastungsdyspnoe oder Orthopnoe

	Unterscheidung	Vorkommen
Belastungsdyspnoe	Atemnot bei physiologischer körperlicher Anstrengung	Sauerstoffmangel, z. B. in großer Höhe(>2000 m) Akute Bronchitis Asthma Pseudokrupp (mäßig) Fremdkörperaspiration Einseitige Stimmbandlähmung Pneumonie Mukoviszidose Retrosternale Struma
Ruhedyspnoe	Atemnot in Ruhe	Epiglottitis Schwere Form des Pseudokrupp Herzinsuffizienz
Orthopnoe	Schwerste Form, der Patient muss in aufrechter Position sein, um genügend Luft zu bekommen	Lungenemphysem Schwere Form der Herzinsuffizienz

Bei der Ruhedyspnoe besteht ohne vorausgegangene körperliche Belastung eine Atemnot, die sich äußert in erhöhter Atemfrequenz (Tachypnoe) mit Einsatz der Atemhilfsmuskulatur und einem erhöhten Atemzugsvolumen; so kann das Sprechen aufgrund eines massiven Lufthungers nicht mehr möglich sein. Bei der Belastungsdyspnoe kommt es in Abhängigkeit von der körperlichen Anstrengung zu einer Atemnot. Orthopnoe ist die schwerste Form der Dyspnoe. Der Patient muss in aufrechter Position sein, um genügend Luft zu bekommen.

Atemfrequenz und Atemtiefe

Der beste Indikator für die Beurteilung der Atmung gerade beim jungen Säugling ist die Atemfrequenz. Die Atemfrequenz und das Tidalvolumen wird angepasst an eine adäquate Ventilation der Alveolen bei möglichst geringer Atemarbeit. Das Maß der Atemarbeit wird bestimmt durch die Dehnbarkeit der Lunge (Compliance) und den Atemwegswiderstand (Resistance). Der Atemwegswiderstand und damit einhergehend die Atemarbeit steigt mit der Atemfrequenz, wohingegen die Atemarbeit für die Dehnbarkeit der Lunge mit hoher Atemfrequenz abnimmt.

Bei lungengesunden Kindern mit bestimmten Erkrankungen des ZNS oder metabolischer Azidose beobachtet man tiefe Atemzüge bei hoher Atemfrequenz.

Hingegen sind bei Kindern, bei denen die Compliance der Lunge betroffen ist (Pneumonie, interstitieller Lungenfibrose, Lungenödem), die Atemzüge sehr schnell und eher oberflächlich (niedriges Tidalvolumen). Kinder mit erhöhtem Atemwegswiderstand (z. B. bei Asthma) zeigen hingegen eine relativ langsame Atmung bei tieferen Atemzügen.

Die **Atemfrequenz des Säuglings** weist je nach Gemütslage größere Schwankungen auf. Dabei gilt, dass die Atemfrequenz in Ruheatmung, idealerweise **im Schlaf**, bestimmt werden soll. Die Zwerchfellatmung ist beim Säugling deutlicher betont, wohingegen die Thoraxexkursionen geringer ausgeprägt sind. Deshalb lässt sich die Atemfrequenz des Säuglings in der Regel durch die Beobachtung des Hebens und Senkens des Abdomens während der Ein- bzw. Ausatmung sehr gut beurteilen. Die Atemfrequenz des gesunden Neugeborenen liegt bei 30–40 Atemzügen/min. Am Ende des ersten Lebensjahres liegt die Ruheatemfrequenz dann bei 25–30/min. Wohingegen die Ruheatmung des Erwachsenen bei 14–18 Atemzügen/min liegt.

Besonders im Säuglingsalter können Dyspnoezeichen diskret sein. Hier sucht man nach subkostalen, interkostalen und supraklavikulären Einziehungen, die bei flacher tachypnoeischer Inspiration leicht übersehen werden können. Zu klären ist auch, ob die Atemhilfsmuskulatur benutzt wird.

! Als Einziehungen bezeichnet man den bei tiefer Inspiration sichtbaren Verlust des Hautniveaus an Stellen, an denen die Haut nicht auf knöchernem Gewebe aufliegt. Man unterscheidet je nach Lokalisation zwischen jugulären, interkostalen, sternalen und subkostalen Einziehungen.

Atempausen, periodische Atmung

Eine Besonderheit in der Neugeborenenzeit und speziell bei Frühgeborenen ist die »periodische Atmung«. Hierunter versteht man, dass die Atemfrequenz in Ruhe stark variieren kann. So kommt es zu Atempausen, die bis zu 10 s dauern können. Auf diese Atempausen folgen dann Phasen schnellerer Atemfrequenz mit tieferen Atemzügen. Ist diese periodische Atmung mit längeren Atempausen sehr stark ausgeprägt, so kann man auch eine periodische Abnahme der Sauerstoffsättigung am Monitor aufzeichnen.

! Apnoe beim Säugling ist definiert als Atempause, die länger als 20 s dauert, und bedarf der weiteren klinischen Abklärung.

Kussmaul-Atmung

Unter Kussmaul-Atmung versteht man ein Atemmuster, das durch regelmäßige sehr tiefe Atemexkursionen charakterisiert ist – und zwar unabhängig davon, ob die Atemfrequenz schnell oder langsam ist. Typischerweise ist Kussmaul-Atmung oder »Azidose-Atmung« bei diabetischem Koma zu beobachten als Ausdruck von massivem »Lufthunger«, um die diabetische Keto-Azidose durch Hyperventilation und damit Abatmung von Kohlendioxid zu kompensieren (respiratorische Kompensation). Bei schweren Formen einer Peritonitis oder Pneumonie kann es auch zu Kussmaul-Atmung kommen.

Stridor

Ein laut hörbares Atemgeräusch, das durch eine relative Verengung des Luftstroms während des Atemzyklus entsteht, wird als Stridor bezeichnet. Ein **inspiratorischer Stridor** ist in der Regel hinweisend für das Vorliegen einer extrathorakalen Enge. Im Säuglingsalter ist die häufigste Ursache für einen inspiratorischen Stridor eine **Laryngomalazie**. Eine Laryngomalazie (Synonym: benigner kongenitaler Stridor) ist Ausdruck eines noch wenig stabilen knorpeligen Larynx. Dadurch kommt es bei der Einatmung durch den entstehenden Sog zu einer Verlegung der Stimmritze durch die weichen Strukturen des Kehldeckels und der Aryknorpel, und damit zu einer Verengung des Luftstroms, wodurch das »stridoröse Geräusch« entsteht.

Dieser benigne kongenitale Stridor beginnt etwa im Alter von 2–4 Wochen, und ist v. a. bei Aufregung und Schreien während der Einatmung hörbar. Bei schwereren Formen der Laryngomalazie kann es durchaus zu einer Beeinträchtigung des Gasaustauschs kommen, sodass eine Hyperkapnie die Folge sein kann. In der Regel nimmt die Intensität des Stridors beim benignen kongenitalen Stridor im Laufe des ersten Lebensjahres ab und führt zu keiner Beeinträchtigung des Gedeihens des Säuglings. Eine Störung der Schluck-Saug-Koordination liegt normalerweise nicht vor.

Andere Ursachen für einen inspiratorischen Stridor, wie z. B. ein Hämangion des Larynx, ein Fremdkörper oberhalb der Stimmlippen oder eine Stimmbandlähmung müssen von dem benignen kongenitalen Stridor abgegrenzt werden. Der Pseudokrupp, der infolge einer Entzündung des Larynx zu einem Stridor führt, lässt sich durch den typischen bellenden Husten sowie dem relativ akuten Beginn von den anderen Ursachen für einen inspiratorischen Stridor unterscheiden. In zweifelhaften Fällen muss eine Bronchoskopie durchgeführt werden, um die Ursache des Stridors abzuklären.

Ein **expiratorischer Stridor** entsteht durch eine Enge der Atemwege während der Ausatmung und ist in der Regel hinweisend auf eine intrathorakale Verengung, z. B. bei Trachealstenosen durch komplette Knorpelringe der Trachea. Ein so genannter biphasischer Stridor, der sowohl inspiratorisch als auch expiratorisch zu hören ist, kann bedingt sein durch eine höhergradige Einengung des Tracheallumens durch z. B. einen aspirierten Fremdkörper oder durch eine anatomische Anomalie wie eine Gefäßschlinge. Letzteres kann durch den Zeitpunkt des Auftretens der Symptome abgegrenzt werden.

! Ein inspiratorischer Stridor hat meist eine extrathorakale Ursache; ein expiratorischer Stridor hat meist eine intrathorakale Ursache!

Ein weiteres Atemgeräusch, das ohne Stethoskop hörbar sein kann, ist das **polyphone Pfeifen** des an einer obstruktiven Bronchitis erkrankten Kindes. Hierbei ist typischerweise die Ausatmung verlängert und es lassen sich leise pfeifende Töne während der Ausatmung hören. Beim septischen Säugling kann wegen einer Azidose ein so massiver »Lufthunger« auftreten, dass bei Betreten des Krankenzimmers bereits die schnelle Atmung des Kindes zu hören ist. Dies sollen nur einige Beispiele dafür sein, dass sich bereits ohne Zuhilfenahme eines Instruments (Stethoskop) eine Reihe von wichtigen Befunden erheben lassen.

Husten

Husten ist ein unwillkürlicher, reflektorischer Schutzreflex der Atemwege, durch den eingedrungene Partikel oder Mukus aus dem Lumen der Atemwege durch eine rasche Kontraktion des Zwerchfells und der Interkostalmuskeln über die dabei ausgestoßene Luft entfernt werden. Husten wird auch ausgelöst durch Einatmung von Reizstoffen, wie Rauch oder Abgase. Husten ist das Hauptsymptom bei banalen Infektionen der Atemwege. Typischerweise hört der Husten nach einer Dauer von 1 bis maximal 2 Wochen wieder auf. Husten, der länger als 3 Wochen dauert, wird in der deutschsprachigen Literatur als chronisch definiert. In der angloamerikanischen Literatur wird erst bei einer Dauer von länger als 4 Wochen von chronischem Husten gesprochen.

! Länger als 2 Wochen persistierender Husten, bei dem es keine hustenfreien Tage gibt, sollte weiter abgeklärt werden – durch z. B. ein Blutbild, Lungenfunktionstests, oder evtl. eine Röntgen-Thorax-Aufnahme.

Man unterscheidet zwischen **produktivem** (lockeren) und **trockenem Husten**. Beim produktiven Husten kommt es hörbar zur Mobilisierung von Sekret, das gerade bei kleinen Kindern häufig nicht zu einem Auswurf (Sputum) führt, sondern geschluckt wird. Der trockene Reizhusten kann sehr quälend sein. Der Charakter des Hustens kann sich während einer Erkrankung von trocken zu produktiv ändern.

Bellender Husten ist ein Hinweis auf eine Entzündung der Luftröhre, wie er typischerweise bei Laryngitis (Pseudokrupp) zu hören ist. Hierbei kommt es durch eine infektionsbedingte Schwellung der Schleimhaut zu einer Verengung der Atemwege unterhalb der Glottis. Zusätzlich kann es auch zu einem pfeifenden Geräusch bei der Einatmung (Stridor) kommen, sowie bei schwereren Fällen zu Atemnot. Der Klangcharakter des Pseudokrupp-Hustens ist so typisch, dass die Verdachtsdiagnose häufig schon durch den Pförtner der Klinik gestellt wird.

Husten im Neugeborenenalter ist stets abnormal und sollte Anlass zu weiterer diagnostischer Abklärung sein. Im Gegensatz dazu ist Niesen im Neugeborenenalter häufig. Mögliche Ursachen für Husten bei Neugeborenen sind in ◻ Tab. 3.18 aufgelistet.

Husten im Säuglingsalter jenseits der Neugeborenenzeit ist am häufigsten bedingt durch **Virusinfektionen** der Atemwege. Dauert der Husten über mehrere Wochen an, muss an andere Ursachen gedacht werden. Ursächlich für das Persistieren der Hustensymptomatik kann ein banaler Schnupfen (Rhinitis) sein mit so genanntem postnasalem Dripping. Hierbei kommt es überwiegend nachts zum Schleimfluss aus der Nase bis in den Kehlkopf. Dies löst dann den Husten aus. Zwischendurch ist das Kind symptomfrei und atmet ohne weitere Nebengeräusche.

Sind die tieferen Atemwege betroffen, so kommt es aufgrund vermehrter Sekretion und eines Bronchospasmus zu einem verlängerten Exspirium und einem Pfeifen über der Lunge. Säuglinge, die aufgrund einer Frühgeburtlichkeit oder postnataler Infektionen eine bronchopulmonale Dysplasie entwickelt haben, sind sehr anfällig dafür, bei jedem banalen Infekt der oberen Atemwege über Wochen zu husten. Infektionen bedingt durch Bordetella pertusis können zu einer persistierenden Hustensymptomatik bis zu einer Dauer von 6 Monaten führen.

Husten im Kleinkindes- und Schulalter ist ebenfalls am häufigsten durch virale Infektionen bedingt. Bei einem plötzlich und unvermittelt starkem Husten muss an die Aspiration eines Fremdkörpers gedacht werden. Über viele Wochen andauernder, z. T. trockener Husten kann ein Hinweis auf Asthma bronchiale sein. Eine Mukoviszidose oder andere seltenere Ursachen wie eine Tuberkulose müssen ebenfalls ausgeschlossen werden. Stets ist auch in diesem Fall an eine

◻ **Tab. 3.18.** Ursachen von Husten im Neugeborenenalter

Erkrankungen	Beispiele für mögliche Ursachen
Infektionen der Atemwege	RSV Adenovirus
Aspiration	Gastroösophagealer Reflux Schluckstörung Tracheoösophageale Fistel
Zilien-Dyskinesie	
Angeborene Fehlbildungen der Lunge	Gefäßschlinge Tracheomalazie
Mukoviszidose	
Lungenödem	Herzversagen

Fremdkörperaspiration zu denken. Bei Schulkindern und jungen Erwachsenen kommt bei einem chronischen Husten, der nicht im Schlaf auftritt, ein psychogener Husten infrage; dieser ist typischerweise trocken, kehlig und rau.

Fallbeispiel

Im Tagdienst einer großen Klinik erscheint am späten Nachmittag ein Vater mit seinem 14-jährigen Sohn. Bereits vor Eintreten in das Untersuchungszimmer ist dem diensthabenden Arzt ein ungewöhnlich klingender Husten im Wartebereich aufgefallen. Der Vater entleert zu Beginn des Anamnesegesprächs eine mitgebrachte Plastiktüte, in der mehr als 20 verschiedene Hustensäfte und Dosieraerosole enthalten sind, die von den aufgesuchten Ärzten der verschiedensten Fachrichtungen für den Jungen verordnet wurden. Unterbrochen wird das Gespräch durch einen sehr lauten, fast schreiend wirkenden Husten des Jungen. Der Untersuchungsbefund bei dem schüchtern wirkenden Jungen ist völlig unauffällig. Bei Nachfragen wird Husten im Schlaf verneint. Die Diagnose eines psychogenen Hustens wird gestellt und eine Therapie eingeleitet, die im Wesentlichen darauf basiert, dass es sich bei dem psychogenen Husten um eine Verhaltensauffälligkeit handelt.

Hämoptyse

Unter Hämoptyse oder Hämoptoe versteht man **Husten mit blutigem Auswurf**. Bei Patienten mit Mukoviszidose (Zystische Fibrose, CF) mit fortgeschrittener Lungenkrankheit kann es zu spontanen Blutungen aus den Bronchialarterien in das Lumen der Bronchien kommen. Diese Patienten expektorieren dann hellrotes, arterielles Blut. Bei blutigem Auswurf ist es manchmal schwierig, die Blutungsquelle eindeutig zuzuordnen. So kann auch eine Blutung aus dem Gastrointestinaltrakt mit Sputum vermengt sein und eine Hämoptyse vortäuschen. In sehr seltenen Fällen sind Gerinnungsstörungen, wie Hämophilie, Ursache des Bluthustens.

Zyanose

Man unterscheidet zwischen einer peripheren und einer zentralen Zyanose (▶ Abschn. 3.8.2). Pulmonal bedingte Zyanosen sind immer zentrale Zyanosen. Die häufigsten pulmonalen Ursachen für eine Zyanose sind die alveoläre Hypoventilation (z. B. nach Obstruktion der Atemwege durch eine Fremdkörperaspiration, bei Atemstillstand durch Intoxikation), Rechts-Links-Shunts, Atelektasen bei fortgeschrittener Lungenkrankheit (z. B. Mukoviszidose).

Palpation

Die Palpation folgt der Inspektion, um beobachtete Auffälligkeiten zu bestätigen. Die Palpation sollte dabei nach einem festen Schema ablaufen. Üblicherweise beginnt man die thorakale Untersuchung mit der Palpation des **Nackens und des Halses**, dabei sucht man nach Lymphknotenschwellungen oder Halszysten, besonders achtet man auf die Lage der Trachea, um eine Malformation oder eine extratracheale Obstruktion der oberen Atemwege durch z. B eine Struma auszuschließen.

Anschließend umfasst man mit beiden Händen den **Brustkorb** des Kindes. Man achtet auf ein symmetrisches Heben und Senken des Thorax während der Ein- und Ausatmung. Mit beiden Händen kann man dann einen leichten Druck auf den Brustkorb ausüben, um Schmerzen zu lokalisieren, die vom knöchernen Thorax ausgehen. Das Vibrieren oder Schwirren der Brustwand beim Sprechen von niederfrequenten Tönen **(Stimmfremitus)** lässt sich am besten mit den Handinnenflächen wahrnehmen. Asymmetrisches Vibrieren weist auf eine einseitige intratracheale/intrabronchiale Veränderung hin. Eine beidseitige Abschwächung dieses Vibrierens ist bei einer Überblähung der Lunge oder bei Pleuraschwarten feststellbar. Eine einseitige Verstärkung des Stimmfremitus tritt auf, wenn das darunter liegende Lungengewebe, z. B. durch eine Pneumonie, verdichtet ist. Grundsätzlich gilt anzumerken, dass in der Pädiatrie die Beurteilung des Stimmfremitus oder der Bronchophonie nicht den Stellenwert hat wie in der Inneren Medizin. Der interessierte Leser wird auf entsprechende Lehrbücher der Inneren Medizin verwiesen.

Auskultation

Als Vorbemerkung zu der nun folgenden Beschreibung der auskultierbaren Atemgeräusche sei angemerkt, dass die in Klinik und Praxis gebräuchlichen Ausdrücke und Beschreibungen der Atemgeräusche sehr vielfältig sind. Eine Standardisierung der gebräuchlichen Ausdrücke gerade für den Studierenden der Medizin wäre sehr hilfreich.

Die Bewegung der bronchotrachealen Luftsäule während der Atmung erzeugt Schwingungen, die als Atemgeräusche wahrgenommen werden können. Eine Verengung der Atemwege durch Bronchokonstriktion oder intraluminale Sekrete verändert entsprechend den Geräuschcharakter. Der Atemzyklus ist charakterisiert durch eine kurze inspiratorische und eine längere exspiratorische Phase. Beim gesunden Erwachsenen hört man ein vesikuläres Atemgeräusch ohne Seitenunterschied über beiden Lungen bei Inspiration und früher Exspiration. Das Atemgeräusch wird als leise und eher niederfrequent beschrieben. Über der Trachea hört man das so genannte Bronchialatmen sowohl inspiratorisch als auch exspiratorisch.

Beim Kind ist das Atemgeräusch etwas lauter und eher hochfrequent, man spricht von **puerilem Atemgeräusch.** Beim gesunden Säugling ist über den Lungen ein leises Atemgeräusch hörbar, dessen Tonhöhe bei Inspiration leicht zunimmt und bei der Ausatmung abnimmt.

! Ein einseitig abgeschwächtes Atemgeräusch ist immer pathologisch und kann ein Hinweis auf eine Fremdkörperaspiration, einen Pleuraerguss oder einen Pneumothorax sein.

Bei massiver Überblähung der Lungen infolge eines akuten Asthmaanfalls ist das Atemgeräusch typischerweise beidseits deutlich abgeschwächt – als Folge des verminderten Luftaustauschs bedingt durch generalisierte Bronchokonstriktion.

Geräuschphänomene, die physiologischerweise bei der Auskultation nicht zu hören sind, werden als **Nebengeräusche oder Rasselgeräusche** (RGs) bezeichnet. Hierbei unterscheidet man so genannte trockene von feuchten Nebengeräuschen. **Trockene Nebengeräusche** werden auch als kontinuierliche Geräusche längerer Dauer und musikalisch klingend bezeichnet. Feuchte Nebengeräusche hingegen als diskontinuierliche Geräusche, kürzerer Dauer, und als nicht musikalisch klingend beschrieben. Bei feuchten RGs unterscheidet man zwischen feinblasigen, mittelblasigen und grobblasigen RGs.

▫ Tab. 3.19 gibt einen Überblick über die **international gebräuchlichen Bezeichnungen für Nebengeräusche**. Typischer Auskultationsbefund bei einer klassischen Pneumonie wären feinblasige RGs über dem betroffenen Abschnitt der Lunge, während mittel-grobblasige RGs z. B. bei produktiver Bronchitis auskultierbar sind. Diese können nach einigen Hustenstößen mit einhergehender Sekretmobilisation wieder schwächer werden. Trockene Rasselgeräusche werden auch als Pfeifen, Brummen und Giemen bezeichnet. Typischer Auskultationsbefund bei einem Kind mit akutem Asthmaanfall ist ein polyphones Pfeifen über der Lunge mit Giemen und Brummen. Dabei dominiert bei einem schweren Asthmaanfall zunächst nur das massiv abgeschwächte Atemgeräusch; nach Inhalation von Medikamenten zur Erweiterung der Atemwege kann ein Pfeifen zu hören sein.

Ablauf der Untersuchung

Für die Auskultation der Lunge sollte der Oberkörper des Kindes komplett entkleidet sein, um störende Geräusche durch Reiben der Membran auf Kleidungsstücken zu vermeiden. Auch sollte darauf geachtet werden, dass die Membran des Stethoskops angewärmt wurde, sodass das Kind nicht durch die Berührung erschreckt wird, was die weitere Untersuchung schwierig gestalten könnte. Säuglinge und Kleinkinder werden häufig auf dem Arm oder dem Schoß der Eltern sitzend untersucht. Hierbei ist es von Vorteil, die Auskultation zunächst am Rücken zu beginnen, da dies weniger Angst auslöst als eine frontale Untersuchung. Ältere Kinder können in sitzender oder stehender Position untersucht werden.

Tab. 3.19. Nomenklatur der Atemnebengeräusche. (Nach Cugell DW. Lung sound nomenclature. Am Rev Respir Dis 136: 1016, 1987)

	Deutsch	Englisch	Französisch
Diskontinuierliche Nebengeräusche (feuchte Nebengeräusche)			
– fein	– feinblasige Rasselgeräusche	– fine crackles	– râles crépitants
– grob	– grobblasige Rasselgeräusche	– coarse crackles	– râles bulleux ou sous-crépitants
Kontinuierliche Nebengeräusche (trockene Nebengeräusche)			
– hochfrequent	– Pfeifen	– wheezes	– râles sibilants
– niederfrequent	– Brummen	– rhonchus	– râles ronflants

Bei der Auskultation der Lunge sollte der Untersucher systematisch die beiden Lungen jeweils im direkten Seitenvergleich beurteilen. Die Anzahl der einzelnen Auskultationsstellen hängt von der klinischen Situation ab. Im Idealfall sollten alle Lungensegmente abgehört werden, aber dies ist gerade bei kleinen Kindern häufig nicht möglich, sodass man sich auf die obere und untere Thoraxhälfte frontal und dorsal im Seitenvergleich und auf die lateralen Partien (Axilla) beschränken muss.

Durch die Auskultation sollten folgende Fragen beantwortet werden:

- Ist die Lunge seitengleich belüftet?
- Ist die zeitliche Relation zwischen In- und Expirationslage normal (zeitliches Verhältnis 1:1,2)?
- Ist ein in- oder exspiratorischer Stridor zu hören?
- Sind Nebengeräusche hörbar? Wenn ja: in Inspiration und/oder Exspiration? Wo sind sie lokalisiert und wie ist der Charakter der Geräusche?

Perkussion

Wegen der Größenverhältnisse des kindlichen Thorax zu den Fingern des Untersuchers ist eine Klopfschall-Untersuchung (Perkussion) des Thorax erst ab dem

Kleinkindesalter sinnvoll. Wichtig ist hierbei die vergleichende beidseitige Perkussion. Die unterschiedlichen Schallphänomene, die man durch Perkussion des Thorax erzeugen kann, werden wie folgt eingeteilt:
- sonorer Schall
- hypersonorer Schall
- gedämpfter Schall

Beim Gesunden hört man über dem Abschnitt des Thorax, unter dem Lungengewebe liegt, einen sonoren Klopfschall. Ein hypersonorer Klopfschall ergibt sich bei einem Fassthorax bedingt durch Lungenüberblähung. Dies ist z. B. bei Patienten mit Mukoviszidose und fortgeschrittener Lungenkrankheit der Fall. Ein einseitig hypersonorer Klopfschall ist der typische Befund bei einem Pneumothorax. Ein gedämpfter Klopfschall, vergleichbar mit der Perkussion des Oberschenkels, ist z. B. bei einem Pleuraerguss zu hören.

Die Ermittlung der Lungengrenzen und der Atemverschieblichkeit der Lunge erfolgt durch Bestimmung des Übergangs von sonorem zu gedämpftem Klopfschall in der Skapularlinie paravertebral.

TIPPS und TRICKS

Für die Bestimmung der Atemverschieblichkeit der Lungen müssen die Kinder in der Lage sein, die Luft nach maximaler Inspiration kurz anzuhalten, sodass diese Untersuchung erst im Schulalter sinnvoll ist.

Inspektion des Rachens

Am Ende der Untersuchung steht die Inspektion des Rachenraums mithilfe eines Spatels. Für die Racheninspektion des Säuglings oder Kleinkindes sollte man eine zweite Person (z. B. eine Krankenschwester) um Hilfe bitten, ggf. das Kind kurz zu halten, damit man einen guten Blick auf Zunge, Gaumenmandeln und Rachen bekommt. Es sollte dabei der Spatel nur einmalig in den Mundbereich geführt werden. Dyspnoische kinder sollten nicht mit dem Spatel untersucht werden, da das Risiko einer akuten Atemwegsobstruktion gegeben ist. Bei **Verdacht auf Epiglottitis** ist die **Anwendung des Spatels kontraindiziert**, da es hierbei zu einem kompletten Verschluss der Glottis durch die geschwollene und vergrößerte Epiglottis kommen kann.

Die Untersuchung des Thorax, der Atemwege und der Lunge sollte zu einer abschließenden Beurteilung der Atmung des Kindes führen, also:
- Eupnoe, also keine Atemnot, normale Atemfrequenz und Atemtiefe
- Tachypnoe (schnelle Atemfrequenz) oder
- Dyspnoe (Atemnot)

3.10 Gastrointestinaltrakt

T. Lang

3.10.1 Einleitung

Für die Untersuchung des Gastrointestinaltrakts sollte sich genügend Zeit genommen werden. Neben der gezielten Untersuchung des Abdomens ist eine genaue Inspektion des gesamten Körpers notwendig, da oft nur durch eine Kombination verschiedenster Befunde eine gezielte Diagnostik gebahnt werden kann. Der Gastrointestinaltrakt beginnt an den Lippen und endet am Anus. Auf die Untersuchung der Mundhöhle sei hier nur kurz eingegangen, da diese bereits detailliert im ► Kap. 3.6 abgehandelt wurde.

Kurz zusammengefasst seien jedoch hier die Befunde der Mundhöhle, die bei bestimmten Erkrankungen des Gastrointestinaltrakts gefunden werden und auf bestimmte Erkrankungen hinweisen (◘ Tab. 3.20).

Die Untersuchung des Gastrointestinaltrakts sollte systematisch in folgenden Teilschritten erfolgen:

- Inspektion
- Gerüche
- Perkussion
- Auskultation
- Palpation

◘ Tab. 3.20. Pathologische Befunde der Mundhöhle und die zugrunde liegende Krankheit

Trockene Schleimhaut	Flüssigkeitsmangel
Aphthen	Crohn-Krankheit, Hand-Fuß-Mund-Krankheit, Infektion mit Herpes simplex, Coxsackie-Virus, Adenoviren
Mundwinkelrhagaden	Eisenmangel, Zöliakie
Glossitis	Infektion, Colitis ulcerosa, Crohn-Krankheit, Leberzirrhose
Lackzunge, Lacklippen	Leberzirrhose
Gelbgraue Beläge auf den Zähnen (nicht entfernbar)	Zurückliegende Cholestase

! Die Untersuchung des Gastrointestinaltrakts ist behutsam zu beginnen. Es empfiehlt sich, die Inspektion durchzuführen, während das Kind auf dem Schoß der Mutter sitzt. Eine Ablenkung des Kindes erleichtert die Untersuchung. Die Umgebungstemperatur sollte angenehm sein. Die Hände des Untersuchers sollten warm sein, da nur so eine Abwehrspannung richtig interpretiert werden kann.
Die Zuordnung einzelner Befunde erfolgt gemäß der Einteilung des Abdomens in einzelne Quadranten (▫ Abb. 3.50).

Den einzelnen Quadranten können bestimmten Organen zugeordnet werden. Diese sind in der ▫ Tab. 3.21 zusammengefasst.

3.10.2 Inspektion

Die Inspektion beginnt bereits beim Begrüßen des Kindes. Wie bei der Untersuchung der anderen Körpersysteme spielt das **Allgemeinbefinden** des Kindes eine ganz entscheidende Rolle. Ist das Kind ansprechbar, schreit es unentwegt vor Schmerzen, reagiert es auf Ablenkung, lassen sich die Schmerzäußerungen durch Ablenkung kurz unterbrechen? Die Beantwortung dieser Fragen kann schon wichtige Hinweise auf die Erkrankung liefern. Beim Säugling oder Neugeborenen gestaltet sich die Untersuchung insofern schwieriger, als die Säuglinge sich nicht so leicht ablenken lassen. Hört das Kind auch auf dem Arm der Mutter nicht auf

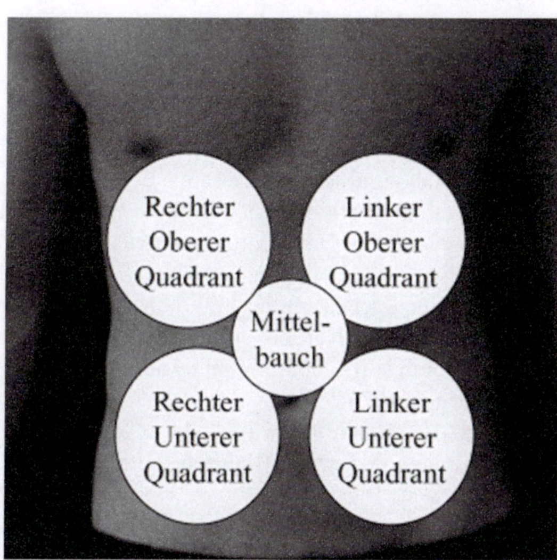

▫ **Abb. 3.50.** Einteilung des Abdomens in einzelne Quadranten

Tab. 3.21. Die 4 Quadranten des Abdomens: Zuteilung der Organe

Rechter oberer Quadrant	Linker oberer Quadrant	Rechter unterer Quadrant	Linker unterer Quadrant
Leber, Gallenblase	Magen	Zökum, Appendix	Sigmoid
Duodenum, Pylorus	Milz	Terminales Ileum	Colon descendens
Pankreaskopf	Pankreaskorpus und Schwanz	Blase, Ureter	Linker Ureter
Rechte Niere	Linke Niere	Rechtes Ovar	Linkes Ovar
Rechte Kolonflexur	Linke Kolonflexur	Rechter Ductus deferens	Linker Ductus deferens
Colon ascendens	Colon descendens	Rechter Inguinalkanal	Linker Inguinalkanal
Rechtes Colon transversum			

zu schreien oder schreit es trotz Beruhigungsversuche unverändert weiter, kann das auf eine bedrohliche Situation hinweisen.

Die **Körperhaltung** an sich kann schon Hinweise auf die Art der Erkrankung liefern. So wird der Patient mit akuten Schmerzen die Hand auf die Stelle mit der größten Schmerzintensität legen, die schmerzhafte Stelle sozusagen stützen. Das Kind mit akuter Appendizitis bewegt sich gekrümmt fort, ebenso das Kind mit paralytischem Ileus. Ein Kind mit mechanischem Ileus oder einer Peritonitis läuft nicht selbst, sondern muss getragen werden. Ein Kind mit Dehnungsschmerzen im Bereich des Dünn- oder Dickdarms wird sich ebenfalls gekrümmt vorwärts bewegen. Ein Kind mit Refluxösophagitis hingegen überstreckt nicht selten die Hals- und Brustwirbelsäule. Gerade beim Säugling kann dies im Zuge einer Refluxerkrankung beobachtet werden. Auffällige Schmatzbewegungen nach vollendeter Mahlzeit können ebenfalls an einen gastroösophagealen Reflux denken lassen.

Neben der Körperhaltung und dem Verhalten des Kindes können Veränderungen der Haut, Narben, auffällige Gefäßzeichnungen und Besonderheiten der Bauchwand von Bedeutung sein. Die wichtigsten Befunde sind in Tab. 3.22 zusammengefasst.

Neben diesen sichtbaren Veränderungen im Bereich des Abdomens können Veränderungen andernorts **Hinweise auf eine Erkrankung des Gastrointestinaltakts** erbringen:

- Leberzirrhose: Palmar-, Plantarerythem, Spidernaevi, Gynäkomastie, Lacklippen und Lackzunge

Tab. 3.22. Auffälligkeiten des Abdomens

Besonderheit	Mögliche Ursache
Narben an der Bauchwand	Vorausgegangene Operationen
Gelbfärbung der Haut	Ikterus
Gelb-Grün-Färbung der Haut und der Skleren	Cholestase
Verstärkte Bauchvenenzeichnung	Portale Hypertension
Verstrichener Nabel	Blähungen, Aszites
Vorwölbung	Hernien, Tumor, Zysten, vergrößerte Organe
Eingesunkenes Abdomen	Beim Neugeborenen: Zwerchfellhernie, obere Atresie, beim Säugling und Kind starke Dystrophie
Sichtbare Darmschlingen	Ileus
Sichtbare Peristaltik	Mechanischer Ileus, Pylorusstenose, Hirschsprung-Krankheit
Flankenrötung beim Neugeborenen	Nekrotisierende Enterokolitis

- Aszites: Kombination aus vorgewölbtem Abdomen, verstrichenem Nabel
- Zöliakie: Dystrophie, Anämie, Muskelatrophie bei gleichzeitig vorgewölbtem Abdomen
- Crohn-Krankheit, Infektion mit Yersinia pseudotuberculosis: Erythema nodosum, Erythema multiforme
- Colitis ulcerosa: Pyoderma gangraenosum
- Crohn-Krankheit: Rezidivierende Gelenkschwellungen

3.10.3 Gerüche

Neben sichtbaren Befunden spielen auch Gerüche bei der Untersuchung des Gastrointestinaltrakts eine wichtige Rolle. Einige Beispiele sind in Tab. 3.23 aufgelistet.

Tab. 3.23. Gerüche und ihre Erkrankungen

Mercaptan-Geruch	Leberzirrhose
Stuhlgeruch aus dem Mund	Ileus
Saurer Foetor ex ore	Reflux

3.10.4 Auskultation des Abdomens

Für die Auskultation des Abdomens beim Kind ist eine störungsfreie, ruhige Atmosphäre unerlässlich. Das Hauptaugenmerk liegt dabei bei der Auskultation der Darmgeräusche. Es sollte bei der Auskultation des Abdomens immer systematisch nach den einzelnen Quadranten vorgegangen werden.

! Bei der Auskultation des Abdomens sollte das Kind entspannt liegen; eine Untersuchung am sitzenden Kind, etwa auf dem Schoß der Mutter, ist nur für sehr unruhige Kinder zu akzeptieren.

Durch die Auskultation der Darmgeräusche lässt sich die peristaltische Aktivität des Darms erfassen. Es sind im Normalfall 5–12 gluckernde Darmgeräusche pro Minute zu hören. Eine gerade eingenommene Mahlzeit kann zu einer höheren Frequenz, eine starke körperliche Beanspruchung zu einer geringeren Frequenz führen. ◻ Tab. 3.24 fasst die wichtigsten pathologischen Befunde und deren Differenzialdiagnosen zusammen.

3.10.5 Perkussion des Abdomens

Durch die Perkussion des Abdomens lassen sich zum einen Flüssigkeiten und Luft aufgrund ihrer unterschiedlichen Schallverteilung unterscheiden, zum anderen durch einen geübten Untersucher die Größe von Organen bestimmen.

Die klinische Diagnose eines Blähbauchs oder von Aszites gelingt in der Regel alleine schon durch die Perkussion. Um das gesamte Abdomen zu erfassen, sollten alle 4 Quadranten perkutiert werden, zusätzlich erfolgt die Bestimmung

◻ Tab. 3.24. Wichtige Befunde bei der Auskultation des Abdomens und ihre Ursachen

Befund	Ursachen
Verstärkte und lebhafte Darmgeräusche	Gastroenteritis, Fasten, Zöliakie, Laktoseintoleranz, inkomplette Fruktoseabsorptionsstörung
Spritzende Darmgeräusche (Borborygmi)	Gastroenteritis
Spritzende, plätschernde Darmgeräusche	Stenosen
Stilles Abdomen	Paralytischer Ileus
Fauchendes arterielles Strömungsgeräusch	Aortenstenose, Nierenarterienstenose

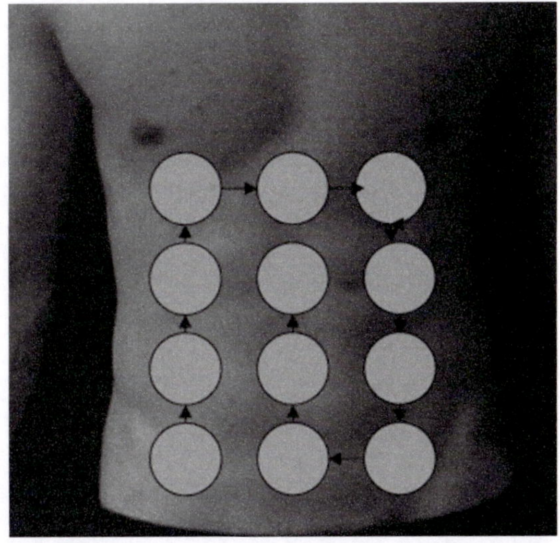

Abb. 3.51. Systematische Perkussion des Abdomens

der Lebergrenzen und der Milzgrenzen. Abb. 3.51 zeigt die wichtigsten Perkussionspunkte.

Die wichtigsten Perkussionsbefunde sind in Tab. 3.25 zusammengefasst.

Eine ganz entscheidende Rolle spielt die Perkussion bei der **Größenbestimmung der Leber.** Hier führen die Organgrenzen nach kranial zum Zwerchfell und nach kaudal zum Darm (vorwiegend Dünndarm) zu charakteristischen Änderungen der Schallqualität. Die Lunge zeichnet sich durch einen sonoren Klopfschall aus, beim Übergang zur Leber ändert sich der Klangcharakter deutlich,

Tab. 3.25. Befunde der Perkussion des Abdomens und ihre möglichen Ursachen

Befund	Ursachen
Tympanitischer Klopfschall (Trommelbauch)	Blähungen, Kohlenhydratmalabsorption, Zöliakie
Tympanitischer Schall in der Mittellinie, Dämpfung an den Flanken	Aszites
Dämpfung rechts in der Medioklavikularlinie	Hepatomegalie
Dämpfung links in der Medioklavikularlinie	Splenomegalie
Dämpfung suprapubisch	Gefüllte Blase

der Schall wird dumpf. Am Leberunterrand wechselt der Klangcharakter von dumpf zu tympanitisch.

TIPPS und TRICKS

Bei der Perkussion der Leber ist es umso schwieriger, den Leberunterrand zu definieren, je jünger das Kind ist. Beim jungen Kind oder beim Säugling empfiehlt es sich, den Finger mit der darunter liegenden Abdominalhaut zu verschieben und nur mit leichtem Druck zu perkutieren. Der Leberrand ist teilweise nur wenige Millimeter dick, eine zu heftige Perkussion erbringt einen zu weit kranial gelegenen Leberunterrand.

Die Perkussion der Leber wird in der Regel in der Medioklavikularlinie durchgeführt. Eine Messung der Ausdehung der Leber in dieser Linie, wie sie bei Erwachsenen üblich ist, ist im Kindesalter nicht verlässlich. Zum einen schwankt die Ausdehnung der Leber nach kaudal in Abhängigkeit vom Alter, zum anderen üben Faktoren wie Lungenüberblähung oder abdominale Blähungen einen nicht zu unterschätzenden Einfluss auf die Ausdehnung der Leber nach kaudal aus.

! Eine Ausdehung der Leber beim Säugling um mehr als 2 cm unter den Rippenbogen in der Medioklavikularlinie und um mehr als 1 cm beim größeren Kind bedarf der Abklärung.
Es ist nicht ausreichend, die Ausdehung der Leber nur in der Medioklavikularlinie zu bestimmen, da sich rechter und linker Leberlappen in ihrer Größe erheblich von Kind zu Kind unterscheiden können. Eine Perkussion der Leber in der Medianlinie sollte immer erfolgen.

Alternativ zur Bestimmung des Leberunterrandes mittels Perkussion kann die so genannte **Kratztechnik** angewandt werden: Das Stethoskop wird beim liegenden Kind auf das Xiphoid aufgesetzt. Mit dem Finger »kratzt« der Untersucher parallel zu den Rippen in kurzen Abständen von medial nach lateral bis unter den rechten Rippenbogen. Am Leberunterrand ändert sich der Klangcharakter. Über der Leber ist das Kratzgeräusch im Stethoskop gut hörbar, es wird über die Leber bis zum Xiphoid fortgeleitet, unterhalb des Leberunterrandes wird es dumpfer (■ Abb. 3.52).

Neben der Bestimmung der Organgrenzen hat die Perkussion des Abdomens eine große Bedeutung für die **klinische Diagnose von Aszites**. Wie bereits erwähnt, kommt bei einem vorgewölbten Abdomen mit verstrichenem Bauchnabel als eine Differenzialdiagnose Aszites in Betracht. Hier leistet eine gut durchgeführte Perkussion des Abdomens bei wechselnder Lagerung des Patienten wichtige Dienste. Einmal erfolgt die Untersuchung des Kindes in Rückenlage: im

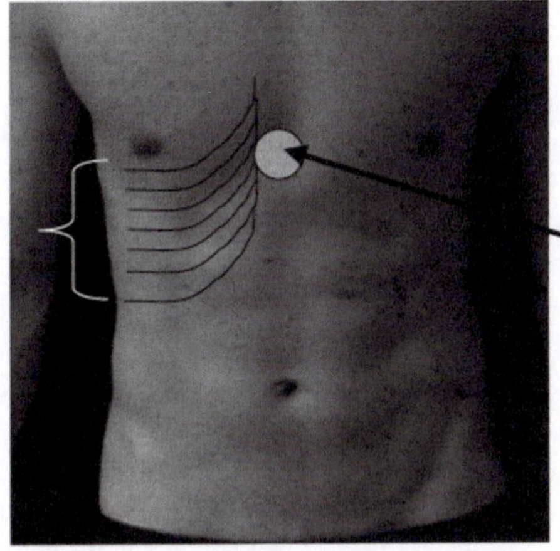

Abb. 3.52. Kratztechnik zur Bestimmung des Leberunterrandes

Mittelbauch ist der tympanitische Schall von luftgefüllten Darmschlingen zu hören, während an den Flanken der Schall eher dumpf erscheint. Lagert man nun das Kind auf die rechte Seite, so wird der tympanitische Schall maximal hörbar an der linken Flanke, während das restliche Abdomen bei der Perkussion eher gedämpft klingt. Mittels der exakten Perkussion in Rücken- und Rechtsseitenlage lässt sich der Aszites auch im Verlauf beurteilen.

Die Frage, ob Aszites in signifikanter Menge vorhanden ist oder nicht, kann auch durch die Diagnose fortgleiteter Flüssigkeitswellen beantwortet werden. Diese Untersuchung hängt jedoch beim Säugling sehr stark von der Erfahrung des Untersuchers ab. Hierzu wird der Patient in Rückenlage gelagert. Eine Hand des Untersuchers liegt an einer Flanke, mit einem Finger der zweiten Hand löst der Untersucher durch leichtes Klopfen an die gegenüberliegende Flanke eine Fortleitung des Klopfens auf die Gegenseite aus. Ist das Abdomen flüssigkeitsgefüllt, so wird die durch das Klopfen ausgelöste Welle auf die Gegenseite getragen und dort von der flach aufliegenden Hand gespürt.

TIPPS und TRICKS

Je kleiner das Kind ist, desto leichter lässt sich auch beim gesunden Kind eine derartige Welle auslösen. Hier ist darauf zu achten, dass zum einen das Klopfen sehr sanft erfolgt, zum anderen sollte durch leichten Druck auf die Medianlinie eine Fortleitung über die Bauchdecken vermieden werden.

3.10.6 Palpation des Abdomens

Die Palpation des Abdomens erfordert ein systematisches und sehr differenziertes Vorgehen. Sie stellt nach Ansicht des Autors die wichtigste Wahrnehmung des Untersuchers bei der Untersuchung des Abdomens dar. Neben Größe, Struktur, Form und Lage von Organen können Schmerzreaktionen ausgelöst und für den Untersucher in Form von Abwehrspannungen spürbar werden.

! Vor der Palpation des Abdomens sollte die Auskultation der Darmgeräusche durchgeführt werden.

Entscheidend für die Palpation des Abdomens ist eine, soweit möglich, entspannte Atmosphäre, also ein entspanntes Kind und entspannte Eltern. Eiskalte Hände des Untersuchers tragen nicht gerade zu dieser Entspannung bei. Der Autor nutzt die Ruhe zu Beginn der Untersuchung und versucht dabei spielerisch das Abdomen zu palpieren. Es ist nicht förderlich, als erstes den Rachen zu inspizieren, da man es sich damit in den meisten Fällen, gerade bei den Kleinkindern, für den Rest der Untersuchung verdirbt. Bei einem schreienden Kleinkind bleibt dem Untersucher keine andere Wahl, als die Schreipausen für die Palpation zu nutzen. Die Bauchdecken sollten bei der Palpation entspannt sein, dies ist am leichtesten durch leichtes Anwinkeln der Beine zu erreichen. Es empfiehlt sich ferner, in den Quadranten des Abdomens mit der Palpation zu beginnen, in denen die wenigsten Schmerzen angegeben werden. Man sollte sich also bei Verdacht auf Appendizitis nicht sofort auf den Mc Burney- oder Lanz-Punkt stürzen.

Bei der Palpation der Bauchdecken sind folgende **Qualitäten** zu überprüfen:
- Abwehrspannung
- Resistenz, Raumforderung
- Schmerzäußerungen des Patienten
- Loslassschmerz

Zur **Diagnose der Appendizitis** stehen zwei charakteristische Druckpunkte zur Verfügung, der Mc-Burney-Punkt und der Lanz-Punkt. Diese sind in der folgenden ◘ Abb. 3.53 schematisch dargestellt.

An beiden Punkten kann der lokale Druckschmerz, aber auch der Loslassschmerz ausgelöst werden. Neben den klassischen Druckpunkten für die Appendizitis gibt es **weitere Druckpunkte**, die in der Diagnostik gastrointestinaler Erkrankungen eine Rolle spielen.
- Epigastrium: Gastritis, Ulcus ventriculi oder duodeni
- Rechter Rippenbogen: Gallenblase
- Oberer Mittelbauch: Pankreas
- Rechter Unterbauch: Crohn-Krankheit des terminalen Ileums
- Linker Unterbauch: Obstipation

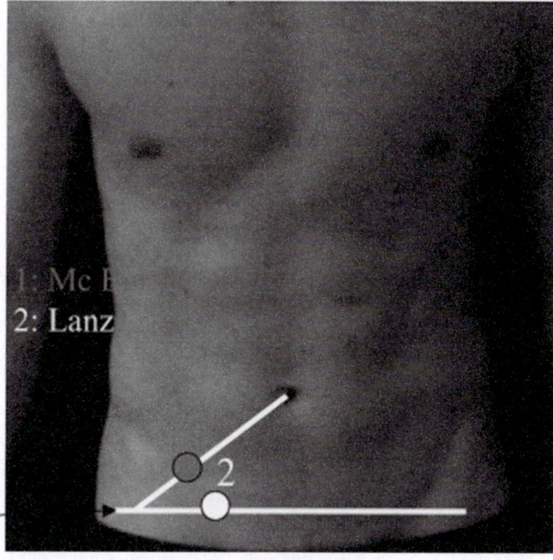

Abb. 3.53. McBurney- und Lanz-Punkt zur Diagnostik der Appendizitis

- Periumbilikal: Blähungen, funktionelle Bauchschmerzen
- Mittlerer Unterbauch: Zystitis, Obstipation

Die Palpation dient der **groben Bestimmung von Organgrenzen.** Dabei sollte beim entspannt liegenden Kind immer im kleinen Becken begonnen werden und langsam und vorsichtig nach kranial das Abdomen palpiert werden. Beginnt man im Mittelbauch mit der Palpation des Leberunterrandes, wird man im Falle einer massiven Hepatomegalie, wie etwa bei einer Glykogenspeicherkrankheit, den Leberunterrand nicht feststellen können. Je nach Alter des Kindes palpiert man mit leichtem Druck am besten mit den 3 mittleren Fingern der rechten Hand von kaudal nach kranial. Tastet man den Leberunterrand, sollte zusätzlich die so genannte Gleitpalpation eingesetzt werden. Die mittleren 3 Finger der rechten Hand werden auf die Bauchwand in der Medioklavikularlinie gelegt und die Finger mitsamt der darunter liegenden Bauchwand mit leichtem Druck nach kranial verschoben.

TIPPS und TRICKS

Beim **Säugling** bewährt sich eine Palpation mit nur 2 Fingern. Je kleiner das Kind ist, desto weniger Druck muss aufgewendet werden.

Mit der Palpation lassen sich der **Leberunterrand** feststellen, aber auch Informationen über die Konsistenz der Leber gewinnen. Beim Neugeborenen oder Säugling kann der Leberunterrand bis 1,5 cm unter dem Rippenbogen tastbar sein. Die Leber tastet sich ähnlich wie der angespannte Daumenballen. Bei der Glykogenose ist sie stark vergrößert, fühlt sich fest an. Eine Stauungsleber, etwa bei Rechtherzbelastung, fühlt sich eher prall an. Bei einer grobknotigen Leberzirrhose kann unter Umständen die höckrige Oberfläche der Leber getastet werden. Die zirrhotische Leber ist derb, der Unterrand fest.

! Bei der Palpation der Leber sollte immer auch eine genaue Palpation des Epigastriums erfolgen. Bei chronischen Lebererkrankungen tastet man nicht selten nur den linken Leberlappen vergrößert. Dieser ist am ehesten im Epigastrium und links der Medianlinie zu tasten.

Neben der Leber findet die Palpation Bedeutung bei der **Bestimmung der Milzgröße**. Hier sollte ähnlich verfahren werden wie bei der Größenbestimmung der Leber. Man beginnt im kleinen Becken von kaudal nach kranial zu palpieren. Dabei tastet man vorsichtig mit den mittleren 3 Fingern der linken Hand, mit der rechten Hand drückt man von dorsal nach ventral die Milz nach vorne. Auch bei der Milz spielt die Qualität des Tastbefundes eine wichtige Rolle. So tastet sich eine septische Milz eher weich, eine Milz bei Glykogenose fest, bei portaler Hypertension prall elastisch. Die Milz bei Patienten mit Leukämie oder Lymphomen tastet sich eher fest.

Die ◘ Tab. 3.26 fasst die wichtigsten Tastbefunde und ihre Zuordnung zu den einzelnen Quadranten zusammen.

◘ **Tab. 3.26.** Wichtige Tastbefunde bei Palpation des Abdomens

Resistenz	Pathologie
Rechter oder linker Oberbauch	Nierentumor
Unterer Mittelbauch	Prall gefüllte Blase
Linker Unterbauch	Obstipation
Rechter Unterbauch	Stenose im Rahmen einer Crohn-Krankheit

3.11 Das muskuloskelettale System

B. Heimkes

Kinder und Jugendliche, die an einer Erkrankung des Haltungs- und Bewegungsorgans leiden, nehmen ihre Symptome überwiegend haptisch, also über die Schmerz-, Oberflächen- und Tiefensensibilität wahr (ich spüre, dass ..., ich fühle, dass ...). Die umgebenden Familienangehörigen und das soziale Umfeld erfassen die Symptome des Kindes überwiegend visuell. Ein guter Kinderorthopäde muss also einfühlsam befragen und mit dem Auge beobachten können, sein Handwerkszeug und der Untersuchungsablauf sind ebenfalls stark auf die visuelle Wahrnehmung ausgerichtet.

3.11.1 Handwerkszeug

Für die **orientierende kinderorthopädische Untersuchung** in der Praxis reichen folgende Hilfsmittel aus:

- Eine einfache Untersuchungsliege, welche durchgehend hart gepolstert sein soll. Dies erleichtert eine genaue Bewegungsanalyse.
- Unterlegbrettchen verschiedener Dicke von 0,5 cm ansteigend bis zu 3 cm. Mit diesen lässt sich die Beinlängendifferenz im Stehen ausreichend genau vermessen.
- Winkelmesser. Es genügen hier einfache Modelle. Sie dienen überwiegend dazu, Bewegungseinschränkungen von Gelenken im Verlauf zu dokumentieren.
- Maßband. Ein einfaches Schneidermaßband reicht aus. Es können hier Abstandmaße wie z. B. der Intermalleolarabstand beim X-Bein oder Interkondylärabstand beim O-Bein dokumentiert werden. Auch interessieren vergleichende Umfangsmaße an den Extremitäten. Erkrankungen, die mit veränderten Rumpf-, Kopf- und/oder Extremitätenproportionen einhergehen, lassen sich durch vergleichendes Vermessen der Skelettabschnitte besser beschreiben.
- Reflexhammer: Er wird gebraucht, um muskuloskelettale kinderorthopädische Erkrankungen von neuroorthopädischen Krankheitsbildern abzugrenzen.
- Lotmessgerät: Ausreichend aussagekräftig ist ein Maurerlot. Es dient v. a. dazu, das Wirbelsäulenlot bei Skoliosen zu bestimmen.
- Knierolle: Diese lagert das Kniegelenk leicht gebeugt, schmerzhafte Kniegelenke lassen sich hiermit deutlich besser untersuchen.

In **kinderorthopädischen Spezialambulanzen** werden weitere Geräte verwendet, die überwiegend dazu dienen, Verläufe zu dokumentieren.

- Skoliometer: Hierbei handelt es sich um ein zweidimensionales Messgerät, das erlaubt, bei Skoliosen die Höhe eines Rippenbuckels oder Lendenwulstes zu vermessen.
- Nivellierzirkel: Dieses selten gebrauchte Spezialinstrument wird zur Vermessung der Beckenkippung verwandt.
- Podometer: Dieses besteht aus einer gespiegelten Glasplatte, mithilfe derer man die Fußauftrittsfläche im Stehen von unten beurteilen kann.

Leider kommt es auch in der kinderorthopädischen Sprechstunde immer wieder vor, dass Eltern und Kinder mit Diagnosen und Therapien konfrontiet werden, die Zukunftspläne zunichte machen und den Alltag stark belasten.In dieser Situation gilt es oft Tränen zu trocknen.

3.11.2 Ablauf der Untersuchung

Die Untersuchung beinhaltet die folgenden Schritte:

- Einsicht in die Aufnahmedaten
- Intuitiver Ersteindruck
- Anamnese
- Inspektion
- Eigenpalpation
- Palpation
- Bewegungsprüfung
- Klinischer Funktionstest
- Muskelkraftprüfung/Muskeltonusprüfung
  Die kinderorthopädische Untersuchung soll zeitlich wie folgt ablaufen.

Einsicht in die Aufnahmedaten

In den Aufnahmedaten sind Vor- und Familiennamen, das Geburtsdatum, der Versichertenstatus und die Adresse vermerkt. Der Familienname lässt hierbei auf die Herkunft und der Vorname auf das Geschlecht schließen, die Adresse und der Versichertenstatus geben Einblick in die wahrscheinliche soziale Lage des Kindes. Da viele kinderorthopädischen Erkrankungen eng begrenzte Altersgipfel haben und geschlechtslastig auftreten, kann man die zu erwartenden Diagnosen bereits vor Eintritt des Patienten einschränken.

Fallbeispiel

In der Wirbelsäulensprechstunde wird erstmals ein 14-jähriges Mädchen vorgestellt. Das Viertel, in dem es wohnt, gilt als sozialer Brennpunkt. Welche Diagnose erwarten Sie bei dieser Konstellation?
Mit großer Wahrscheinlichkeit leidet das Mädchen an einer idiopathischen Skoliose. Hierfür spricht zuallererst die hohe Inzidenz der Erkrankung, dann das typische Alter und Geschlecht der Patientin. Leider lässt der wahrscheinlich unterprivilegierte soziale Status der Patientin vermuten, dass die Deformität relativ spät erkannt wurde.

Intuitiver Ersteindruck

Bei einigen orthopädischen Erkrankungen ist sofort nach dem Eintritt in den Untersuchungsraum eine »Prima-vista-Diagnose« möglich.

Fallbeispiel

Ein großwüchsiger, stammbetont adipöser 14-jähriger Junge betritt hinkend den Untersuchungsraum, wobei ein Bein verkürzt und stark nach außen gedreht ist. Das betroffene Bein belastet er in der Standbeinphase des Gehens nur kurz. Welche Diagnose ist hochwahrscheinlich?
Die hohe Inzidenz der Erkrankung, das Alter und das Geschlecht des Patienten, der Gesamthabitus wie auch das von der Hüfte ausgehende krankheitsspezifische Hinken lassen die »Prima-vista-Diagnose« einer fortgeschrittenen Epiphysiolysis capitis femoris lenta zu.

Anamnese

Als vertrauensbildende Maßnahme kann gelten, dass man die Anamnese in Ruhe vor dem Entkleiden des Patienten erhebt. Die dadurch verlorene Zeit lässt sich gut wieder wettmachen, wenn man während des anschließenden Entkleidens die Anamnesedokumentation durchführt. Auch nehmen es die Eltern des Kindes dem Untersucher nicht übel, wenn dieser die Zeit des Entkleidens dazu nutzt, eine kürzere Paralleluntersuchung in einem anderen Untersuchungsraum durchzuführen.

Inspektion

Das distanzierte, berührungslose Betrachten des Patienten schützt den Untersucher davor, Symptome zu übersehen, die ihm bei der anschließenden körpernahen Palpation und Funktionsprüfung evtl. entgehen würden. Der Patient soll bis auf die

Unterwäsche entkleidet sein; bei Erkrankungen der oberen Extremität, der Wirbelsäule und der Hüften muss auch das Oberteil abgelegt werden. Das Kind wird erst im beidbeinigen Stand von allen Seiten betrachtet, wobei dann sofort durch Unterlegen von Brettchen Beinlängendifferenzen diagnostiziert werden können. Es folgt die klinische Ganganalyse, die im Befund genau beschrieben wird.

TIPPS und TRICKS

Aus didaktischen Gründen hat es sich bewährt, in der **klinischen Ganganalyse** erst einmal nur ein Bein beim Gehen zu beobachten, und dessen Aktivität in der Standbeinphase und dann in der Schwungbeinphase zu beschreiben. Die Standbeinphase beginnt mit dem Aufsetzen der Ferse am Boden (»heel-strike«), anschließend wird das gesamte Bein gegen die Schwerkraft stabilisiert, der Fuß rollt hierbei ab. Am Ende der Standbeinphase wird der Vorfuß vom Boden abgestoßen (»toe off«), es beginnt die Schwungbeinphase. In dieser werden die Hüfte und das Knie gebeugt, das obere Sprunggelenk und der Fuß werden gehoben. Genauso wird im Weiteren das andere Bein beobachtet und beschrieben.

Eigenpalpation

Der Patient wird aufgefordert, seine Symptome selbst mit der Hand anzuzeigen. Mit großer Konstanz verwenden Patienten dafür typische Gesten, die einem Krankheitsbild zuzuordnen sind.

Fallbeispiel

Ein 12-jähriges Mädchen wird aufgefordert, geklagte Kniebeschwerden mit der Hand zu beschreiben. Es nimmt daraufhin beide Hände, streckt alle Finger aus und umfährt damit in kreisenden Bewegungen beide Kniescheiben. Diese Gestik wird nahezu ausschließlich beim Krankheitsbild der Chondropathia patellae demonstriert.
Ein 16-jähriger Junge wird nach einem Verdrehtrauma des Kniegelenks vorgestellt. Er wird aufgefordert, seine Schmerzen mit den Händen zu lokalisieren. Er streckt daraufhin den Zeigefinger seiner dominanten Hand aus und greift genau in den ventralen Anteil des medialen Gelenkspalts. Dies weist auf eine Innenmeniskusläsion hin.

Palpation

Nach der Inspektion und Eigenpalpation führt der Untersucher die Palpation durch. Diese Kombination von Sehen und Tasten entspricht einem tiefen menschlichen Bedürfnis, das in der Wahrnehmungsphysiologie genau untersucht wurde. Nimmt ein Mensch ein Objekt oder ein Symptom mit nur einer Sinnesmodalität wahr, dann führt er, sofern möglich, gleich anschließend einen »intermodalen Konsistenztest« durch, indem er wahrgenommene Objekte oder Symptome mit einer weiteren Sinnesmodalität bestätigen will. Im Schlagertext heißt es: »Rote Lippen (visuelle Wahrnehmung) soll man küssen (taktile Wahrnehmung)«. In der Untersuchung des Kniegelenks wird der erfahrene Diagnostiker einen Kniegelenkserguss zuerst visuell wahrnehmen, er wird ihn dann in der Palpation mit dem Test der tanzenden Patella bestätigen wollen.

In der Palpation hat es sich bewährt, zum Vergleich zuerst das gegenseitige gesunde, dann das erkrankte und anschließend die benachbarten Gelenke zu untersuchen. Da sich viele orthopädische Symptome positionsabhängig oder bewegungsabhängig zeigen, wird die Palpation sowohl in Ruhe als auch in verschiedenen Positionen und in Bewegung durchgeführt.

Bewegungsprüfung

Die aktiven und passiven Bewegungsumfänge werden nach einem standardisierten, für alle Gelenke gültigen Messverfahren, nach der Neutral-0-Methode, bestimmt. Hierzu wird auf die orthopädische und unfallchirurgische Fachliteratur hingewiesen.

Klinische Funktionstests

Für die verschiedenen Gelenke wurden unzählige krankheitstypische Spezialtests beschrieben, die wichtigsten werden im folgenden Kapitel zur Symptomatologie erwähnt.

Muskelkraftprüfung/Muskeltonusprüfung

Bei peripheren Lähmungen wird die Muskelkraft nach der international verbreiteten Kraftskala des British Medical Research Council gemessen, bei zentralen Lähmungen wird überprüft, ob eine Spastik mit oder ohne Klonus, eine Dystonie, eine Ataxie oder Athetose vorliegt.

3.11.3 Die zehn orthopädischen Symptome

Ziel der kinderorthopädischen Untersuchung ist es, zusammen mit dem Patienten und den Begleitpersonen möglichst viele Symptome zusammenzutragen um dann zur Diagnose zu kommen. Es finden sich insgesamt 10 verschiedene Symptome, wobei in der folgenden Aufzählung die ersten **7 als Hauptsymptome** und die folgenden **3 als wichtige Nebensymptome** gelten können:

1. Schmerzen
2. Entzündungszeichen
3. Bewegungseinschränkungen
4. Längen- und Umfangsanomalien
5. Deformitäten
6. Instabilitäten
7. Neurologische Symptome
8. Akustische Phänomene
9. Effloreszenzen
10. Psychosomatische Äußerungen

Symptom Schmerz

Die wichtigsten Fragen der Schmerzanamnese sind in ◘ Tab. 3.27 aufgeführt.

Da orthopädische Erkrankungen überwiegend ein Gelenk oder einen Skelettabschnitt befallen, empfiehlt es sich, die Anamnese mit der Frage zu beginnen, **was schmerzt.** Der Patient wird dann zumeist ein Gelenk oder eine Extremität im Ganzen benennen.

! Kinder lokalisieren Schmerzen in der Regel passend zum betroffenen Gelenk mit einer wichtigen Ausnahme: Hüfterkrankungen lösen häufig einen diffusen Knieschmerz aus, die betroffene Hüfte wird als nicht schmerzhaft empfunden. Aus diesem Grund muss jeder Knieschmerz auch an eine Hüfterkrankung denken lassen.

Lokalisation

Ist das Gelenk oder ein Skelettabschnitt benannt, dann fragt man den Patienten, **wo genau** der Schmerz lokalisiert ist. Er wird auf diese Frage meist mit gelenk- und krankheitstypischen Gesten reagieren: An der **oberen Extremität** klagen Patienten selten über Schmerzen, noch am häufigsten ist hier der Ellenbogen betrof-

◘ **Tab. 3.27.** Schmerzanamnese

Lokalisation	Was schmerzt? Wo genau schmerzt es?
Zeitachse	Seit wann schmerzt es? Wie ist der Schmerzverlauf? Schmerzt es tags und/oder nachts?
Verstärkung	Schmerzt die Belastung? Schmerzt die Bewegung? Schmerzt eine bestimmte Position?

fen. Bei einer rheumatischen Arthritis des Ellenbogens geben die Kinder und Jugendlichen den Schmerz meist mit der gegenseitigen Hand, das ganze Gelenk umgreifend, an. Bei den aseptischen Nekrosen des Ellenbogens benutzen sie den Zeigefinger der gegenseitigen Hand und geben die Lokalisation am betroffenen Ellenbogen an.

An der **Wirbelsäule** ist es wichtig zu wissen, dass die häufigsten Wirbelsäulenerkrankungen des Kindes und Jugendlichen, die idiopathische Skoliose und die thorakale Scheuermann-Krankheit, kaum je Schmerzen verursachen und deswegen auch häufig zu spät diagnostiziert werden. Tief sitzende chronische oder chronisch rezidivierende Kreuzschmerzen weisen am ehesten auf eine Spondylolisthesis oder eine lumbale Scheuermann-Krankheit hin. Akut entstandene Kreuzschmerzen beim sportlich aktiven Patienten können durch eine floride Spondylolyse (Ermüdungsbruch der Interartikularportion des Wirbelbogens) oder selten einmal durch einen juvenilen Bandscheibenvorfall ausgelöst werden. Bei einer bakteriellen Spondylodiszitis, die überwiegend Kleinkinder betrifft, äußern die betroffenen Patienten den Schmerz oft nicht, sie fallen eher dadurch auf, dass sie weinerlich sind und sich nicht mehr bewegen wollen.

Hüfterkrankungen äußern sich, wie oben beschrieben, oft durch einen isolierten, meist innenseitig empfundenen Knieschmerz. Alternativ geben die Kinder und Jugendlichen auch einen Leistenschmerz, nie jedoch einen Gesäßschmerz an, der eher an eine Sakroileitis denken lassen muss. Am **Kniegelenk** wird überaus häufig ein beidseitiger anteriorer, diffuser Schmerz angegeben, der dann mit beiden Händen über die Kniescheiben gleitend demonstriert wird und auf eine Chondropathia patellae hindeutet. Typisch ist auch, dass Jugendliche bei einer Meniskusläsion mit dem Zeigefinger genau in den Gelenkspalt deuten, obwohl sie keinerlei anatomische Kenntnisse zur Lage des Meniskus haben.

Am **oberen Sprunggelenk** werden von einer Osteochondrosis dissecans tali ausgelöste Schmerzen oft klammerartig das obere Sprunggelenk von ventral umgreifend empfunden. Durch Plattfüße ausgelöste Belastungsschmerzen werden über das gesamte Fußgewölbe verteilt angegeben, die aspetische Nekrose des Os naviculare pedis führt zu einem Schmerz im Mittelfuß, der meist am Fußinnenrand verstärkt empfunden wird.

Zeitachse

Als Nächstes interessiert die Zeitachse des Schmerzes. Man fragt also, **seit wann** schmerzt es und **wie verläuft der Schmerz.** Unschwierig zu beurteilen ist der Akutschmerz, der im Rahmen eines Initialtraumas stichartig geschildert wird. Typisch tritt dieser v. a. bei der Meniskusverletzung auf, er klingt sofort wieder ab, wobei jedoch im weiteren Verlauf ein Rotationsschmerz verbleibt. Für bakterielle Infekte, die dann immer zur Notfallaufnahme führen müssen, ist typisch, dass der Schmerz subakut über Stunden beginnt, sich stetig steigert und auch in

Ruhe bestehen bleibt. Der rheumatische Schmerz entsteht spontan, nimmt über mehrere Tage oder Wochen zu, kann dann aber auch wieder abklingen, um später chronisch zu rezidivieren. Bei der Perthes-Krankheit oder bei der Epiphysiolysis capitis femoris lenta geben die Patienten anfangs wenig spektakuläre Schmerzen an, die wieder verschwinden und erst durch einen chronisch rezidivierenden Verlauf zur verspäteten Diagnose führen.

Entscheidende Hinweise ergibt die Frage nach der **Tag- und/oder Nachtrhythmik der Schmerzen.** Stärkste lokale Schmerzen Tag und Nacht bei kurzer Anamnese sind für bakterielle Infekte typisch; die Kinder sind sofort stationär abzuklären. Geben Kinder eher diffuse Dauerschmerzen mit kurzer Anamnese an, dann muss man an ein Knocheninfiltrat bei Leukämie oder an einen Knochentumor denken. Handelt es sich um über Wochen und Monate chronische Schmerzen bei Tag und Nacht bei Kindern, dann besteht am ehesten eine somatoforme Störung.

Von organischer Seite sind jedoch zwei Krankheitsbilder sicher auszuschließen:
- eine nichtbakterielle, chronische Osteomyelitis
- ein Osteoidosteom

Bei beiden Erkrankungen können die Schmerzen oft nicht genau lokalisiert werden, sodass oft erst ein szintigraphischer Suchtest mit anschließender MRT-Kontrolle zum versteckten Krankheitsherd führt. Ausschließlich nächtliche Schmerzen werden beim rätselhaften, aber anamnestisch gut eingrenzbaren Krankheitsbild des **»idiopathischen nächtlichen Beinschmerzes des Kleinkindes«** geschildert, das man früher mit dem Begriff des »Wachstumsschmerzes« belegte: Die Eltern berichten, dass ihr Kind über Monate und Jahre hinweg oft mehrmals im Monat weinend aufwacht, auf beide Beine zeigt und stärkste, jedoch nicht genau lokalisierbare Schmerzen angibt. Nach ca. 20 min ist der »Spuk« vorbei, die Kinder schlafen weiter und sind tagsüber völlig ohne Symptome. Die Diagnose stützt sich ausschließlich auf die typische Anamnese der Eltern, die betroffenen Kinder sind bei der Untersuchung immer unauffällig, technische Zusatzuntersuchungen jeweils ohne Ergebnis. Vor dem 2. und nach dem 6. Lebensjahr wird das Krankheitsbild kaum beobachtet; die Schmerzen verschwinden wieder, wie sie gekommen sind.

Frühmorgendliche Kreuzschmerzen, die erst nach der Tiefschlafphase auftreten, lassen beim Jugendlichen an eine HLA-assoziierte Sakroiliitis denken.

Verstärkung

Bei **ausschließlich tagsüber empfundenen Schmerzen** interessiert v. a., ob sie als **spontan** empfunden werden oder **belastungs-, bewegungs- oder lageabhängig** sind. An der wenig belasteten oberen Extremität beobachtet man bei Kindern und

Jugendlichen fast ausschließlich Bewegungsschmerzen und diese wiederum überwiegend am Ellenbogen und Handgelenk; sie sind wegweisend für rheumatische Arthritiden sowie aseptische Nekrosen. Gelegentlich klagen Schulkinder auch über schwer fassbare Belastungsschmerzen der Hand- und Fingergelenke beim Schreiben, hier darf es erlaubt sein, zu fragen, ob sich die Kinder in der Schule überlastet fühlen.

Patienten mit organischem Befund an der Lendenwirbelsäule, v. a. Patienten mit einer lumbalen Scheuermann-Krankheit, einer symptomatischen Spondylolyse, einer Spondylolisthesis oder einer Bandscheibenprotrusion berichten nahezu alle, dass sich die Schmerzen beim und nach dem Sport verstärken. An der Hüfte sind sowohl Belastungsschmerzen, Bewegungsschmerzen als auch lageabhängige Schmerzen zu beobachten. Adoleszente Mädchen, die eine kongenitale Hüftdysplasie aufweisen, empfinden häufig stundenweise anhaltende Leistenschmerzen nach sportlicher Aktivität; auch berichten sie, dass der Schmerz verstärkt ist, sobald die Hüfte innenrotiert gehalten wird. Auch Patienten mit einer Perthes-Krankheit oder einer Epiphysiolysis capitis femoris lenta klagen darüber, dass sie stärkere Schmerzen verspüren, wenn sie sich vermehrt belasten und bewegen.

Am Kniegelenk werden häufig positions- und aktivitätsabhängige Schmerzen angegeben. Patientinnen mit Chondropathia patellae berichten, dass sie beim Treppab- und Bergabgehen verstärkt retropatellare Schmerzen verspüren und besonders nach Volleyball spielen stark leiden. Jugendliche mit Meniskusläsionen verspüren starke Schmerzen, sobald sie das Knie rotieren, beim geradeaus Gehen sind sie beschwerdearm.

Treten am Sprunggelenk Belastungs- und Bewegungsschmerzen auf, dann muss man am ehesten an eine Osteochondrosis dissecans denken. Isolierte, beidseitige Belastungsschmerzen der Fersen im präpuberalen Alter beobachtet man bei der Apophysitis calcanei, Belastungsschmerzen des Fußlängsgewölbes treten beim Plattfuß auf.

Symptom Entzündungszeichen

Unter Entzündungszeichen werden folgende Symptome zusammengefasst:

- Weichteilschwellung oder Gelenkerguss
- Rötung
- Überwärmung
- Funktionseinschränkung

Die Ursache eines Gelenkergusses oder einer Gelenkschwellung ist häufig über eine exakte Anamnese herauszufinden. Man fragt hier als erstes danach, wann das Symptom entstanden ist. Ein innerhalb von Minuten entstandener Erguss nach einem Trauma spricht dafür, dass es in das betroffene Gelenk eingeblutet hat, es liegt somit ein nichtentzündliches Hämarthros vor. Ein Erguss, der sich innerhalb mehrerer Stunden nach einem Trauma entwickelt hat, spricht für einen wenig entzündlichen Reizerguss. Zeigen sich an einem Gelenk- oder ein Skelettabschnitt spontan über mehrere Stunden zunehmende Schwellung, Überwärmung und Rötung, dann ist als erstes an einen bakteriellen Infekt zu denken, der in der Regel auch zunehmende starke Schmerzen auslöst und mit einer reflektorischen Schonhaltung verbunden ist. Ein über Wochen sich entwickelnder Erguss spricht für eine rheumatische Arthritis. Eine relativ langsam über Wochen und Monate entstehende gelenknahe Weichteilschwellung, besonders am Knie, gelegentlich auch mit einer Gefäßzeichnung verbunden, muss an die ernsthafte Diagnose eines Osteosarkoms denken lassen. Schwillt ein Gelenk über Monate zunehmend an, dann ist an die selten gewordene Arthritis tuberculosa zu denken.

Symptom Bewegungseinschränkungen

Zu Bewegungseinschränkungen gehören folgende Befunde:
- reflektorische Schonhaltung
- Gelenksperre
- endgradiges Bewegungsdefizit
- Kontraktur
- fibröse Gelenksteife
- Ankylose

Reflektorische Schonhaltung

Die reflektorische Schonhaltung wird durch Schmerz- und/oder Dehnungsrezeptoren aufrechterhalten, die den betroffenen Skelettabschnitt in typischer Ruheposition muskulär fixieren. Beseitigt man die Ursache, indem man z. B. einen Schmerzpunkt mit einem Lokalanästhetikum unterspritzt oder einen auslösenden Gelenkerguss abpunktiert, dann löst sich die Schonhaltung sofort auf.

Eitrige Spondylodiszitiden, juvenile Bandscheibenvorfälle oder intraspinale Tumoren der distalen Wirbelsäule fixieren die Lendenwirbelsäule in einer Streckstellung, die man mit dem **Schoberzeichen** quantifizieren kann: Man markiert hierbei entlang der Dornfortsatzreihe mit einem Hautstift eine Strecke, die vom kaudalsten Dornfortsatz 10 cm nach kranial reicht. Bittet man einen gesunden Patienten, sich möglichst weit nach vorne zu bücken, dann verlängert sich die Strecke auf 16 cm, Patienten mit wirbelsäulenfixierenden Erkrankungen weisen ein Schoberzeichen von weniger als 10:14 auf.

Akut entstandene Hüftgelenksergüsse, z. B. bei einer bakteriellen Coxitis, zwingen das Hüftgelenk in eine Beuge-, Abduktions- und Außenrotationsstellung. Die betroffenen Kinder wehren sich sofort, wenn der Untersucher versucht, diese aufzulösen. Kniegelenksinfekte und mit Kniegelenksergüssen einhergehende Kniebinnenverletzungen, z. B. eine Meniskusverletzung oder ein

Kreuzbandriss, fixieren das Kniegelenk in Beugestellung, Sprunggelenksergüsse lösen einen reflektorischen Spitzfuß aus.

Gelenksperre/Einklemmungen

Gelenksperren/Einklemmungen sind mechanisch zu erklären, das Gelenkspiel ist im Gelenkbinnenraum behindert. Als klassische, zur Einklemmung führende Gelenkerkrankung sei die Osteochondrosis dissecans des Kniegelenks erwähnt. Es bildet sich hierbei eine knorpelig-knöcherne Gelenkmaus, die im Kniegelenk herumwandert und sich zwischen Femurkondyle und Tibiaplateau schieben kann. Die Patienten verspüren dann einen stichartigen Schmerz, das Kniegelenk ist blockiert; die Blockade kann jedoch vom Patienten gelöst werden, indem er das Kniegelenk ausschüttelt.

Endgradige Bewegungsdefizite

Bei endgradigen Bewegungsdefiziten ist das Bewegungsspiel aus der Neutralposition heraus in eine oder beide Bewegungsrichtungen eingeschränkt. Als typische Erkrankungen des Ellenbogens seien die angeborene Radiusköpfchenluxation und die radioulnare Synostose genannt (◘ Abb. 3.54); die betroffenen Kinder können nicht ausreichend supinieren und damit z. B. einhändig kein Tablett halten.

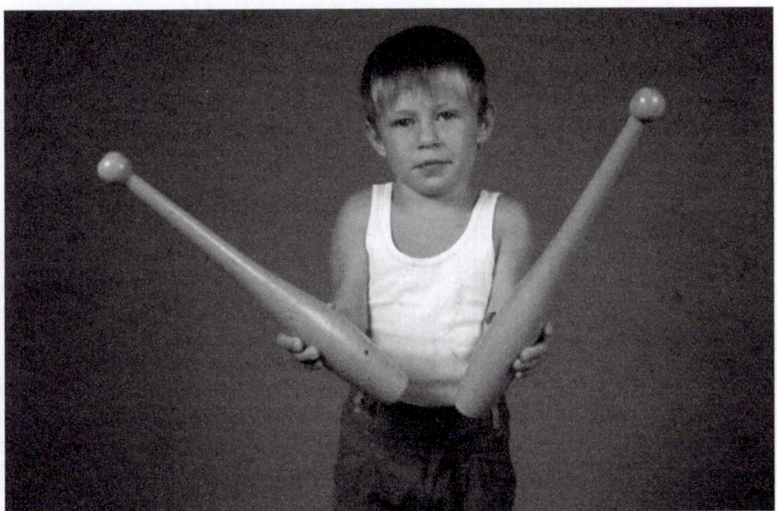

◘ Abb. 3.54. Der Junge kann den Unterarm links nicht normal supinieren, er leidet an einer radioulnaren Synostose

Kontrakturen

Besonders häufig kommen **Beugekontrakturen** vor: Definitionsgemäß kann das betroffene Gelenk nicht in Neutralstellung und nicht in Streckung gebracht werden. Die maximale Beugefähigkeit des Gelenks kann hierbei normal oder ebenfalls eingeschränkt sein. Beseitigt man die auslösende Ursache einer Kontraktur (z. B. eine länger andauernde Meniskuseinklemmung), so persistiert die Bewegungseinschränkung trotzdem.

! Ein kontraktes Gelenk kann aufgrund narbiger Verwachsungen und/oder Weichteilverkürzungen zwar bewegt, aber nicht in die Neutralstellung (und damit auch nicht in die Gegenrichtung der Bewegungsebene) gebracht werden.

Alle **neurologischen und myologischen Erkrankungen**, insbesondere die Zerebralparese und die Meningomyelozele, wie auch alle chronischen Gelenkerkrankungen, z. B. die juvenile rheumatische Arthritis, führen zu Gelenkkontrakturen. Seltener werden diese bei einer Sklerodermie und nach Hautverbrennungen beobachtet.

An der Hüfte werden häufig Beuge-, Adduktions- und/oder Innenrotationskontrakturen beobachtet. Die Hüftbeugekontraktur wird im Untersuchungsgang überaus häufig übersehen, weil die betroffenen Kinder mit starkem Hohlkreuz kompensieren können (◘ Abb. 3.55a–c). Eine Kniebeugekontraktur stört die Gesamtstatik des Beins erheblich, weil sie das Bein stark verkürzt. Kinder mit doppelseitiger Kniebeugekontraktur sind also sehr viel kleiner als sie eigentlich sein müssten. Nachteilig ist auch, dass das benachbarte Hüftgelenk im Laufe der Zeit eine sekundäre Beugekontraktur entwickelt und der benachbarte Fuß zum Hackenfuß wird.

Fibröse Gelenksteifen und Ankylosen

Fibröse Gelenksteifen und Ankylosen stellen sich nach destruierenden Gelenkerkrankungen ein. Eitrige Arthritiden oder schwere Traumen können ein Gelenk so stark schädigen, dass es nach Ausheilung fibrös verlötet bleibt und nur mehr Wackelbewegungen zulässt oder knöchern vollständig durchbaut und damit völlig steif wird. Den knöchernen Durchbau nennt man Ankylose. In der klinischen Untersuchung lässt sich die fibröse Gelenksteife, die leichte Wackelbewegungen zulässt, nur schwierig von der Ankylose unterscheiden; man wird das zugehörige Röntgenbild zur Differenzialdiagnose hinzuziehen.

Symptom Längen- und Umfangsanomalien

Körperdysproportionen

Will man Dysproportionen beurteilen, so orientiert man sich auch heute noch an den unvergleichlich sorgfältigen Proportionslehren von Leonardo da Vinci und Albrecht Dürer, die wiederum den römischen Architekturtheoretiker Vitruvius

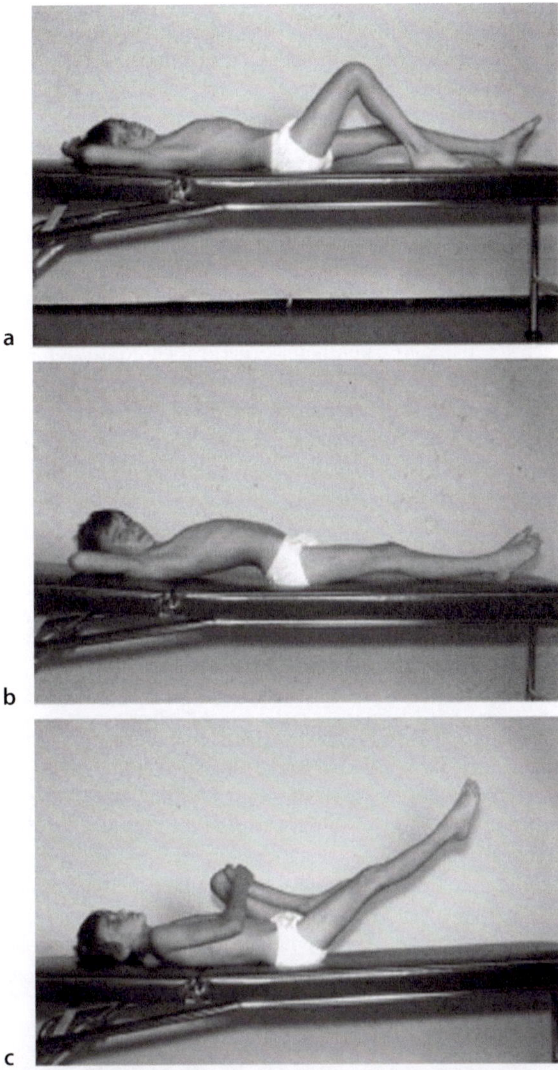

Abb. 3.55a–c. Hüftbeugekontraktur. **a** Der Patient leidet an einer Hüftbeugekontraktur rechts. **b** Im Liegen und Stehen kann er die Beugekontraktur mit einem starken Hohlkreuz kompensieren. **c** Mithilfe des Thomas-Handgriffs, der auf der gesunden Gegenseite ausgeführt wird, drückt er das kompensatorische Hohlkreuz weg, sodass die Hüftbeugekontraktur offensichtlich wird. Der Patient litt an einer Destruktionshüfte rechts nach bakterieller Coxitis

und den griechischen Bildhauer Polykletes von Argos rezipierten. Bei Erkrankungen, welche die Körperproportionen stark verschieben, sollen nach Bedarf folgende Verhältnisse vermessen werden:

- von Armspanne und Körpergröße
- von Kopf- und Rumpflänge zu Beinlänge
- von Oberarmlänge zu Unterarmlänge oder Femurlänge zur Unterschenkellänge

Bei Adoleszenten vermisst sich im Idealfall die Armspanne zur Körpergröße mit 1:1 und die Kopf- und Rumpflänge (Schädelkalotte bis Scham) zur Beinlänge (Scham bis Ferse) ebenfalls 1:1.

Bei einer schweren Skoliose nehmen Körpergröße und Rumpflänge ab, während Armspanne und Beinlänge gleich bleiben (◘ Abb. 3.56a). Bei der Achondroplasie nehmen Körpergröße, Armlänge und Beinlänge stark ab, während der Rumpf in geringerem Maße verkürzt ist (◘ Abb. 3.56b). Bei der spondylo-epiphysären Dysplasie ist die Körpergröße reduziert, wobei der Rumpf relativ stärker verkürzt ist als die Extremitäten.

Beinlängendifferenz

Will man Beinlängendifferenzen klinisch bestimmen, so vermisst man diese zuerst mit der wichtigeren, weil genaueren indirekten Methode im Stehen und dann mit der direkten Methode im Liegen.

TIPPS und TRICKS

Indirekte Messung: Die Beinlänge wird im Stehen mit Brettchen definierter Dicke so lange ausgeglichen, bis das Becken (Beckenkämme, Michaelis-Raute) waagerecht steht. Der Messfehler beträgt ±5 mm, die Messung wird jedoch durch Kontrakturen, insbesondere Hüftadduktions- und -abduktionskontrakturen stark verfälscht.
Direkte Messung: Das Hüftgelenk hat keinen äußerlich tastbaren Bezugspunkt, aus pragmatischen Gründen vermisst man deswegen die Distanz zwischen Spina iliaca anterior superior und Malleolus lateralis. Diese am Bein exakt abgrenzbaren Bezugspunkte begrenzen den Messfehler auf ±5–10 mm.

Im Untersuchungsablauf ist genau zwischen folgenden Formen zu differenzieren:

- echte = reelle Beinlängendifferenz, z. B. aufgrund einer verkürzt verheilten Fraktur
- scheinbare = funktionelle Beinlängendifferenz

Reelle Beinlängendifferenzen verstehen sich von selbst, während funktionelle Beinlängendifferenzen häufig schwer verständlich sind. Eine **funktionelle Beinlängendifferenz** tritt auf, wenn ein Patient **mit normal langem Bein** eine Kontraktur beim Stehen und Gehen kompensiert und dann sein Bein in Funktion verkürzt oder verlängert erfährt (◘ Abb. 3.57).

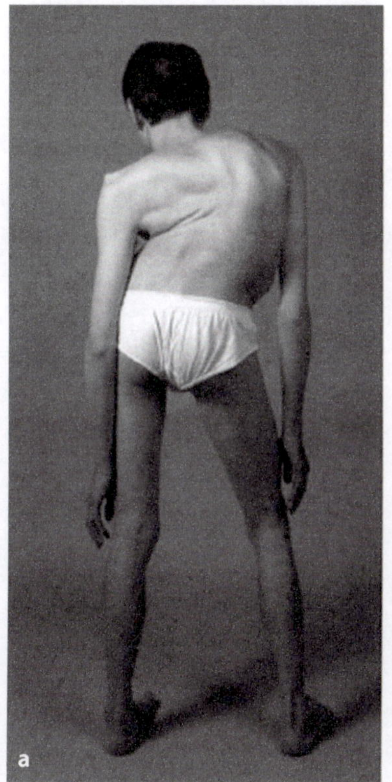

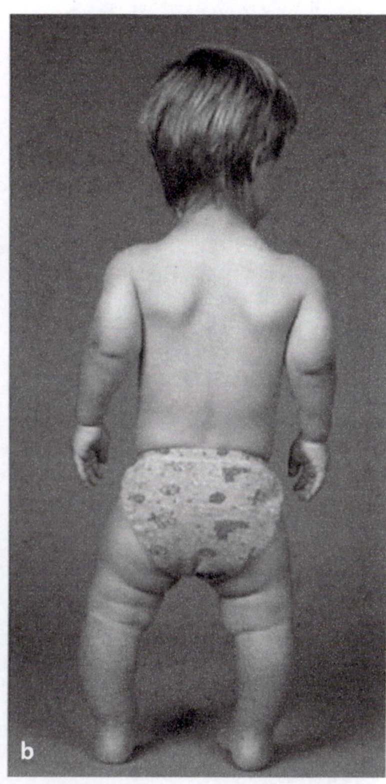

◘ **Abb. 3.56a,b.** Körperdysproportion. **a** Bei einer schweren neuropathischen Skoliose ist der Rumpf gegenüber den normal langen Beinen deutlich verkürzt. **b** Bei der mit Kleinwuchs einhergehenden Achondroplasie sind die Extremitäten stärker als der Rumpf verkürzt. Beachte bei beiden Dysproportionen die Position der Fingerspitzen in Relation zur Körperhöhe

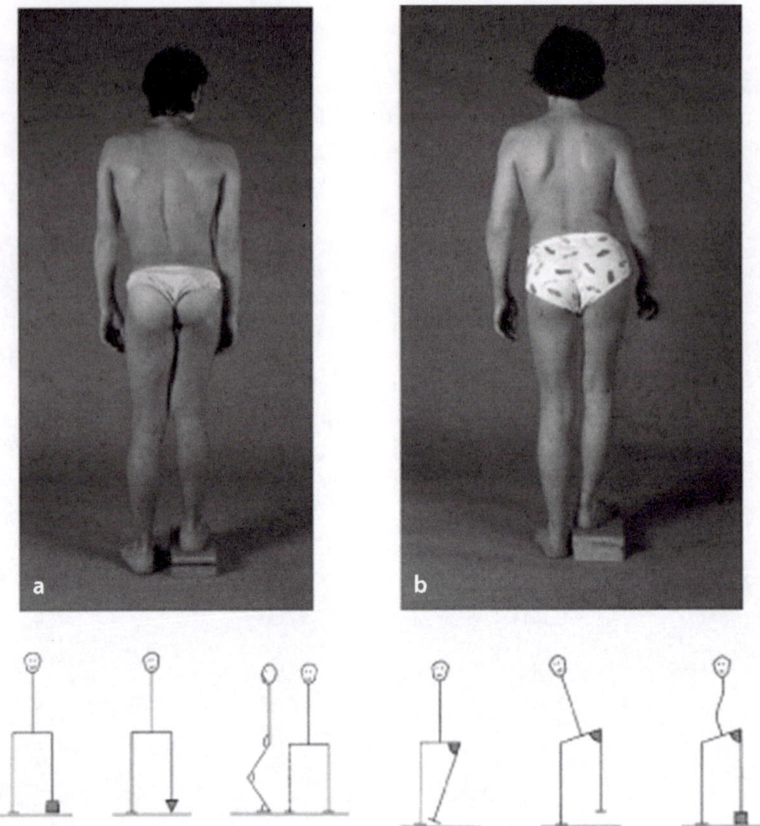

Abb. 3.57a,b. Beinlängendifferenz. **a** Reelle Beinverkürzung. Das rechte Bein ist von der Hüfte ausgehend verkürzt, der Patient kann dies beim Gehen durch einen Bedarfsspitzfuß rechts oder durch eine habituelle Beugehaltung des gesunden Beins ausgleichen. Er litt an einer nicht zur Kontraktur führenden ausgeheilten bakteriellen Coxitis. **b** Funktionelle Beinverkürzung. Der Patient besitzt eine Adduktionskontraktur der rechten Hüfte, wobei das Bein nicht wirklich verkürzt ist. Um die Beine parallel zu stellen und gehen zu können, muss er die Hüfte rechts hochziehen, wodurch sich jedoch das Becken schräg stellt und der Fuß den Bodenkontakt verliert. Es entsteht eine funktionelle Beinverkürzung, die der Patient ebenso kompensieren kann wie der Patient aus **a**

! Es seien folgende weitere Ursachen aufgeführt, die zur funktionellen Beinlängendifferenz führen:
- **Die Lumbalskoliose**: Sie zwingt das Becken konkavseitig höher, das konkavseitige Bein ist in Funktion kürzer.
- Die **Abduktionskontraktur der Hüfte**: Der Patient zieht das Becken auf der nichtkontrakten gesunden Hüftseite hoch, das nichterkrankte Bein ist in Funktion kürzer.
- Die **Hüft- und Kniebeugekontraktur**: Beide Kontrakturen verkürzen die zum Stehen nutzbare Beinlänge.
- Sämtliche **Achs- und Gelenkdeformitäten** verkürzen das betroffene Bein.
- Der **Spitzfuß** verlängert das betroffene Bein.

Reelle und funktionelle Beinlängendifferenzen werden im Stehen und Gehen mit 3 verschiedenen **Ausgleichsmechanismen** kompensiert:
1. Der Patient stellt das Becken auf der verkürzten Seite tiefer und schwingt die Lendenwirbelsäule konvex zur verkürzten Seite.
2. Der Patient verlängert das verkürzte Bein, indem er spitzfüßig steht und geht (so genannter Bedarfsspitzfuß).
3. Der Patient verkürzt das längere Bein, indem er die Hüfte und das Kniegelenk vermehrt beugt und im oberen Sprunggelenk mehr dorsalextendiert.

Beim Gehen werden die verschiedenen Kompensationsmechanismen meist kombiniert angewendet.

Symptom Deformität

Die Deformität ist definiert als fixierte, potenziell krankhafte Abweichung von der Normalform des Stütz- und Bewegungsorgans. Häufig zu beobachten sind Wirbelsäulendeformitäten und Achsdeformitäten.

Wirbelsäulendeformitäten

Besonders herausgehoben werden sollen die Veränderungen der häufigen idiopathischen Skoliose (▪ Abb. 3.58), die überwiegend im Adoleszentenalter auftritt sowie die verschiedenen Formen der Kyphose.

Eine **Skoliose** zeigt sich im Inspektionsbefund von hinten durch folgende Merkmale:
- einen konvex zur skoliotischen Krümmung auftretenden **Rippenbuckel** (▪ Abb. 3.59)
- Da der Rippenbuckel das nahegelegene Schulterblatt nach seitlich oben drängt, entsteht ein **Schulterblatt- und Schulterhochstand.** Das Schulterblatt ist zusätzlich verkippt und von der Dornfortsatzreihe weggerückt.
- Der **Achselkontakt** zwischen Oberarm und Thorax ist konvexseitig länger als auf der Gegenseite.

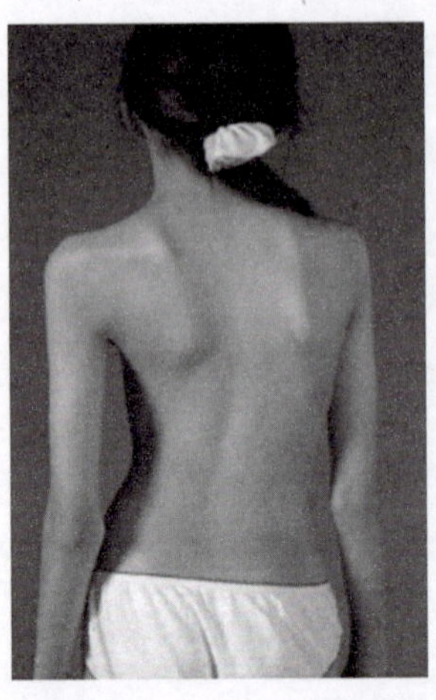

Abb. 3.58. Skoliose. Idiopathische Adoleszentenskoliose mit harmonischem Doppelschwung. Die Brustwirbelsäule ist rechts konvex verbogen, die Lendenwirbelsäule links konvex. Der Körper ist ingesgesamt trotz Skoliose im Lot

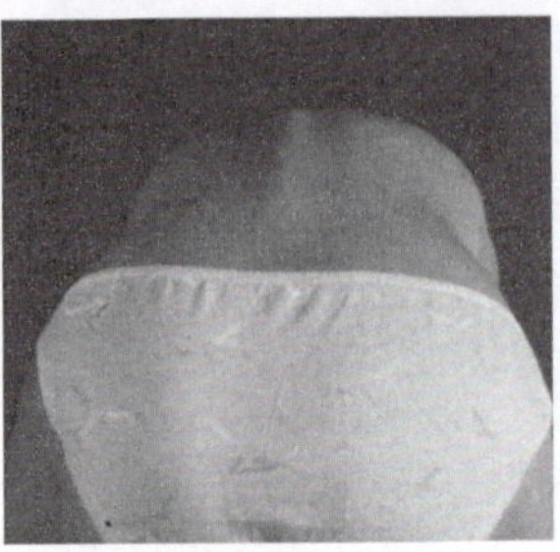

Abb. 3.59. Rippenbuckel. Vorneigetest bei Skoliosenverdacht. Es ist ein leichter Rippenbuckel rechts zu sehen, der sich beim aufrechten Stand nicht bemerkbar macht

- An der Lendenwirbelsäule entwickelt sich konvex zur Krümmung ein **Lendenwulst.**
- Konvexseitig ist das **Taillendreieck** zugespitzt.
- Die Skoliose zieht das Becken konkavseitig hoch, sodass die Patientinnen eine funktionelle **Beinverkürzung** auf dieser Seite verspüren.

! Beginnende Skoliosen, die sich im aufrechten Stand noch nicht manifestieren, können mit dem Adam-Vorneigetest entdeckt werden: Die Patientinnen werden gebeten, den Oberkörper so weit vorzuneigen, bis sie mit den Fingerspitzen zu den Zehen reichen. Es fallen dann auch bei beginnenden Skoliosen Rippenbuckel und Lendenwulst deutlich auf.

Im seitlichen Inspektionsbefund fahndet man nach typischen Kyphosekriterien: Fehlbildungskyphosen führen entweder zur angulären, am Scheitelpunkt fixierten Kyphose (= Gibbus) oder zur kurzbogigen fixierten Kyphose. Die im Adoleszentenalter häufig beobachtete thorakale Scheuermann-Krankheit weist zumeist eine langbogige, teilfixierte Thorakalkyphose mit tief sitzendem Scheitel auf (◘ Abb. 3.60). Die seltener vorkommende lumbale Scheuermann-Krankheit vermindert die Lendenlordose, die Lendenwirbelsäule ist teilfixiert.

Achsdeformitäten

Da der Hüftgelenksmittelpunkt klinisch nicht bestimmbar ist, behilft man sich in der Praxis damit, abweichende Beinachsen durch quere Abstandvermessungen zu beurteilen. Den Verlauf von beidseitigen X-Beinen kontrolliert man, indem man bei geschlossenen Kniegelenken den Innenknöchelabstand misst, bei O-Beinen gibt man den Femurkondylenabstand bei geschlossenen Sprunggelenken an.

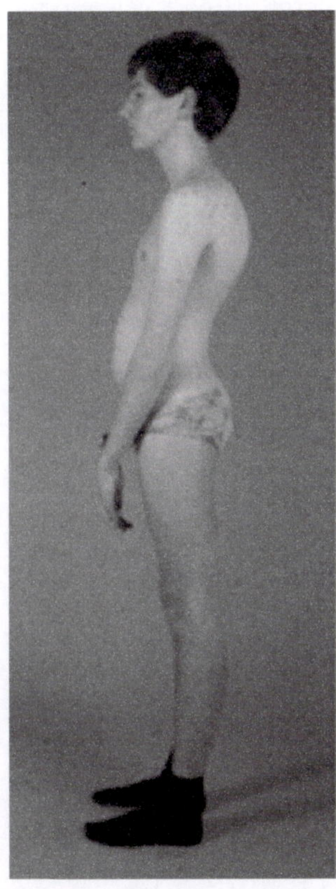

◘ **Abb. 3.60.** Kyphose. Großbogige teilfixierte Kyphose der Brustwirbelsäule, der Befund entspricht einer mittelschweren thorakalen Scheuermann-Krankheit

Die Beinachse des Kindes entwickelt sich alterstypisch in 3 Phasen:

1. Das physiologische Genu varum des Neugeborenen wird bis Ende des 2. Lebensjahres spontan zunehmend gerade.
2. Es folgt das physiologische Genu valgum des 2- bis 5-Jährigen mit einem Maximum der X-Beinstellung um das 3. Lebensjahr.
3. Ab dem 6. Lebensjahr sollte die Beinachse in etwa gerade sein und bleiben. Ab diesem Zeitpunkt liegen die Mittelpunkte des Hüft-, Knie- und Sprunggelenks auf einer Geraden, der so genannten Miculicz-Linie.

Zu beachten ist, dass die Beinachse in allen Abschnitten verformt sein kann, wobei das Genu varum (kniebedingtes O-Bein) und das Genu valgum (kniebedingtes X-Bein) häufig vorkommen, während das Femur varum/valgum und das Crus varum/valgum eher selten beobachtet werden. Besitzt ein Kind beidseitige Coxae varae, Femora vara, Genua vara und Crura vara, dann muss man als erstes an eine erworbene oder therapieresistente Rachitis denken (Abb. 3.61).

Leidet ein Kind an einem eindeutig einseitigen X- oder O-Bein, dann weist dies meist auf eine örtliche, eine einzelne Wachstumsfuge einseitig störende Erkrankung hin. Bei leerer Anamnese ist an das seltene Krankheitsbild einer einseitigen Tibia vara Blount zu denken; nach einem Trauma liegt zumeist ein Fugenblock vor, der eingetreten ist, weil die Wachstumsfuge geschädigt wurde.

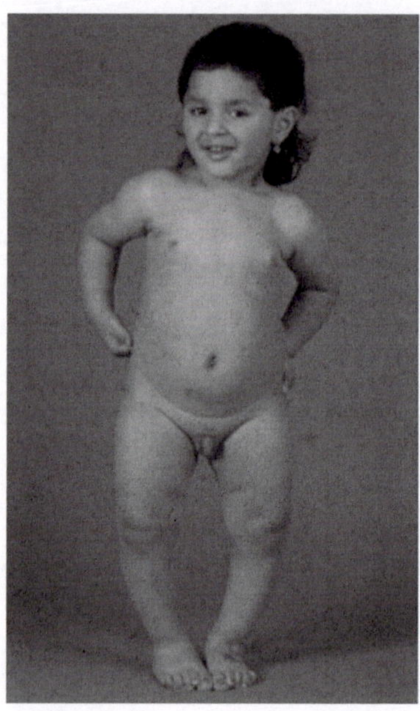

Abb. 3.61. Achsdeformität. Kombinierte Femora, Genua und Crura vara eines 3,5-jährigen Knaben, der entsprechend der physiologischen Beinachsenentwicklung ein X-Bein haben müsste. Der Patient litt an einer unbehandelten Rachitis

! Nicht altersentsprechende Beinachsen und einseitige Achsabweichungen sind als pathologisch anzusehen.

Gelenkdeformitäten

Da die Hüfte von einem ausgeprägten Weichteilmantel umgeben ist, kann der Lokalbefund wenig zur Diagnose einer Hüftgelenksdeformität beitragen. Indirekt kann man jedoch über die Schmerzsymptomatik, Beinstellung, Längendifferenz (s. o.) und der Art der Instabilität (s. u.) die zu erwartenden Diagnosen einschränken.

Am peripheren Bein ist als häufigste angeborene Deformität der idiopathische Klumpfuß zu nennen, der in der Regel bereits postnatal von der Hebamme und vom Geburtshelfer erkannt werden kann: Die Achillessehne ist verkürzt (Spitzfuß/Pes equinus), die Ferse ist nach innen verkippt (Pes varus), das Fußlängsgewölbe ist überhöht (Hohlfuß/Pes excavatus), der Vor- und Mittelfuß ist angespreizt (Sichelfuß,/Pes adductus) und der Fußinnenrand ist gehoben (Pes supinatus) (■ Abb. 3.62).

Symptom Instabilität

! Die Instabilität ist das situationsbedingte oder dauerhafte Unvermögen, ein Gelenk oder eine Gliederkette gegen die Schwerkraft oder gegen plötzlich einsetzende Muskelkräfte zu halten. Instabilitäten beruhen auf Kapselbandschäden, Lähmungen und Knochendeformitäten.

An der **oberen Extremität** wird bei konstitutionell bindegewebslaxen Kindern und Jugendlichen die multidirektionale Schulterinstabilität beobachtet. Die Schultergelenke subluxieren sowohl nach ventral als auch dorsal. Häufig geben die Patienten/-innen als Erstereignis ein inadäquates Trauma an; manche berichten über ein unwillkürliches Herausspringen des Oberarmkopfs, selten können

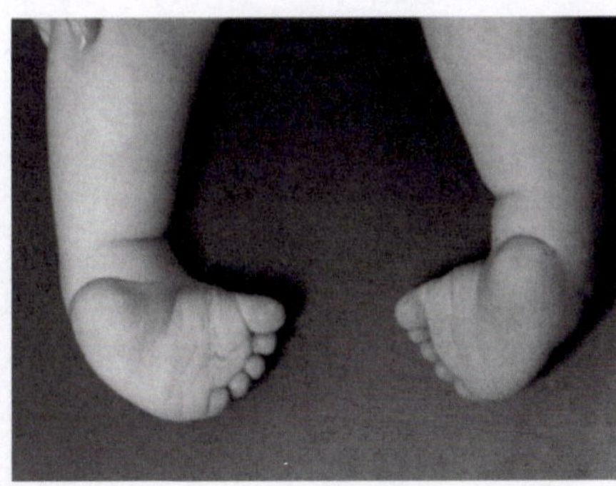

■ **Abb. 3.62.** Typische idiopathische Klumpfüße mit den Einzelkomponenten Pes equinus, Pes varus, Pes excavatus, Pes adductus und Pes supinatus

die Patienten/-innen die Schulter willkürlich subluxieren. Am Ellenbogen wird in der Altersstufe der Kindergartenkinder die Pronatio dolorosa = »nurse disease« beobachtet: Ein leichter Zug am Arm der Kinder lässt das Radiusköpfchen schmerzhaft subluxieren, die Kinder halten den Unterarm anschließend ängstlich in Pronation, bis sich ein Therapeut erbarmt und das Radiusköpfchen wieder einrenkt.

An der **Wirbelsäule** beobachtet man schwere Instabilitäten bei Myopathien und Neuropathien. Bei fehlender Muskelkraft sackt die Wirbelsäule in sich zusammen, der Rumpf verkürzt sich extrem, es bilden sich schwere Kyphoskoliosen (▫ Abb. 3.63).

Klassische **Instabilitätszeichen der Hüfte** sind das **Trendelenburg- und Duchenne-Hinken.** Beide Hinkarten kann man nur dann verstehen, wenn man die normale Biomechanik des Einbeinstandes kennt: Im Einbeinstand ist die Hüfte mit einem einfachen drehmomentfreien Waagesystem vergleichbar, dessen Drehpunkt genau in Hüftkopfmittelpunkt liegt. Die Körperlast muss hierbei durch die Muskelkraft aller abduktorisch wirkenden Muskelgruppen gehalten werden. Da der Lastarm der Körperlast etwa 3-mal so lang wie der Kraftarm der abduzierenden Muskulatur ist, muss die Kraftleistung der Hüfteabduktoren im Einbeinstand ungefähr dem 3-fachen Körpergewicht entsprechen. Sind die Hüftabduktoren insuffizient, dann tritt entweder ein Trendelenburg- oder ein Duchenne-Hinken auf, häufig sieht man auch ein Mischhinken zwischen beiden.

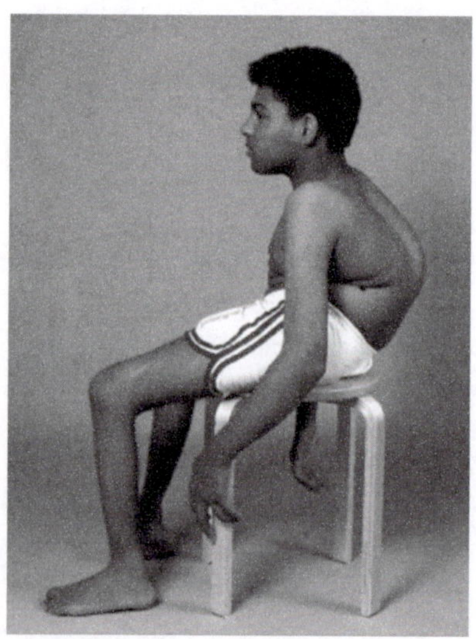

▫ **Abb. 3.63.** Instabile Wirbelsäule mit ausgeprägter Kyphoskoliose, die den Rumpf stark verkürzt. Der Patient litt an einer Muskeldystrophie, auch die Extremitätenmuskulatur ist stark verschmächtigt

! Trendelenburg-Zeichen: Bittet man den Patienten zum Einbeinstand, so sinkt das Becken der Körperschwerkraft folgend auf der gesunden Seite soweit ab, bis passive Spannkräfte die insuffizienten Hüftabduktoren kompensieren (◘ Abb. 3.64).

Duchenne-Zeichen: Bittet man den Patienten zum Einbeinstand, so verlagert er durch eine kompensatorische Kippung des Rumpfs zur erkrankten Seite hin den Körperschwerpunkt näher ans Hüftgelenk. Hierdurch wird der Lastarm des Hüftgelenks verkürzt, sodass die insuffizienten Hüftabduktoren das Becken in der Waage halten können (◘ Abb. 3.65).

Dasselbe Duchenne-Hinken wie in ◘ Abb. 3.65 dargestellt beobachtet man bei Schmerzpatienten, da beim Duchenne-Hinken die Gesamtbelastung der Hüfte deutlich geringer ist als beim Trendelenburg-Hinken; außerdem ist die Hüfte beim Duchenne-Hinken weniger Bewegungsreizen ausgesetzt.

Die zum Trendelenburg-Duchenne-Hinken führende Glutealinsuffizienz kann neurogen oder myogen verursacht sein, zumeist jedoch ist sie mechanisch erklärbar: Sowohl ein zu steiler als auch ein zu flacher Schenkelhals-Schenkelschaftwinkel (CCD-Winkel) verändern die optimale Vorspannung der Hüftabduktoren, sodass diese das Becken nicht mehr waagerecht halten können.

Am **Kniegelenk** finden sich v. a. postraumatische Valgus-, Varus- und Schubladeninstabilitäten, die einzeln und in allen Kombinationen vorkommen. Für die zur Diagnostik notwendigen Spezialtests (Varus-/Valgusstresstests, Schubladentests) sei auf die traumatologische Spezialliteratur verwiesen.

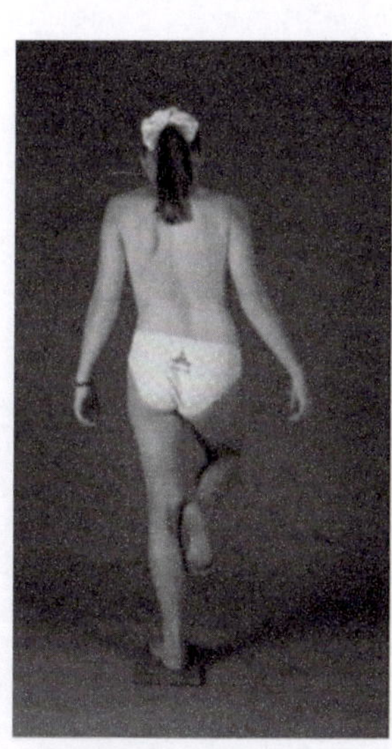

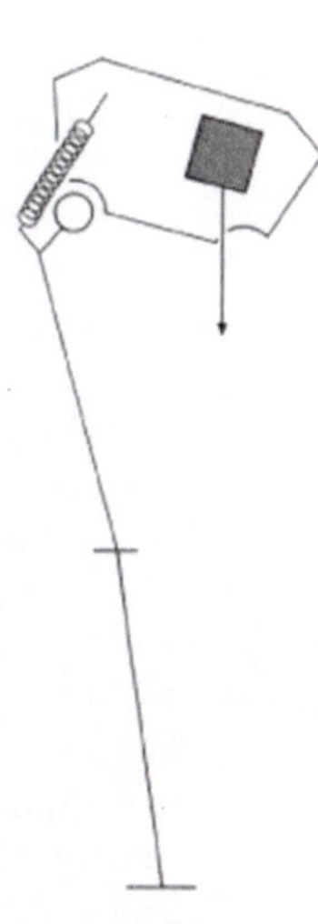

◘ Abb. 3.64. Trendelenburg-Hinken. Die geschwächten Abduktoren der linken Hüfte können das Becken nicht waagerecht halten, sodass es auf der Schwungbeinseite so lange bodenwärts sinkt, bis passive Gelenkstrukturen das Becken stabilisieren. Das Mädchen litt an einer schweren Hüftgelenksdysplasie, welche die Hüfte so stark verformte, dass die Hüftabduktoren ungenügend vorgespannt waren

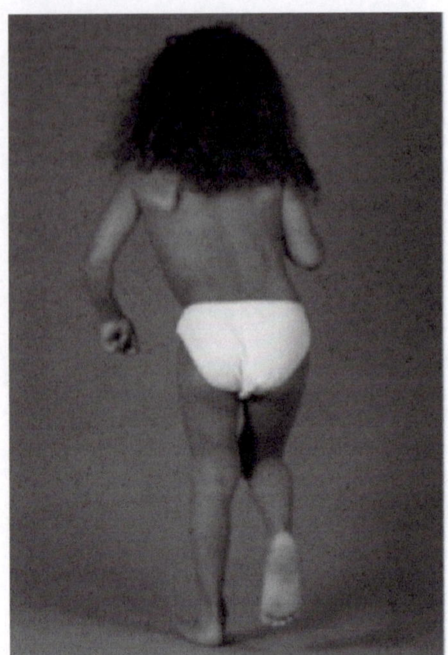

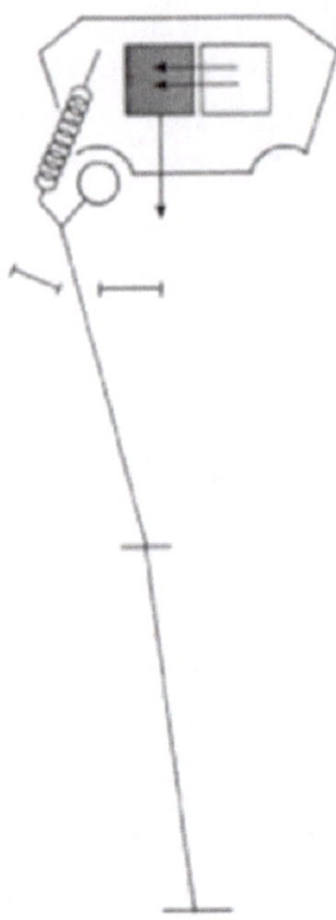

Abb. 3.65. Duchenne-Hinken. Das Mädchen transferiert mit seiner gesunden Rumpfmuskulatur den Rumpf zur erkrankten linken Hüfte. Der Körperschwerpunkt gerät in die Nähe des Hüftdrehpunkts, sodass nur mehr ein kurzer Lastarm besteht. Aufgrund des kurzen Lastarms können auch geschwächte Abduktoren das Becken waagerecht halten. Das Mädchen litt an einer ausgeprägten Coxa vara, hierbei sind die Hüftabduktoren zu wenig gespannt und können deswegen keine Kraft entwickeln

Bei Mädchen im Pubertätsalter ist die habituelle Patellaluxation häufig zu beobachten. Beim Erstereignis genügt ein einfaches Verdrehen dese Kniegelenks ohne äußere Kraftwirkung, um die Kniescheibe nach außen springen zu lassen. Es reißen hierbei die medialen Retinaculae patellae ein; nicht selten splittert auch Knorpel vom medialen Patellarand oder von der lateralen Femurkondyle ab, sodass sich zum Zeitpunkt der Erstuntersuchung ein Hämarthros gebildet hat. Die Folgeluxationen verlaufen dann meist weniger dramatisch, zum Untersuchungszeitpunkt imponiert in diesem Stadium der Erkrankung eine stark verschiebliche Patella und ein Druckschmerz am medialen Patellarand.

Knicken Kinder und Jugendliche bei banalen Anlässen oder ohne ersichtlichen Grund im **Sprunggelenk** nach außen um, so besteht eine chronische fibuläre Sprunggelenksinstabilität. Diese wird nach ungenügender Behandlung der fibularen Bandruptur sowie bei konstitutioneller Bindegewebsschwäche beobachtet. Wie am Kniegelenk kann man sie klinisch durch Varusstresstests und Schubladentests sichern.

Neurologische Symptome

Nicht selten werden Kinder mit einer noch unentdeckten infantilen Zerebralparese oder einer peripheren Neuropathie oder Myopathie zuerst beim Orthopäden vorgestellt, bevor sie den Weg zum Entwicklungsneurologen und Kinderneurologen finden.

Vom Normalbefund abweichende entwicklungsneurologische Meilensteine, pathologische frühkindliche Reflexe, eine erhöhte Spastizität der Muskulatur, eine Hyperreflexie mit Ausbreitung der Reflexzonen lassen am ehesten an eine infantile Zerebralparese denken. Vermehrtes Stolpern, schwerfälliges Gehen und Laufen kombiniert mit abgeschwächten oder erloschenen Reflexen weisen auf eine periphere Neuropathie oder Myopathie hin. Sensible Ausfälle im orthopädischen Patientengut finden sich bei Kindern mit Meningomyelozele, die dann aber auch immer motorische Ausfälle aufweisen.

Kutane Symptome

Hautzeichen, die zur Diagnose einer orthopädischen Erkrankung beitragen, sind selten, sie können jedoch sehr schnell zur Diagnose führen: Weist ein Kind mit einem einseitigen Crus varum oder einer Skoliose Café-au-lait-Flecken auf, dann ist als Grunderkrankung fast immer eine Neurofibromatose Typ I anzunehmen. Demonstriert ein Jugendlicher eine Gelenkschwellung und eine Psoriasis, dann ist es naheliegend, an eine HLA-B 27-assoziierte Arthritis zu denken. Leidet ein Jugendlicher an einer starken Akne und an ziehenden Skelett- und Gelenkschmerzen, dann muss nach einer multifokalen chronischen Osteomyelitis gefahndet werden.

Akustische Phänomene

Der aus der Sporttraumatologie bekannte spektakuläre Peitschenknall, der beim Riss einer Achillessehne zu hören ist, wird in der kinderorthopädischen Sprechstunde nicht geschildert, da die Achillessehne erst in der 3. Lebensdekade reißt. Die im Kindes- und Jugendalter auftretenden Gelenkgeräusche sind durchweg als harmlos anzusehen.

Mütter beobachten im Säuglingsalter gelegentlich ein schmerzloses Hüft- oder Kniegelenksklicken, das auf eine konstitutionelle Bindgewebslaxität hinweist, ansonsten aber harmlos ist. Im Kindes- und Jugendalter werden gelegentlich Patienten vorgestellt, die willkürlich ein lautes, schmerzloses Knacken in der Halswirbelsäule auslösen können. Im Untersuchungsbefund sind diese Kinder bandlax und hypermobil, ansonsten jedoch ohne zusätzliche pathologischen Befunde. Selten zu beobachten ist das idiopathische Schulterblattknarren. Die betroffenen Kinder können, indem sie die Schulterblattmuskulatur anspannen, ein akustisch vernehmliches und palpables Knarren auslösen, das aus der Verschiebeschicht zwischen Thoraxwand und Schulterblattrückfläche herrühren muss. Eine fassbare Ursache des immer schmerzlosen Schulterblattknarrens ist nicht bekannt, ebenso wenig gibt es eine sinnvolle Therapie.

Psychosomatische Äußerungen

Somatoforme kindliche Störungen gehen häufig mit Kopf- und Bauchschmerzen einher, an dritter Stelle klagen betroffene Kinder und Jugendliche über Symptome am muskuloskelettalen Organ. Bei den meisten Betroffenen findet man keinen fassbaren organischen Befund, gelegentlich können Kinder jedoch aus nichtigem Anlass ein CRPS-Syndrom (chronic-regional-pain-syndrom = kindliches Sudeck-Syndrom) oder eine psychogene Lähmung entwickeln. Tragische Einzelfälle, die letztendlich zu einem Rollstuhldasein führten, sind bekannt. Inwieweit der oben beschriebene »idiopathische nächtliche Beinschmerz des Kleinkindes« psychogen verursacht ist, konnte noch nicht geklärt werden.

Abschließend sei erwähnt, dass in einer kinderorthopädischen Ambulanz bis zu 20% aller vorgestellten Kinder gesund oder allenfalls normvariant veranlagt sind. Das Symptom, das zur Vorstellung des Kindes führt, ist im Umfeld des Kindes, insbesondere bei den Eltern zu suchen. Alltäglich zu beobachten ist hier die eher harmlose »Ich-könnte-etwas-versäumen-Angst« junger Eltern, die ihr properes Erstlingskind präsentieren. Gelegentlich äußern Eltern auch den pathologisch zu wertenden Wunsch, den Konstitutionstypus ihres Kindes ändern zu wollen (»Designer-Baby-Syndrom«). Gefürchtet sind hier die Eltern kindlicher Leistungssportler, die den eigenen Ehrgeiz in ihren Nachwuchs projizieren.

3.12 Die klinisch-neurologische Untersuchung des Kindes und Beurteilung seiner Entwicklung

A. Enders

Eltern, die sich um die Entwicklung ihres Kindes sorgen, suchen den Kinderarzt auf und erwarten, dass dieser die Entwicklung ihres Kindes kompetent beurteilt. Die Beurteilung der kindlichen Entwicklung ist auch bei den Vorsorgeuntersuchungen relevant. Ziel der neurologischen Untersuchung im Kindesalter ist es, eine Aussage über Reife und Unversehrtheit des Nervensystems treffen zu können. Da sich das Nervensystem des Kindes noch in einem dynamischen Reifungs- und Differenzierungsprozess befindet, ist die Kenntnis der normalen Entwicklung grundlegende Voraussetzung. Die motorische Entwicklung betrifft nur einen Aspekt aus der Vielfalt der Funktionen des Zentralnervensystems. Eine entwicklungsneurologische Untersuchung darf sich deshalb nicht auf die Beurteilung **motorischer Funktionen** beschränken, sondern muss die Prüfung sensorischer, **kognitiver**, **sprachlicher** und **sozial-emotionaler** Kompetenzen einschließen. Darüber hinaus sollte der Arzt die Normvarianten und Kriterien pathologischer Abweichung bewerten können.

3.12.1 Entwicklungskonzept

Neurowissenschaftliche Erkenntnisse, Zeitgeist und Menschenbild haben die Sichtweise und Vorstellungen von kindlicher Entwicklung jeweils prägend beeinflusst und verändert. Derzeit sind folgende Annahmen im Verständnis eines epigenetisch-adaptiven Entwicklungskonzepts und kindlichen Lernens gültig:

- Die Reifung des kindlichen Gehirns ist in der Organisation seiner morphologischen, neurobiologischen und neurologischen Basisstrukturen grundlegend genetisch determiniert.
- Genetisch determiniert sind im Laufe der Evolution gewonnenes Wissen und Verhalten (so genannte Kernkompetenzen).
- Das Nervensystem besitzt die Fähigkeit, das angeborene Verhalten an die Bedingungen des Umfeldes anzupassen und zu optimieren.
- Entwicklung wird geprägt durch das Entwicklungsumfeld, in dem ein Kind aufwächst. Sie ist somit auch kultur- und zivilisationsabhängig.
- Das Kind lernt in der eigenaktiven Auseinandersetzung mit seinem Umfeld.
- Die Interaktion von Genetik, Umwelt und Eigenaktivität ermöglicht eine wirksame Anpassung an veränderte und neue Lebensumstände - lebenslang.
- Kindliche Entwicklung verläuft in der Abfolge reifungsbedingter Entwicklungsschritte in vielen Bereichen einheitlich. Auf dieser Erfahrung basieren die meisten Entwicklungstests (◘ Tab. 3.28–3.31).
- Lernen erfolgt besonders bei Aufgaben, die herausfordernd, motivierend und sinnvoll sind.

3.12.2 Die kindliche Entwicklung und ihre Variablen

Die kindliche Entwicklung ist gekennzeichnet durch **Individualität, Adaptivität und Variabilität.**

Kinder entwickeln sich individuell unterschiedlich. Die Unterschiede sind so groß, dass jedes Kind in seiner Art einmalig ist. Alleine schon die Konstitution des Kindes (z. B. großer Kopf, Hypermobilität der Gelenke, Muskelhypotonie) wird seine motorische Entwicklung unter biomechanischen Aspekten individuell prägen. Oft erkennen wir Bekannte schon von Weitem an ihrem Gang- und Bewegungsbild.

Reifungsprozesse laufen vorwiegend genetisch determiniert ab, Entwicklungsprozesse antworten dagegen adaptiv auf Vorgaben, welche durch Umweltbedingungen, durch familiäre und kulturelle Forderungen gestellt werden, in denen und mit denen ein Kind aufwächst und zu leben hat.

! Ein Kind, das in der Großstadt aufwächst, wird sich deshalb anders entwickeln als eines, das auf dem Land groß wird. Der Säugling, der sich am glatten Laminat- oder Parkettboden fortbewegen lernen soll, wird dies strategisch anders tun, als der, dem ein Teppich sichereren Haftungswiderstand bietet.

Folgende Entwicklungsvariablen gehören zur normalen kindlichen Entwicklung:
- Interindividuelle Variabilität: Kinder sind untereinander sehr verschieden
- Intraindividuelle Variabilität: das einzelne Kind ist oftmals in einzelnen Entwicklungsbereichen unterschiedlich weit entwickelt
- Inkonsistenzen im Entwicklungsverlauf: Kinder nutzen gelegentlich bereits erlernte Entwicklungsschritte vorübergehend nicht mehr, um sich für einige Zeit wieder mit einer unreiferen Entwicklungsphase zu begnügen
- Interkulturelle Variabilität: Nachweislich gibt es transkulturelle Unterschiede für den Zeitpunkt des Erlernens bestimmter Entwicklungsschritte

3.12.3 Leitfaden zur Entwicklungsbeurteilung eines Kindes

Anamnese

Im ersten Schritt ist die Vorgeschichte zu erfragen hinsichtlich:
- Anamnese von Schwangerschaft und Geburt
- Entwicklungsanamnese
- Familienanamnese

Wesentlich ist beim Erheben der Anamnese, immer genau nach dem Entwicklungsverlauf und dem Entstehen von Symptomen zu fragen:
- Verlief die bisherige Entwicklung kontinuierlich, aber verlangsamt?
- Zeigten sich schubweise Veränderungen (z. B. im Zusammenhang mit fieberhaften Ereignissen oder Nüchternperioden)?
- Kam es zu einer Stagnation oder gar zu einem Verlust bereits erworbener Fähigkeiten?

Letzteres könnte hinweisend für eine neurometabolische oder neurodegenerative Erkrankung sein. Krisenhafte Verschlechterungen in katabolen Situationen können hinweisend sein für mitochondriale Erkrankungen oder eine Glutarazidurie. Dagegen werden kritische Ereignisse um die Geburt oder in der Schwangerschaft sowie genetisch bedingte Entwicklungsstörungen eher eine Residualsymptomatik nach sich ziehen mit verlangsamter, jedoch kontinuierlicher Entwicklung. Allerdings kann im Verlauf der Entwicklung der Abstand zur Norm zunehmend größer werden (◘ Abb. 3.66).

! Wichtige Ausnahmen sind Entwicklungsstagnation und Verlust bereits erworbener Handfunktionen beim Rett-Syndrom. Zunehmender Kraftverlust bei progressiver Muskeldystrophie Duchenne. Beides sind genetisch bedingte Störungen.

Befunderhebung

Eine Befunderhebung aus Beobachtung und klinischer Prüfung bezieht folgende Punkte ein:

- körperlicher Befund
- Entwicklungsstand
- neurologische Symptome
- Verhaltenskriterien

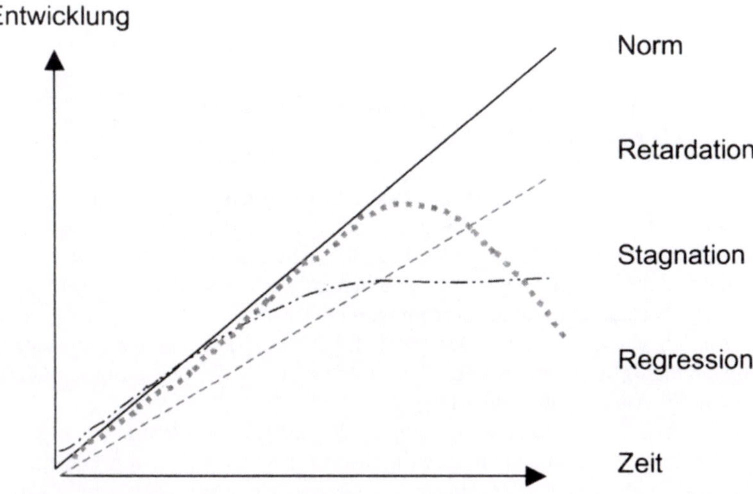

◘ **Abb. 3.66.** Dynamik des Entwicklungsverlaufs

Aus diesem Symptomkomplex wird sich eine **Befundbeurteilung/Hypothese** ergeben, die es dann in diagnostischen Schritten zu prüfen gilt. Der klinische Alltag zeigt, dass eine Schrotschussdiagnostik ohne klare Hypothesenbildung nur selten zur Diagnose führt.

! Ebenen der klinischen Befunderhebung sind:
1. Erfragen. Anamnese -aktuelle Situation
2. Beobachten: Verhaltenskriterien – Phänotyp
3. Prüfen: geprüfte Items -Untersuchung
4. Messen: standardisierte Tests – quantifizierbare Scores
5. Erleben im Alltag: wofür nutzt das Kind seine Fähigkeiten?

3.12.4 Kriterien der Entwicklungsbeurteilung

Eine entwicklungsneurologische Untersuchung baut auf 2 wesentlichen Säulen auf:

- Feststellung des Entwicklungsstandes, der einen Rückschluss über die Reife des Zentralnervensystems erlaubt
- qualitative Beurteilung des neurologischen Verhaltens im Rahmen der klinisch-neurologischen Untersuchung, die Aufschluss gibt über die Integrität des Nervensystems

! Reife und Integrität des kindlichen Nervensystems erschließen sich aus Altersentsprechung und Qualität des neurologischen Verhaltens.

3.12.5 Die Beurteilung des Entwicklungsstands als Kriterium der Reife

Das bekannteste Beispiel eines Entwicklungsscreenings sind die **Denver-Skalen** (orientierendes Screening). Sie beziehen sich auf das Altersspektrum 1 Monat bis 6 Jahre. Durch das Aufzeigen von Perzentilenangaben in den Bereichen Grob- und Feinmotorik, Sprache und Sozialverhalten verleiten sie jedoch immer wieder dazu, nicht als orientierendes Screening, sondern als Entwicklungstest eingesetzt zu werden. Die Spezifität der Denver-Skalen ist gut, die Sensitivität muss jedoch eher als mäßig bezeichnet werden. Eine relativ große Zahl entwicklungsauffälliger Kinder wird also damit nicht erfasst.

Für eine Entwicklungsbeurteilung im Rahmen der kinderärztlichen Praxis ist es dennoch wesentlich, ohne zeitintensiven diagnostischen Aufwand Kinder mit drohenden oder bereits eingetretenen Entwicklungsproblemen zu erfassen, um sie einer fundierten Diagnostik zuzuführen.

Hierfür wurde als Screening das Konzept der »**Grenzsteine der Entwicklung**« etabliert. Grenzsteine definieren Knotenpunkte von Entwicklungspfaden, die jedes Kind durchläuft. Dabei spielt es keine Rolle, auf welchen individuellen Entwicklungswegen ein Kind diese Etappe erreicht hat. Grenzsteine der Entwicklung markieren den Zeitpunkt, bis zu dem 90–95% einer Alterspopulation die benannte Fähigkeit erworben haben.

Grenzsteine der Entwicklung (nach R. Michaelis 2004, ◘ Tab. 3.28–3.31)

- beziehen sich auf obligatorische, nicht fakultative Durchgangsstadien der kindlichen Entwicklung
- sind leicht zu erfragen
- klar definiert
- ausgerichtet nach der grenzwertigen Norm (90.–95. Perzentile)
- ein Nichterreichen dieser grenzwertigen Norm signalisiert eine **Warnung**, erlaubt jedoch keine Klärung der Ursache

◘ Tab. 3.28. Grenzsteine der motorischen Entwicklung (1–60 Monate)

1 Monat (U3)	Kann in schwebender Bauchlage den Kopf einige Sekunden in Rumpfebene halten Bringt die Hände zum Mund und saugt daran
3 Monate (U4)	Kann in Bauchlage sicher den Kopf heben Hände werden in Rückenlage über der Körpermitte zusammengebracht Spielt mit den eigenen Fingern und betrachtet sie
6 Monate (U5)	Beim Hochziehen zum Sitzen wird der Kopf aktiv etwas angebeugt Spielzeug wird gehalten und von einer Hand in die andere gewechselt
9 Monate	Aktives Drehen von Rücken- in Bauchlage und umgekehrt, Kreiseln Sicheres freies Sitzen (mindestens 1 min) Greift nach den eigenen Zehen und spielt damit
12 Monate (U6)	Hochziehen zum Stehen und sicheres Stehen mit Festhalten an Möbeln Kann mit Zeigefinger auf Gegenstände zeigen, nutzt Pinzettengriff
18 Monate	Freies Gehen mit sicherem Gleichgewicht In der Hand gehaltene Gegenstände werden auf Wunsch hergegeben oder in ein Behältnis gelegt
24 Monate (U7)	Sicheres Rennen und Umsteuerung von Hindernissen Kann aus freiem Stand einen Ball mit dem Fuß vorwärts stoßen Treppen hinaufgehen mit Festhalten (Nachstellschritt, Hand, Geländer) Buchseiten werden einzeln geblättert

Tab. 3.28. (Fortsetzung)

36 Monate	Beidbeiniges Abhüpfen von unterster Treppenstufe Rennen mit deutlichem Armschwung Umsteuern von Hindernissen, plötzliches, promptes Anhalten möglich Kann Deckel aufschrauben
48 Monate (U8)	Koordiniertes Treten und Steuern eines Dreirades oder ähnlichen Fahrzeugs steht 5 sec auf einem Bein Stift wird korrekt zwischen den ersten 3 Fingern der Hand gehalten
60 Monate (U9)	Freihändiges Auf- und Absteigen von Treppen mit Beinwechsel Steht 10 s auf einem Bein, hüpft 5-mal auf einem Bein Bälle können aufgefangen werden, wenn sie aus 2 m Entfernung zugeworfen werden

Tab. 3.29. Grenzsteine der Kommunikations- und Sprachentwicklung (1–60 Monate)

1 Monat (U3)	Variables Lautieren, Schreien, reaktive Laute
3 Monate (U4)	Differenziertes intentionelles Schreien bei Hunger, Unbehagen, Schmerz
6 Monate (U5)	Variationsreiches spontanes und reaktives (dialogisches) Vokalisieren, lacht, gurrt und quietscht laut
9 Monate	Spontanes Vokalisieren mit längeren Silbenreihungen mit dem Vokal »a« wa-wa-wa-wa, ra-ra-ra-ra , muttersprachliche Intonationen
12 Monate (U6)	Silbendoppelung vorwiegend mit dem Vokal »a« (mama, papa, dada) Imitieren von Gesten (Winken, Klatschen) und Sprachlauten, erste Wörter
18 Monate	Symbolsprache (z. B. wau-wau für Hund oder Vierbeiner, nam-nam für Essen), mindestens 10 richtige Worte (außer »Mama« und »Papa«)
24 Monate (U7)	Gebraucht mindestens 20 Worte, kombiniert 2 Worte sinnvoll; »late talker«
36 Monate	Eigener Vor- und Rufname wird verwendet, redet für sich beim Spielen 3- bis 4-Wortsätze (ich, du, Plural)
48 Monate (U8)	Kann Gegensätze angeben, definiert Wörter Erlebtes kann in annähernd richtiger zeitlicher und logischer Reihenfolge berichtet werden
60 Monate (U9)	Fehlerfreie Aussprache Ereignisse bzw. Geschichten werden in richtiger zeitlicher und logischer Reihenfolge wiedergegeben, mit korrekter, oft noch einfach strukturierter Syntax

Tab. 3.30. Grenzsteine der kognitiven Entwicklung (1–60 Monate)

1 Monat (U3)	Fixiert und verfolgt kontrastreiche Gegenstände, die langsam im Gesichtsfeld bewegt werden
3 Monate (U4)	Verfolgt im Gesichtsfeld langsam hin- und herbewegtes, attraktives Objekt
6 Monate (U5)	Aktivitäten in der nächsten Umgebung werden aufmerksam verfolgt
9 Monate	Intensive taktile, visuelle, orale Exploration der Struktur und Textur von Objekten
12 Monate (U6)	Findet Objekte wieder, die vor seinen Augen versteckt wurden
18 Monate	Bauklötze werden gestapelt (mindestens 3) genaues Betrachten altersgerechter Bilderbücher, wobei auf Bekanntes gezeigt wird
24 Monate (U7)	Kurze Rollenspiele mit Puppen, Spieltieren (füttern, kämmen)
36 Monate	Malen und Kritzeln, oft noch wenig gestaltend, Kind kommentiert, wen oder was es gemalt hat
48 Monate (U8)	Grundfarben werden erkannt und benannt, malt Kreis nach W-Fragen: Warum, wieso, wo, woher, wann Differenzierte Rollenspiele (Kaufladen, Puppen wickeln, Fahrzeuge)
60 Monate (U9)	Einfache Mengenzuordnung, malt Quadrat und Kreuz nach Konstruktionen von Bauelementen mit und ohne Vorlagen Intensive Rollenspiele, Verkleidungen, Verwandlungen in Tiere

Die Feststellung, dass ein Kind eine bestimmte Fähigkeit bis zu einem definierten Zeitpunkt noch nicht erreicht hat, sagt noch nichts über die Ursache einer Entwicklungsverzögerung aus. Erst aus einer an qualitativen Kriterien orientierten Beobachtung und Beurteilung des neurologischen Verhaltens werden sich für uns ätiologisch, prognostisch und therapeutisch relevante Rückschlüsse ergeben.

3.12.6 Die neurologische Untersuchung des Kindes

Verschiedene Altersbereiche (Säuglings-, Kleinkind-, Schulalter) erfordern unterschiedliche Untersuchungssettings. Deshalb wird im Folgenden auf die jeweiligen Spezifika gesondert eingegangen. Generell soll jede neurologische Untersuchung im Kindesalter folgende Beurteilungskriterien berücksichtigen:

Tab. 3.31. Grenzsteine der sozial-emotionalen Kompetenz (1–60 Monate)

1 Monat (U3)	Beruhigt sich, wenn es aufgenommen wird
3 Monate (U4)	Anhaltender Blickkontakt Lächeln auf bekannte und fremde Gesichter
6 Monate (U5)	Freude an nonverbaler und verbaler, emotional positiv geprägter Kommunikation
9 Monate	Sicheres Unterscheiden bekannter und fremder Personen
12 Monate (U6)	Das Kind ist fähig, selbst soziale Interaktionen zu initiieren, zu unterhalten, zu variieren und zu beenden
18 Monate	Einfache Gebote, Verbote werden verstanden, aber noch nicht immer beachtet
24 Monate (U7)	Übernimmt kurze Rollenspiele mit Puppen, Spieltieren (füttern, kämmen)
36 Monate	Vertraute Handlungen und Rollen von Personen werden im Spiel übernommen Teilt mit anderen nach Aufforderung
48 Monate (U8)	Versteht, dass beim gemeinsamen Spiel auch andere an der Reihe sind. Bereitschaft zu teilen besteht
60 Monate (U9)	Befolgt Spielregeln Intensive Rollenspiele, Verkleiden

Untersuchungsbedingungen mit möglicher neurologischer Relevanz:
- Erkrankungen (akut/chronisch)
- Gestationsalter (bei Frühgeborenen)
- Medikamente: Sedativa/Antikonvulsiva
- Vigilanz/Verhaltenszustand

Kontextbedingungen
- familiäre Situation
- Entwicklungsumfeld

Körperliche Auffälligkeiten mit möglicher neurologischer Relevanz:
- Körpermaße (Perzentilenkurve), Körperbau
- Kopfumfang, Kopfform, Schädelnähte, Fontanelle, Ventilversorgung?
- Dysmorphien

- Atmung, körperliche Belastbarkeit, Organomegalie (Leber, Milz)
- Haut: Elastizität, trophische Störungen, Pigmentveränderungen, Nävi, Hämangiome
- Gelenkfehlstellungen, -beweglichkeit

Hirnnervenfunktionen
- Fixieren, Sehfähigkeit, Lichtreaktion, Blickfolge, Okkulomotorik
- Hörvermögen, Reaktion auf Geräusche
- Reaktion auf sensible Reize im orofazialen Bereich, Suchreaktion, Speichelfluss
- Faziale Innervation, Mimik
- Mund- und Zungenbewegungen, Saugen, Kauen und Schlucken, Stimme, Lautäußerungen und Sprache, nasogastrale Sonde?, PEG?

Sensomotorik
- Haltung: Symmetrie, Variabilität, Stellung der Gelenke
- Bewegungsquantität
- Bewegungsqualität:
  - Form, Ablauf (Flüssigkeit)
  - Zielorientierung, unwillkürliche Bewegungen?
  - Dosierung von Kraft, Tempo, Ausmaß
  - Erproben von Problemlösungsstrategien, Variabilität
  - fokussierte Aufmerksamkeit
  - Innehalten in Bewegungszwischenstufen
- Muskeltonus: aus Haltung/Prüfung des Widerstands bei passiver Bewegung/catch
- Muskelkraft: Bewegungen gegen Schwerkraft/gegen Widerstand; Lokalisation einer Schwäche, Faszikulieren?
- Trophik der Muskulatur
- Reflexe: Muskeleigenreflexe, Fremdreflexe
- Reaktion auf taktile Reize: Hand- und Fußgreifreaktion, Suchreaktion, Saugreaktion, Oberflächensensibilität
- Irritabilität (Empfindlichkeit gegenüber Reizen)
- Haltungskontrolle/Gleichgewicht (statisch und dynamisch)
  - Reaktion auf Lagewechsel (auf Unterlage, im Raum)
  - Moro-Reaktion
  - Aufrichtung im Schwerefeld, provozierte Lagen
  - Stand, Gang
- motorische Fertigkeiten/Koordination, z. B. drehen, sitzen, frei stehen, gehen, rennen, klettern, Ball werfen

Abhängig vom Alter des Kindes werden folgende Kriterien zur Beobachtung des kindlichen Verhaltens hinsichtlich der **kognitiven, sozialen und emotionalen Entwicklung** während der Untersuchungssituation qualitativ beurteilt:

- Kontakt mit Untersucher/Bezugsperson, Interaktion, geteilte Aufmerksamkeit
- Fremdeln, Schreien, Eigenregulation, Anpassung an die Situation
- Kommunikatives Verhalten, Sprachverständnis, Lautieren, Sprache
- Interesse an Umgebung, Neugier, Motivation, Eigeninitiative, Spielverhalten
- Regulation von Aktivität und Aufmerksamkeit
- Ausdauer, Frustrationstoleranz
- Verständnis von Zusammenhängen, Antizipation, Handlungsplanung
- Problemlösungsstrategien
- Gedächtnis, Übertragung in anderen Kontext

3.12.7 Untersuchung im Neugeborenen- und Säuglingsalter

Das Neugeborene

Das Neugeborene kommt mit einem **Repertoire von angeborenen Verhaltensreaktionen** zur Welt, die es ihm vom ersten Atemzug an ermöglichen, durch spontane Aktivität Erfahrungen zu machen und sich mit seiner Umwelt auseinanderzusetzen. Ein Teil dieser Verhaltensweisen ist evolutionäres Erbe ohne wesentliche Bedeutung für menschliche Babys, die in unserer Kultur aufwachsen, ein Teil dieser Reaktionen sind notwendig für ihr Überleben und ein dritter Teil bereitet Wahrnehmung und Denken mit vor.

Es wird vermutet, dass die Aktivierung rhythmischer Bewegungen wie Strampeln, Schreiten, Atmung, Saugen und Kauen im ZNS in so genannten **Central Pattern Generators (CPG)** erfolgt. CPGs sind neuronale Netzwerke, lokalisiert im Rückenmark und Hirnstamm, die unabhängig von äußeren Stimuli diese Aktivitäten erzeugen. Wir sprechen deshalb korrekter von **primären Reaktionen des Neugeborenen** und nicht von Reflexen. Als primäre Reaktionen bezeichnen wir diese altersspezifischen Reaktionen des Neugeborenen und jungen Säuglings. Form, Kraft und Ausmaß der Bewegungen werden durch sensorische Afferenzen und biomechanische Gegebenheiten des Bewegungsapparats sekundär beeinflusst.

Innerhalb von Stunden nach der Geburt adaptiert das Kind seine motorische Aktivität so an die Umwelt, dass ihm wichtige Funktionen, wie Nahrungsaufnahme, Haltungskontrolle im Liegen, möglich werden. Denken wir an die Adaptation von Mund-, Zungen- und Wangenmotorik an die Mamille der mütterlichen

Brust oder einen Sauger oder an die Adaptation der Rumpf- und Extremitätenbewegungen an die Unterlage. Daneben lassen sich auch schon in der Neugeborenenperiode Phänomene beobachten, die die Fähigkeit des Kindes zu selektiver Aufmerksamkeit und zur Habituation gegenüber Reizen, zur Selbstregulation und zur sozialen Interaktion erkennen lassen (Tab. 3.32).

! Eine valide neurologische Beurteilung ist nur am wachen, ruhigen und zufriedenen Neugeborenen möglich.

Ist ein solcher Verhaltenszustand nicht zu erreichen, muss die Untersuchung zu einem günstigeren Zeitpunkt wiederholt werden. Am dösigen, schlafenden oder schreienden Neugeborenen sind z. B. reaktive Verhaltensweisen, Muskeleigenreflexe, Muskeltonus, Spontanaktivität und Haltungskontrolle nicht verlässlich beurteilbar. Das Aufrechterhalten eines optimalen Verhaltenszustandes ist eine aktive Leistung des Zentralnervensystems. Um Untersuchungsergebnisse reliabel zu gestalten, sollten vergleichbare Umgebungsbedingungen eingehalten werden.

Tab. 3.32. Neurologisches Verhalten des Neugeborenen. (Nach B. Ohrt 1997)

Angeborene motorische Verhaltensweisen	Primäre Reaktion	Biologische Bedeutung
Extremitätenbewegungen, Rumpfbewegungen	Placing Schreitreaktion Fußsohlenreaktion Haltungsanpassung an Unterlage und im Schwerefeld	Lokomotion Ausrichtung des Körpers zum Umfeld
	Greifreaktion Moro-Reaktion Fluchtreaktion Glabella-tap Galant	Festhalten Schutz/Abwehr
Suchen, saugen, schlucken	Suchreaktion Saugreaktion Schluckreaktion	Nahrungsaufnahme
Augenfolgebewegungen	Orientierung Soziale Interaktion	Schauen akustische Orientierung taktile Exploration

TIPPS und TRICKS

Bei der neurologischen Untersuchung des Neugeborenen sind folgende Punkte zu beachten:

- Zeit und eigene Ruhe sind mitzubringen
- Gegenlicht (physiologische Photophobie beim Früh- und Neugeborenen) ist zu vermeiden
- Fixation und Blickfolge mit Schwarzweiß-Kontrast (langsam, horizontal) (▣ Abb. 3.67) sind zu prüfen
- Abrupte und schnelle Positionsveränderungen sind zu meiden
- Sicherheit durch stabile Haltung sind wichtig
- Es ist behutsam Kontakt aufzunehmen
- Gemeinsame Aufmerksamkeit ist herzustellen
- Austausch von Signalen ist wichtig
- Die Signale des Kindes sollten wahrgenommen und respektiert werden; man sollte darauf dosiert und feinfühlig reagieren
- Untersuchungsschritte, die zu einer Gefährdung des optimalen Verhaltenszustandes führen könnten, sollten an den Schluss der Untersuchung gesetzt werden

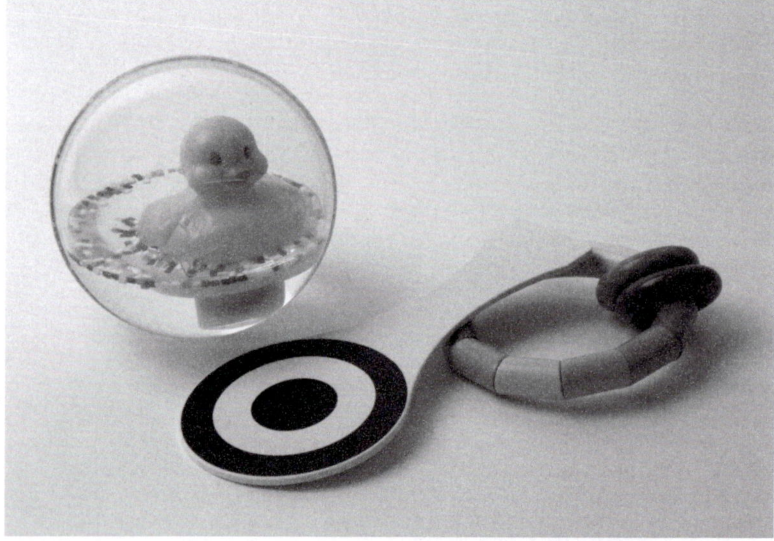

▣ **Abb. 3.67.** Fixationsscheibe mit Schwarzweiß-Kontrast; Greifring und Entenkugel als geeignetes Spielzeug zur Beurteilung des Greifens und Hantierens

Primäre Reaktionen

Evolutionär betrachtet sind Säuglinge Traglinge, Wesen also, die zunächst von den Eltern bewegt werden und nicht sofort auf eigenen Füßen stehen. Für das Überleben sind folglich v. a. solche Reaktionen wichtig, die garantieren, dass das Baby den Körperkontakt zur tragenden Person nicht verliert. Dies gilt beispielsweise für die **Moro-Reaktion**: Hält man ein Neugeborenes hoch und nimmt kurzfristig die Unterstützung vom Rücken weg, sodass das Kind nach hinten zu fallen droht, dann führt es eine Umarmungsbewegung aus und spreizt dabei die Finger, gleichsam, um etwas zu finden, woran es sich klammern könnte. Jeder plötzliche Verlust von Haltungskontrolle des Kopfs gegenüber dem Rumpf wird mit einer solchen Reaktion beantwortet.

Ein Fehlen der Moro-Reaktion wird beobachtet bei zentralem Apathie-Syndrom (z. B. nach schwerem hypoxisch-ischämischen Ereignis). Eine verstärkte Reaktion zeigt sich bei erniedrigter Reizschwelle im Rahmen eines Hyperexzitabilitätssyndroms. Die Moro-Reaktion schwächt sich bis zum 3. Lebensmonat ab und sollte mit 6 Monaten nicht mehr nachweisbar sein. Dieses Manöver sollte - wenn überhaupt indiziert - an das Ende der Untersuchung gesetzt werden, da die Kinder in der Regel ihren optimalen Verhaltenszustand verlieren, schreien und oft nicht mehr zu beruhigen sind.

> TIPPS und TRICKS
>
> Asymmetrien können hinweisend sein auf eine zentrale Halbseitensymptomatik oder periphere Plexusparese.

Eine weitere Reaktion zur Sicherstellung des Kontakts ist die **Greifreaktion an Händen und Füßen**, die durch Berührung der Handinnenfläche (C7–C8) oder Zehenballen (L5–S3) ausgelöst wird (■ Abb. 3.68).

Insbesonders jene Reaktionen, die mit Fortbewegung und Sicherung von Körperkontakt zusammenhängen, werden mit fortschreitender Reifung des ZNS abgelöst durch kortikospinal gesteuertes Bewegungsverhalten. Deutlich wird das bei der **Entwicklung des Greifens**: Wenn ein Neugeborenes greift, kann es von sich aus kaum loslassen. Auch scheint die visuelle Kontrolle noch ohne Bedeutung. Gegriffen wird, was den Kontakt zur Handinnenfläche findet (Kontaktgreifen).

Anders wird dies beim 4–6 Monate alten Säugling: hier spielt die visuelle Kontrolle und die Absicht zu greifen eine zentrale Rolle. Das Kind kann beispielsweise nach einem bewegten Objekt greifen und die Öffnung seiner Hand der Größe und Beschaffenheit eines Gegenstandes anpassen. Es fällt ihm auch nicht mehr schwer, einen Gegenstand wieder loszulassen und von einer Hand zur anderen zu wechseln.

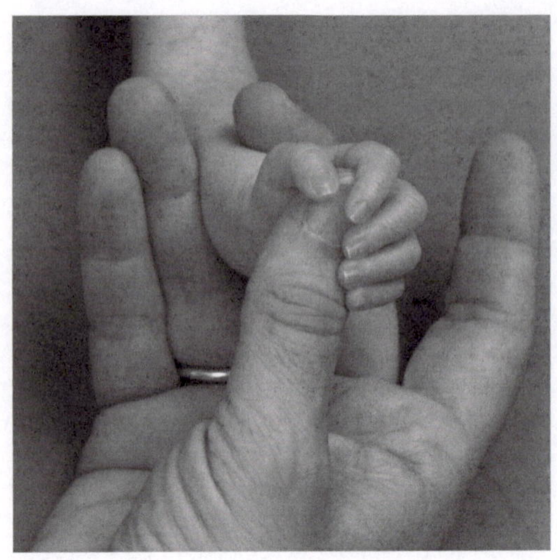

Abb. 3.68. Prüfen der Greifreaktion. Vom Untersucher wird auf die Handinnenflächen des Kindes mit dem Daumen Druck ausgeübt. Cave: nicht simultan Handrücken des Kindes berühren!! Ggf. öffnet sich dabei auch der primär geschlossene Mund

Greifen und Saugen haben neben der Funktion, das Überleben zu sichern, auch noch eine **Bedeutung für die Entwicklung kognitiver Erfahrungen**. Der Säugling exploriert mit Zunge, Lippen und den Händen die Oberfläche eines Gegenstandes und betrachtet ihn dabei. Während er so den Gegenstand exploriert, erhält er Rückmeldung über die Stellung seiner Gelenke sowie die Spannung seiner Muskeln. Dies erlaubt ihm einerseits, ein Körperschema zu entwickeln und vermittelt ihm andererseits Informationen über die physikalischen Eigenschaften seines Umfelds. So entwickelt sich sein taktiles Empfinden und es wird zunehmend nicht mehr erforderlich sein, referenziell das taktile Empfinden von Zunge und Lippen mit einzusetzen, Gegenstände an den Mund zu führen, um sich ein Bild von der Beschaffenheit eines Gegenstandes zu machen. So sammelt das Kind Erfahrungen, bis es in der Lage ist, physikalische Eigenschaften von Dingen aus seinem Umfeld bereits visuell zu antizipieren.

Die **Greifreaktion an den Füßen** persistiert bis zum 12. Lebensmonat. Kinder, die sich früh zum Stand hochziehen, zeigen dabei oft noch ein Flektieren der Zehen.

Da es den Rahmen dieser Abhandlung und auch die Toleranz des Neugeborenen und jungen Säuglings übersteigt, alle primären Reaktionen zu prüfen, seien lediglich einige wesentliche aufgeführt, die diagnostische Relevanz besitzen:

Orale Suchreaktion (Rooting-Reaktion)

Mit dem Finger des Untersuchers wird der äußere Mundwinkel des Neugeborenen zart berührt. Reaktion: Das Kind wendet sich dem Reiz zu, der Finger wird mit den Lippen umschlossen und der Mund auf die Reizquelle zentriert. Die Intensität der Reaktion ist abhängig vom Sättigungsgrad des Kindes; auslösbar bis zum 2. Lebensmonat.

Saugreaktion

Der Untersucher führt den kleinen Finger (mit Wasser angefeuchtet) in den Mund des Neugeborenen ein. Die Fingerkuppe ist zum Gaumen gewandt. Reaktion: Das Kind umschließt prompt den Finger mit den Lippen, die Zunge legt sich an und es kommt zum kräftigen, rhythmischen Saugen. Die Intensität des Saugens ist abhängig vom Sättigungsgrad und der Vigilanz des Kindes. Beurteilbar sind die Promptheit der Reaktion, Anpassungsfähigkeit, Kraftdosierung, Rhythmus, Koordination und Ausdauer. Diese Reaktion ist auslösbar bis zum 3. Monat.

Als abnorm zu werten sind: fehlende Kieferöffnung, ein reaktives Beißen, verzögertes reaktives Verhalten oder fehlende Adaptation bei guter Vigilanz. Da das Saugen zu den lebenswichtigen Reaktionen des Neugeborenen zählt und eine der ersten reifen Koordinationsleistungen zusammen mit dem Atmen und Schlucken abbildet, werden neurologische Störungen hier bereits sehr früh manifest. Dies äußert sich in Problemen beim Trinkverhalten.

Glabella-Reflex

Kurzes Beklopfen der Stirn mittig, oberhalb der Augenbrauen führt reaktiv beidseits zum prompten Lidschluss. Dieser Reflex ist auslösbar von 32. SSW bis zum 2. Lebensmonat; die Reaktion fehlt bei Fazialisparese.

Landau-Reaktion

Wird der Säugling in horizontaler Bauch-Schwebelage gehalten, hebt er mit 3 Monaten den Kopf gegen die Schwerkraft an, streckt mit 4 Monaten auch den gesamten Rumpf bis zum Steiß und mit 6 Monaten zudem die Beine. Diese komplette Aufrichtung im Schwerefeld wird als Landau-Reaktion bezeichnet (◘ Abb. 3.69). Durch passives Beugen des Kopfs ist eine Beugung von Rumpf und Extremitäten provozierbar. Jenseits des 6. Monats wird die Position der Beine bereits wieder sehr variabel.

Mit dieser Provokation prüfen wir die muskuläre Kraft und Stabilität der Haltungskontrolle (statische Balance). Eine Haltungsasymmetrie im Rumpf wird spür- und erkennbar.

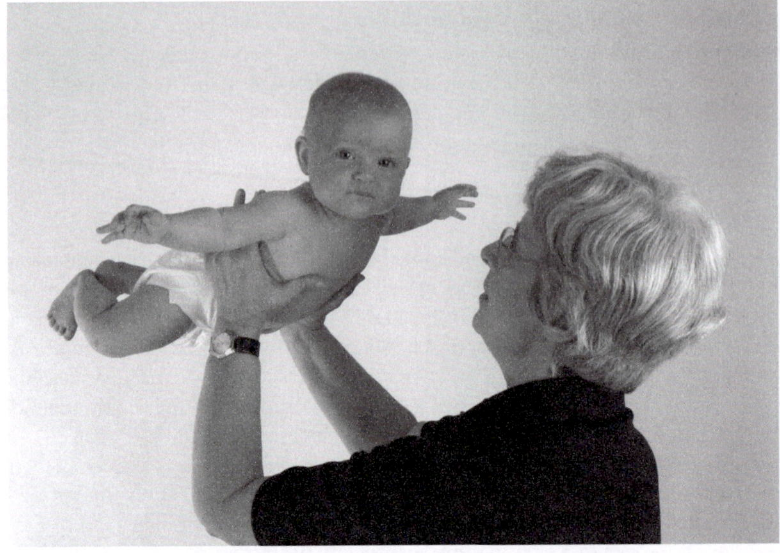

Abb. 3.69. Landau-Reaktion; eine taktile Stimulation am Rücken des Kindes ist dabei zu vermeiden

3.12.8 Der Säugling

Bewährt hat sich folgender Ablauf einer neurologischen Untersuchung beim Säugling:

- **In Rückenlage**
  - Beobachten der Haltung, Spontanmotorik, Haltungskontrolle, des Muskeltonus
- **Kopf leicht anheben, Haltung stabilisieren**
  - Behutsame Kontaktaufnahme, in Dialog kommen
  - Beobachten von Mimik, Blickkontakt, Interesse, Lautieren
- Blickfolge provozieren
  - mit langsam horizontal, ab der 6. Lebenswoche auch vertikal bewegtem Gesicht
  - kontrastreiche Fixationsscheibe oder interessantes Spielzeug
  - Zu achten ist dabei auf die Okulomotorik und Ausdauer des Interesses.
- Anregendes Spielzeug zum Greifen und Explorieren sollte angeboten werden.
- Reaktion auf und Lokalisation von akustischen Reizen

- Aktives oder passives **Drehen** von Rückenlage in Bauchlage
- **Bauchlage** mit Prüfung der Aufrichte- und Stützfunktion
- **Traktionsversuch** (Hochziehen aus Rückenlage zum Sitzen): Beurteilung der Kopfhaltung in der 45°-Position des Rumpfs (▣ Abb. 3.71)
- Gehaltener Sitz mit **Stützreaktion zur Seite** oder freies Sitzen mit Prüfung der Rotation
- **Gewichtsübernahme auf die Beine**, gehaltenes oder eigenständiges Stehen
- **Landau-Reaktion** (3.–7. Monat) (▣ Abb. 3.69)
- **Vertikales Hängen** mit Prüfung des Tonus in den Mm. adductores
- Vertikales Hängen mit langsamer **Neigung um 45° nach beiden Seiten** (▣ Abb. 3.70): erwartet wird eine segmentale Aufrichtung von Kopf und Rumpf – Prüfung der Symmetrie
- **Prüfung der Muskeleigenreflexe** in entspannter, gehaltener Sitzposition
- **Motorische Fertigkeiten/Koordination/Bewegungsübergänge:** Hand-Fuß-Koordination, drehen, aufsetzen, robben, krabbeln, hochziehen zum Stand

! Der Säugling sollte beide Hände gleich geschickt benutzen (▣ Abb. 3.72). Er verfügt noch nicht über eine Händigkeit.

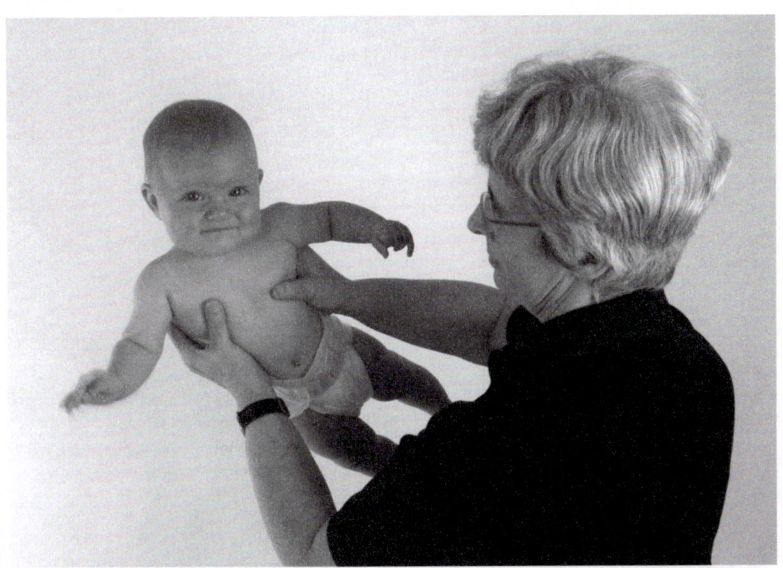

▣ **Abb. 3.70.** Aufrichten von Kopf und Wirbelsäule im schrägen Hängen bei Seitneigung um 45° (Zwillingsfrühgeborenes im korrigierten Alter von 6 Monaten)

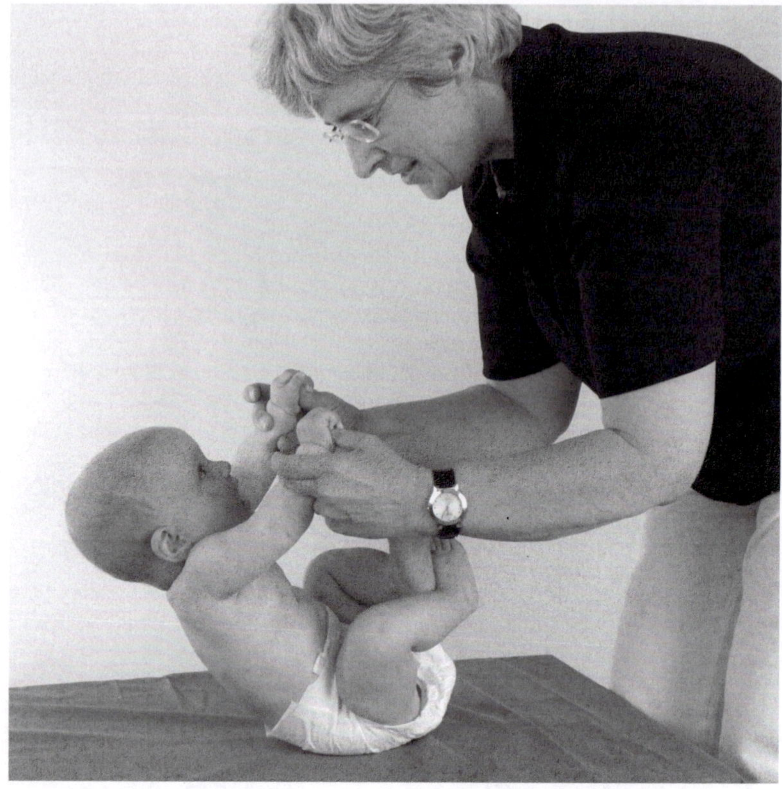

Abb. 3.71. Traktionsversuch; achte auf die Kopfhaltung beim Hochziehen zum Sitzen in der 45°-Position

Einige neurologische Symptome sind **immer als auffällig** zu werten. Sie sollten einer Diagnostik zur Klärung der Pathogenese zugeführt werden. Dazu gehören:
- deutliche und persistierende Seitendifferenz in Haltung und Bewegung
- geringe oder fehlende motorische Aktivität
- unzuverlässiger oder fehlender Blickkontakt
- mangelndes oder fehlendes Reagieren auf Geräusche oder Ansprache
- angeborene oder sich im ersten Lebensjahr abzeichnende Mikro- oder Makrozephalie
- zerebrale Anfälle

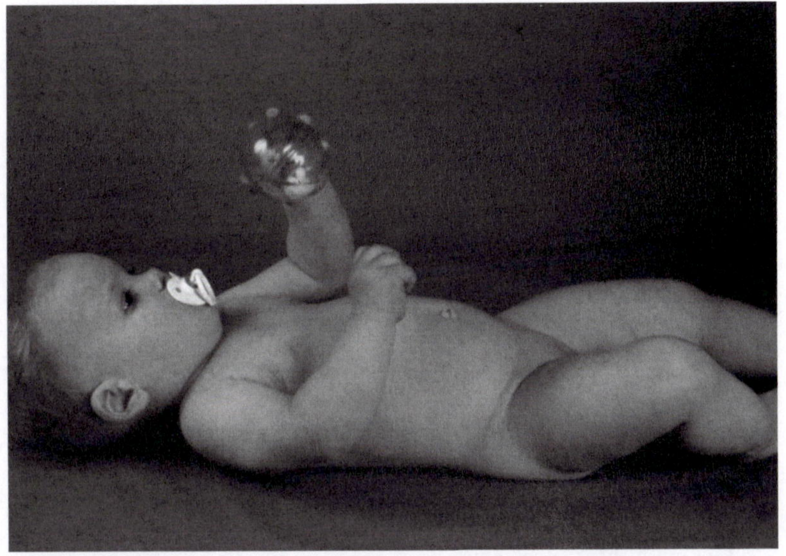

Abb. 3.72. 5 Monate alter Säugling mit spastischer Hemiparese rechts benutzt bevorzugt die linke Hand zum Greifen, rechter Arm in Flexion, Pronation und Hand gefaustet

3.12.9 Untersuchung des Kleinkindes

Kleinkinder sind bereits in der Lage, ihr Umfeld frei zu erkunden, und dies mit altersgemäß ausgeprägtem motorischem Antrieb, Impulsivität und genuinem Neugierverhalten. Das erschwert oft eine Standardisierung der Untersuchungssituation. In keinem anderen Altersbereich ist es deshalb von vergleichbarer Bedeutung, eine möglichst reizarme Gestaltung des Raums anbieten zu können, um möglichst wenig unerwünschte Ablenkung zu bieten. Zudem ist bei Instruktionen das Sprachverständnis des Kindes zu berücksichtigen. Die Untersuchung wird sich somit schwerpunktmäßig auf die Beobachtung des Kindes in seinem spontanen Bewegungsverhalten und während einer semistrukturierten Spielsituation beschränken. Dies setzt von Seiten des Untersuchers ein erhöhtes Maß an Fexibilität und nicht zuletzt eine sichere Kenntnis des Katalogs der zu überprüfenden Fertigkeiten voraus.

Nicht immer wird es der zeitliche Rahmen erlauben, eine vollständige somatische und neurologische Untersuchung des Kindes sowie Überprüfung aller Entwicklungsbereiche in einer Untersuchungssituation abzuhandeln. Zur Beurteilung der Entwicklungsdynamik und Überprüfung der gesetzten Hypothesen sind deshalb wiederholte Beurteilungen im Entwicklungsverlauf wünschenswert.

> Da sich das kindliche Gehirn noch in einem dynamischen, funktionellen Reifungsprozess befindet, sind Hirnfunktionen erst hinsichtlich ihrer Integrität prüfbar, wenn sie über das entsprechende Stadium der funktionellen Reife verfügen.

Um eine neurologische Untersuchung beim Kleinkind erfolgreich gestalten zu können, sind **folgende Punkte zu berücksichtigen**:
- Man sollte sich Zeit und Ruhe nehmen, um das Vertrauen des Kindes zu gewinnen
- Kittel und Stethoskop sind abzulegen
- Man sollte das Gespräch mit den Eltern beginnen, während das Kind auf dem Schoß der Eltern sitzt oder sich im Zimmer frei spielend beschäftigt. Für das Kind ist der Schoß der Eltern ein Ort der Sicherheit und Geborgenheit.
- Viele junge Kinder macht es ängstlich, berührt zu werden, insbesonders am Kopf.
- Man sollte deshalb mit Untersuchungsschritten beginnen, bei denen man das Kind nicht anfassen muss.
- Danach ist es sinnvoll, mit Berührungen anzufangen, die möglichst fern vom Kopf sind, beginnend an den Füßen.
- Der Kopfumfang sollte als Letztes (evtl. unter Einbeziehung der Eltern) gemessen werden.
- Attraktive Geräusche, ein gesungenes Lied oder eine interessante Spielsituation können für Ablenkung sorgen und die Kooperation des Kindes gewinnen.
- Untersuchungsinstrumente sollten spielerisch und langsam eingeführt werden.
- Bei einer Reflexprüfung mit dem Hammer kann man simultan ein Spielzeug reichen.

Da sich der Bewegungsradius des Kindes erweitert hat, ist es hilfreich, das Kind im Flur ein längeres Stück beim Laufen beobachten zu können. Nur so lassen sich Gangbild und Tempo beurteilen. Kraft, Flüssigkeit, Balance und Koordination sind besonders beim Treppen steigen günstig zu analysieren. Auch das bipedale Abhüpfen von einer untersten Stufe kann hier spielerisch angeregt werden. Ist die Treppe mit einer kleinen Rutsche verbunden, ist auch das Aufrichten aus sitzender Position zum Stand beurteilbar. Mit 2,5–3 Jahren fährt das Kind Dreirad und mit 4–6 Jahren Zweirad ohne Stützen. Es erprobt seine motorischen Fähigkeiten unter den verschiedenen Bedingungen, z. B. beim Ball spielen, an der Leiter oder an einem Klettergerüst.

Am Tisch sitzend lassen sich über das Turm bauen eine Dysmetrie oder Dyskinesien beobachten. Kraftdosierung und Anpassung sind z. B. auch beim Legen von Puzzles erforderlich. Einen Eindruck zur Händigkeit erhält man, wenn das Kind einen Kreis nachzeichnet, Zähne putzen demonstriert oder Papier schneidet. Beim freien Zeichnen oder Nachzeichnen einfacher Formen, wie Kreis oder Kreuz, wird die visuokonstruktive Leistung deutlich.

3- bis 4-jährige Kinder haben oft bereits Spaß an der Imitation von mimischen Reaktionen, Zungenbewegungen und Gesten.

Fallbeispiel

Ein 24 Monate altes Kleinkind wird wegen einer verzögerten motorischen Entwicklung vorgestellt: es läuft noch nicht frei. In der Anamnese: unauffällige Schwangerschaft, Geburtsgewicht unter der 3. Perzentile, hingegen Körperlänge und Kopfumfang normal. Auffällig sind eine Muskelhypotonie und massive Trinkschwäche speziell in den ersten 3 Lebensmonaten. Weitere »Meilensteine« der Entwicklung: Sitzen mit 13 Monaten, Sprachentwicklung ist verzögert, hohe und nasale Stimme. Körperlicher Untersuchungsbefund: schmaler Kopf, schmaler enger Lidspalt, kleiner stets offener Mund mit zähem Speichel in den Mundwinkeln, kleine Hände und Füße, Muskeleigenreflexe normal auslösbar, deutliche zentrale Muskelhypotonie.
Lösung: Anamnese (Geburtsgewicht, Trinkschwierigkeiten, Meilensteine..) + Untersuchungsbefund = Muskelhypotonie und Entwicklungsverzögerung bei Prader-Willi-Syndrom.

3.12.10 Untersuchung des Vorschul- und Schulkindes

Im Vorschulalter sind die Kinder zunehmend in der Lage, Testanforderungen über eine gewisse Zeit willkürlich und gezielt nachzukommen. Zunehmend können Items der neurologischen Untersuchung des Erwachsenen zur Beurteilung herangezogen werden. Es gilt lediglich, für die Beurteilung der koordinativen Leistung die altersentsprechende Normvarianz zu berücksichtigen.

Koordinationsfähigkeit, Geschicklichkeit, muskuläre Kraft und Ausdauer nehmen im Kindergarten- und Schulalter kontinuierlich zu. So hebt das Kindergartenkind im Vergleich zum Kleinkind beim Rennen die Füße deutlich vom Boden ab, den Oberkörper neigt es nach vorne, die Arme winkelt es an und schwingt sie mit. Vergleichbare Fortschritte zeigen sich auch in der Bewegungsqualität bei anderen Aktivitäten (▪ Tab. 3.33).

Tab. 3.33. Beurteilung der koordinativen Leistung in Abhängigkeit vom Alter des Kindes

Testaufgabe	Alter	Normal	Pathologisch
Haltung im Stand Vorgabe: entspanntes Stehen mit locker hängenden Armen	Ab 3 Jahre	< 5 Jahre geringes Genu valgum und Pes valgus normal. Schlanke Mädchen können eine etwas verstärkte Lordose zeigen	Asymmetrische Kopfhaltung Skoliose, Kyphose asymmetrische Extremitätenhaltung
Gangbild Vorgabe: 20 Schritte hin und zurück	Ab 3 Jahre Ab 5 Jahre	Symmetrischer Gang Gangbreite 11–20 cm Mitschwingen der Arme	Jede Asymmetrie Knickfuß bei > 5-Jährigen
Einbeinstand	Ab 3 Jahre	5 Jahre: 10–12 s 6 Jahre: 13–16 s 7–8 Jahre: > 20 s 4–7 Jahre: bessere Leistung auf der dominanten Seite erlaubt	deutliche Asymmetrie bei > 7-Jährigen deutliche Imbalance bei > 7-Jährigen
Einbeinhüpfen	Ab 4 Jahre	4 Jahre: 5–8 Hüpfer 5 Jahre: 9–10 Hüpfer 6 Jahre: 13–16 Hüpfer 7–8 Jahre: > 20 Hüpfer	Hüpfen auf der ganzen Sohle bei > 7-Jährigen ständige Imbalance
Finger-Nase-Test Vorgabe: 3-mal mit jeder Hand, bei < 5-Jährigen mit offenen Augen	Ab 4 Jahre	Flüssige Bewegungen ohne Tremor < 5-Jährige dürfen Nasenspitze 1- bis 2-mal verfehlen	Tremor, Dyskinesien Notwendigkeit der visuellen Führung und des Abstützen des Ellenbogens bei > 5-Jährigen
Sequenzielle Finger-Daumen-Opposition 5 Sequenzen	Ab 5 Jahre	Ellenbogen stützt am Rumpf bei < 5-Jährigen glatt und mühelos bei > 8-Jährigen	Ellenbogenstütz bei > 5-Jährigen Positionsfehler und Zögern bei > 8-Jährigen Spiegelbewegungen bei > 10-Jährigen
Faust-Hand-Koordinationstest Gezählt werden durchgeführte Faust-Hand-Kontakte in 10 s	Ab 5 Jahre	Flüssiger, alternierender Wechsel von Fausten und Öffnen der Hand mit gestreckten Fingern	< 3 Faust-Hand-Kontakte in 10 s

3.12.11 Untersuchungsmaterial

Je nach Alter des Kindes werden unterschiedliche Materialien für die neurologische Untersuchung des Kindes hilfreich sein; diese sind in ◘ Tab. 3.34 dargestellt.

3.12.12 Entwicklungstests

R. Giese

Zur genaueren Beschreibung des Entwicklungsprofils in den verschiedenen Funktions- und Kompetenzbereichen können Test- und Fragebogenverfahren eingesetzt werden. Ergänzend zu Anamnese und entwicklungsneurologischer Untersuchung vervollständigen diese standardisierten Untersuchungs- und Befragungsinstrumentarien das Gesamtbild, das sich der Arzt über das Kind und dessen aktuellen Entwicklungsstand macht. Durch den Vergleich der individuellen Testergebnisse mit alterstypischen Leistungen erlauben sie die Abgrenzung von Normvarianten und pathologischen Abweichungen. Ferner ermöglichen sie die Abbildung von individuellen Veränderungen unter Therapie oder Förderung.

Der Einsatz standardisierter Testverfahren setzt allerdings Erfahrung voraus: dies gilt sowohl hinsichtlich des motivierenden Umgangs mit jungen Kindern als auch hinsichtlich des versierten Einsatzes des jeweiligen Verfahrens, der inhaltlichen Interpretation der Ergebnisse und der Grenzen seiner Aussagekraft.

Psychologische Test- und Befragungsinstrumente

Entsprechende Tests mit dem Schwerpunkt der Altersgruppe 0–6 Jahre stellen ◘ Tab. 3.35–3.39 dar.

◘ **Tab. 3.34.** Material für die klinisch-neurologische Untersuchung des Kindes

Maßband (bevorzugt mit Einzug)	Reflexhammer
Fixationsscheibe (schwarz-weiß)	Stimmgabel
2 Fingerpuppen (Gesichtsfeld)	Taschenlampe
Altersadäquates Spielmaterial	Stoppuhr
Altersadäquates Bilderbuch	Winkelmesser
Malstifte, Papier, Schere	Ball

Tab. 3.35. Entwicklungstests

Test	Kurzbeschreibung	Anmerkungen
Bayley Scales of Infant Development	Skala zur Entwicklung der motorischen und mentalen Fähigkeiten, Fragebogen zur Beurteilung des Verhaltens des Kindes (Infant Behavior Record) Altersgruppe 0–30 Monate (revidierte Form: bis 42 Monate)	Anwendung nach speziellem Training bzw. Anleitung, Dauer: 45–60 min In Kürze auch in deutscher Übersetzung verfügbar. Keine spezifischen Normen für deutschsprachigen Raum.
Griffiths Entwicklungsskalen	Skalen zur Motorik, sozial-emotionalen Fähigkeiten, Hören und Sprechen, Auge und Hand, Leistungen Altersgruppe 0–24 Monate	Weitverbreitetes Screening-Verfahren Dauer 1. Lebensjahr: ca. 30 min Danach ca. 45 min (bis zu 60 min bei ängstlichen Kindern)
ET 6-6	Überprüfung der Entwicklungsbereiche Körpermotorik, Handmotorik, kognitive Entwicklung, Sprachentwicklung, sozial-emotionale Entwicklung, ab 4. Lebensjahr. Nachzeichnen Kombination aus Testitems und Elternbefragung Altersgruppe: 6–72 Monate	Ansprechendes Inventar zur kriteriumsorierentierten Entwicklungsdiagnostik bei gesunden Kindern, die sich flexibel und rasch auf die verschiedenen Anforderungen einstellen können; Protokollbögen nach Altersgruppe gestaffelt erleichtern die Dokumentation.
Wiener Entwicklungstest – WET	Erfassung aller entwicklungsrelevanten Funktionsbereiche: Motorik, visuelle Wahrnehmung, Gedächtnis, kognitive, sprachliche und sozialemotionale Fähigkeiten. Kombination aus Testitems und Elterneinschätzung via Fragebogen 3–6 Jahre	Allgemeiner, kindgerecht gestalteter Entwicklungstest, konzipiert für förderdiagnostische Fragestellungen im Rahmen von Erziehungsberatung, Entwicklungskontrolle und Interventionsplanung. Normen für unterschiedliche Gruppen im deutschsprachigen Raum verfügbar (z. B. ehemals Frühgeborene) Dauer ca. 1 h
Münchner Funktionelle Entwicklungsdiagnostik – MFED	Skalen zur Motorik, Handgeschicklichkeit, Wahrnehmungsverarbeitung, Sprachverarbeitung, Sprache, Sozialentwicklung, Selbstständigkeit 0–36 Monate	»Klassiker der Entwicklungsbeurteilung« im deutschsprachigen Raum, keine Aktualisierung der Normen verfügbar.

Tab. 3.36. Intelligenztests

Test	Kurzbeschreibung	Anmerkungen
Hannover-Wechsler-Intelligenztest für das Vorschulalter III (HAWIVA III)	Individueller Intelligenztest zur Untersuchung allgemeiner und spezieller intellektueller Leistungsfähigkeit; Erfassung verbaler Fähigkeiten (allg. Wissen, Wortschatz, allg. Verständnis), Handlungskompetenz (Labyrinthe, Mosaiktest, Figurenzeichnen), rechnerische Fähigkeiten: Konzentrationsfähigkeit (»Tierhäuser«) 2; 6–7; 3 Jahre	Überarbeitete, kognitions- und neuropsychologisch aktualisierte Version mit kindgerechter attraktiver Gestaltung und altersgemäßer Strukturierung der Durchführungsbedingungen. Dauer: 30–45 min
Hamburg-Wechsler-Intelligenz-Test für Kinder – HAWIK III	Individueller Intelligenztest mit den Untertests: – Bilder ergänzen – Allgemeinwissen – Zahlen-Symbol-Test – Gemeinsamkeiten finden – Bilder ordnen – Rechnerisches Denken – Mosaik-Test – Wortschatz-Test – Figuren legen – Allg. Verständnis – Symbol-Test – Zahlen nachsprechen – Labyrinth-Test 6; 0–16, 11 Jahre	Abklärung des allgemeinen kognitiven Entwicklungsstandes und von Leistungsstörungen Dauer: 60–90 min

Tab. 3.36. (Fortsetzung)

Kaufman-Assessment Battery for Children – K-ABC	Skalen zu einzelheitlicher Informationsverarbeitung (Handbewegungen, Zahlen nachsprechen, Wortreihe) und ganzheitlicher Informationsverarbeitung (Zauberfenster, Wiedererkennen von Gesichtern, Gestalt schließen, Dreiecke, bildhaftes Ergänzen, räumliches Gedächtnis, Fotoserie), erworbenen Fertigkeiten (Wortschatz, Gesichter und Orte, Rechnen, Rätsel, Lesen, Verstehen) 2; 6–12; 5 Jahre	Die K-ABC differenziert zwischen intellektuellem Potenzial und erworbenen Fertigkeiten sowie zwischen unterschiedlichen Stilen der Informationsverarbeitung
Dauer: 60–90 min Snijders-Oomen Nonverbaler Intelligenztest – R 2,5–7	Sprachfreier Individualtest für Kinder, die die Sprache des Untersuchers nicht oder nur schlecht beherrschen bzw. hör- oder sprachbeeinträchtigt sind; Untertest: Mosaike, Puzzles, Zeichenmuster zur Erfassung des räumlichen Vorstellungsvermögens; Kategorienbildung, Analogien, Situation zur Erfassung des logischen Denkvermögens 2; 6–7 Jahre	Revidierte Fassung: Erweiterung der Zahl der Items und Subtests, daher zuverlässigere Messung der allgemeinen Intelligenz der Kinder; Testmanual sieht Feedbackvorschläge und Möglichkeiten zur Hilfestellung bei Versagen des Kindes vor. Dauer: ca. 50 min

Tab. 3.37. Sprache

Test	Kurzbeschreibung	Anmerkungen
Elternfragebögen zur Früherkennung von Risikokindern – ELFRA 1+2	Screeninginstrumente ELFRA1 erfasst den erreichten Entwicklungsstand der Sprachproduktion, des Sprachverständnisses, des gestischen Verhaltens und der Feinmotorik. Bei ELFRA 2 liegt der Schwerpunkt auf dem produktiven Wortschatz sowie den wichtigsten Entwicklungsschritten der Syntax der Morphologie. 12/24 Monate	Die Fragebögen bilden sehr differenziert die erreichten Sprachentwicklungsschritte im Alter von 12 bzw. 24 Monaten ab. Sie können jedoch auch bei Kindern mit bekannten Entwicklungsbeeinträchtigungen wie z. B. frühkindlichem Autismus, mentaler Retardation, sensorische Beeinträchtigungen, in höherem Alter eingesetzt werden.
Sprachentwicklungstest für 2-jährige Kinder – SETK – 2	Einzeluntersuchung Untertests: Verstehen von Wörtern und Sätzen, expressiver Wortschatz, Satzbildung 2; 0–2; 11 Jahre	Kurzversion als Screeningverfahren vorhanden; Identifikation von Risikokindern; für ältere Kinder mit bekannten Entwicklungsbeeinträchtigungen ebenfalls nutzbar.
Sprachentwicklungstest für 3- bis 5-jährige Kinder – SETK 3–5	4 bzw. 5 Untertests zu Sprachproduktion und Sprachrezeption sowie phonologischem Gedächtnis: Verstehen von Sätzen, Enkodierung semantischer Relationen, morphologische Regelbildung, phonologisches Arbeitsgedächtnis, Gedächtnisspanne für Wortfolgen, Satzgedächtnis 3; 0–5; 11 Jahre	Bearbeitungsdauer: 20–30 min Normen (T-Werte, Prozentränge) für 5 Altersgruppen im o. g. Altersbereich vorhanden.
Aktiver Wortschatztest für 3- bis 6-jährige Kinder – AWST 3–6	Individualtest zur Erfassung des aktiven Wortschatzumfangs anhand von Bildvorgaben 3; 0–5; 11 Jahre	Normen als Prozentränge, differenziert nach Geschlecht, für 3 Altersgruppen vorhanden. Dauer: ca. 15 min

Tab. 3.38. Visuelle Wahrnehmung

Test	Kurzbeschreibung	Anmerkungen
Developmental Test of Visual Perception (DTVP)	Untertests: – Auge-Hand-Koordination – Formreproduktion – Räumliche Beziehungen – Lage im Raum – Figur-Grund-Diff. – Gestalt schließen – Visuomotor. Leistungen unter Tempoanforderung – Formkonstanz 4; 0–10; 0 Jahre	Dauer: 30–60 min

Tab. 3.39. Verhalten

Test	Kurzbeschreibung	Anmerkungen
Child Behavior Checklist 0–5; 4–16 Jahre – CBCL	Fragebogen zur Verhaltensbeurteilung einschl. Kompetenzen, Neigungen, Verhaltensauffälligkeiten für Eltern, Betreuungspersonen	

3.12.13 Differenzialdiagnose eines häufigen Symptoms in der entwicklungsneurologischen Beurteilung

Hypotone Säuglinge und Kleinkinder mit entsprechend verzögerter motorischer Entwicklung werden uns in der Sprechstunde sehr häufig vorgestellt. Die **Muskelhypotonie** als neurologisches Symptom ist oft schwer zu objektivieren und isoliert betrachtet wenig spezifisch. Sie ist sozusagen das Chamäleon der Kinderneurologie. Entsprechend ist das Spektrum der damit einhergehenden Störungsbilder enorm breit. Erst im Kontext mit anderen klinischen Symptomen wird es uns gelingen, Zuordnungen zu treffen, die für eine klinische Differenzialdiagnose wegweisend sind. Um also vom Symptom zur Diagnose zu gelangen, gilt es, Symptomkombinationen zu definieren, diese unter Wertung klinischer Phänomene und anamnestischer Informationen hypothetischen Funktionsstörungen zuzuordnen und dann eine spezifische Diagnostik einzuleiten (Tab. 3.40).

Tab. 3.40. Zur klinischen Differenzialdiagnose des hypotonen Kindes

Symptomkombinationen unter dem Leitbild »Muskelhypotonie«	Hypothetische Funktionsstörung
Muskelhypotonie – + Makroglossie – + Kardiomyopathie – + Hepatomegalie	– Pompe-Krankheit – Lysosomale Speicherkrankheiten
Muskelhypotonie – + Muskelschwäche – + Ermüdbarkeit – + Hypo-/Areflexie – + Tremor – ohne Tremor	– Neuromuskuläre Erkrankung – neurogene Muskelatrophie – Myopathie
Muskelhypotonie – + Überstreckbarkeit der Gelenke – + Hyperelastizität der Haut – + gestörte Narbenbildung – + Neigung zu Hämatomen	Ehlers-Danlos-Syndrom (Bindegewebserkrankung)
Muskelhypotonie – + fehlende/mangelnde Spontanmotorik – + Schwäche/muskuläre Imbalance – + sensible Störung unterhalb eines definierten Niveaus – + neurogene Blasen-/Mastdarmlähmung	Läsion auf Rückenmarksebene
Muskelhypotonie – + Dysmetrie – + Nystagmus – + Ataxie	Kleinhirnfunktionsstörung
Muskelhypotonie + Dyskinesien	Funktionsstörungen der Basalganglien
Muskelhypotonie – + Entwicklungsretardation – + Dysmorphiezeichen – + charakteristische Verhaltensmerkmale	Störung der kognitiven Entwicklung ggf. im Rahmen eines genetisch bedingten Syndroms
Muskelhypotonie ohne weitere Symptome	Benigne Muskelhypotonie

3.13 Gerinnungssystem

C. Bidlingmaier, K. Kurnik

Die Blutgerinnung (Hämostase) gewährleistet in einem komplexen System aus Gefäßwand, Thrombozyten, plasmatischen prokoagulatorischen und inhibitorischen Faktoren und dem Fibrinolysesystem einerseits die Fließfähigkeit des Bluts und andererseits die lokale Blutstillung bei Verletzungen. Ist dieses Gleichgewicht gestört, kommt es zu fehlender oder langsamer Gerinnung (Blutung) oder zu überschießender Gerinnung (Thrombose).

! Für die Beurteilung der Blutgerinnung haben Anamnese und klinische Untersuchung einen hohen Stellenwert. Laboruntersuchungen können zusätzliche Informationen bringen, sind allein aber häufig nicht aussagekräftig. Bei Kindern tritt die Familienanamnese in den Vordergrund.

3.13.1 Blutungen und Blutungsgefährdung

Anamnese

Im Falle einer **akuten Blutung** kommt es bei der Beurteilung sehr auf die Umstände der Blutung an. Folgende Fragen sind zu beantworten:

- Handelt es sich um eine spontane Blutung oder um eine Blutung nach Trauma oder Operation?
- Ist eine angeborene Gerinnungsstörung bekannt und ist das Kind deswegen in regelmäßiger Betreuung?
- Kommt das Kind ambulant zur Abklärung von sporadischen Hämatomen oder kann im Rahmen einer Sepsis auf der Intensivstation eine schwere Gerinnungsstörung vorliegen?
- Hat das Kind täglich Nasenbluten, nur im Winter oder zum ersten Mal überhaupt?

OP-Vorbereitung: Vor einer Operation wird in vielen Fällen der Ausschluss einer Blutungsneigung gefordert. Dabei ist die Vorhersage einer Blutung allein anhand von Laborwerten nicht möglich. Eine ausführliche Anamnese (■ Tab. 3.41) kann – ggf. ergänzt durch Laboruntersuchungen – hier helfen, Kinder mit einem besonderen Risiko zu identifizieren.

Zusätzlich muss natürlich nach bereits bekannten Blutungserkrankungen und Voruntersuchungen gefragt werden.

! Da bei Kindern unter 2 Jahren in der Regel keine anamnestischen Hinweise auf eine milde Blutungsneigung zu erheben sind, ist bei ihnen die Familienanamnese unabdingbar. Häufig ist auch eine Labordiagnostik notwendig.

Tab. 3.41. Fragen zur Erhebung einer Blutungsanamnese

Eigenanamnese	– Hat Ihr Kind vermehrt Nasenbluten ohne erkennbaren Grund? – Treten bei Ihrem Kind vermehrt blaue Flecke auf, auch an ungewöhnlichen Stellen? – Haben Sie Zahnfleischbluten ohne erkennbare Ursache festgestellt? – Wurde Ihr Kind schon einmal operiert? – Kam es während oder nach einer Operation zu verstärkten oder anhaltendem Bluten? – Kam es beim Zahnwechsel oder beim Zahn ziehen zu längerem oder verstärkten Nachbluten? – Hat Ihr Kind schon einmal Blutkonserven oder Blutprodukte bekommen? – Hat Ihr Kind in den letzten Tagen Schmerzmittel wie z. B. Aspirin genommen? – Bekommt Ihr Kind überhaupt Medikamente, z. B. Valproat, Marcumar, ... ? – Ist bei Ihrem Kind eine Grunderkrankung, wie z. B. eine Leber- oder Nierenerkrankung bekannt?
Familienanamnese, getrennt für Mutter und Vater	– Haben Sie vermehrt Nasenbluten, auch ohne erkennbaren Grund? – Treten bei Ihnen vermehrt blaue Flecke auf, auch ohne sich zu stoßen? – Haben Sie bei sich Zahnfleischbluten ohne ersichtlichen Grund festgestellt? – Haben Sie den Eindruck, dass Sie bei Schnittwunden (z. B. beim Rasieren) länger nachbluten? – Gab es bei Ihnen nach Operationen längere oder verstärkte Nachblutungen? – Gab es bei Ihnen beim Zahn ziehen längere oder verstärkte Nachblutungen? – Haben Sie schon einmal Blutkonserven oder Blutprodukte erhalten? – Gibt oder gab es in Ihrer Familie Fälle von vermehrter Blutungsneigung?
Zusatzfragen für die Mutter	– Haben Sie den Eindruck, dass Ihre Regelblutung verlängert oder verstärkt ist oder war? – Kam es bei oder nach Geburt eines Kindes bei Ihnen zu verstärkten Blutungen?

Klinische Blutungszeichen

Petechien (◘ Abb. 3.73): Petechien nach vaginaler Geburt oder beim Schreien können beim Säugling physiologisch sein. Eine Thrombozytopenie oder schwere Infektionen sind auszuschließen. Petechien, meist in Kombination mit Blutungen, sind verdächtig für eine neonatale Alloimmunthrombozytopenie, die eine besondere Labordiagnostik (Antikörpersuche) und die Behandlung mit meist mütterlichen Thrombozytenkonzentraten erforderlich macht. Seltene Ursache ist eine qualitative Thrombozytopathie.

Hämatome: Hämatome an ungewöhnlichen Stellen oder ohne adäquates Trauma müssen – neben der Differenzialdiagnose Kindesmisshandlung – immer auch an eine relevante Koagulopathie denken lassen. Typisch für Hämophilie A (Faktor VIII-Mangel) und B (Faktor IX-Mangel) sind große, ungewöhnlich dunkle Hämatome an ungewöhnlichen Stellen (◘ Abb. 3.74), außerdem Skrotalblutungen oder große subgaleatische Blutungen (◘ Abb. 3.75). Wegweisend ist hier oft die Familienanamnese. Bei Mädchen muss an ein von-Willebrand-Syndrom gedacht werden.

Kephalhämatome (◘ Abb. 3.76) können auch bei gerinnungsgesunden Kindern z. B. nach Vakuumextraktion auftreten und bilden sich in der Regel ohne Intervention zurück.

Nabelblutung/Wundheilungsstörung können Ausdruck eines Faktor XIII-Mangels sein.

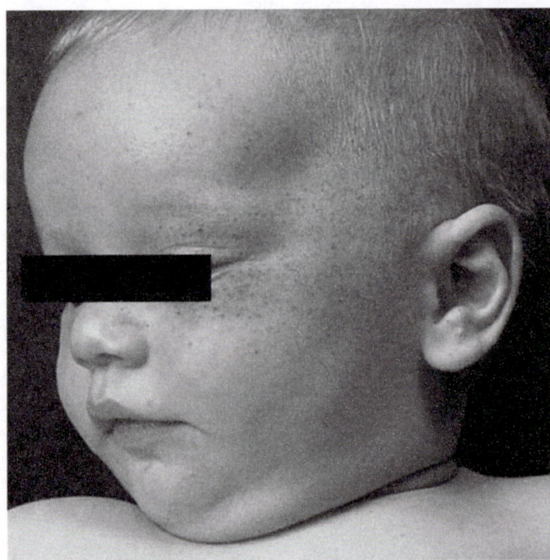

◘ **Abb. 3.73.** Petechien bei Thrombozytopathie (► Farbtafeln)

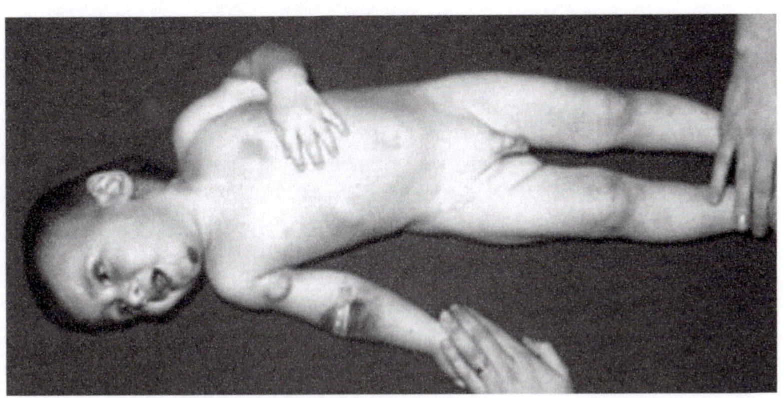

Abb. 3.74. Hämatome an ungewöhnlichen Stellen bei Hämophilie. Als Differenzialdiagnose sollte immer an ein »battered child« gedacht werden (► Farbtafeln)

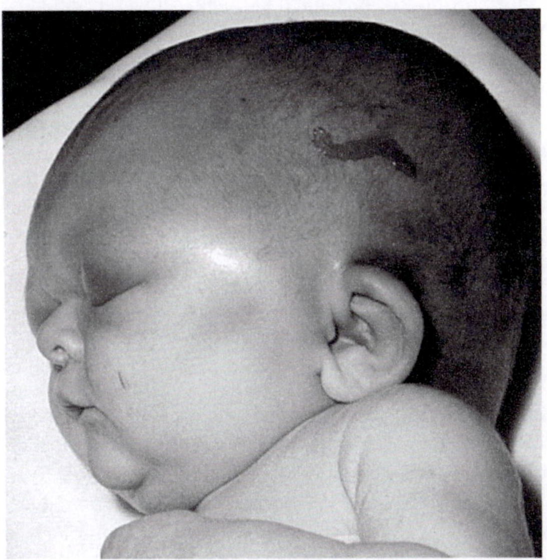

Abb. 3.75. Schwere subgaleatische Blutung bei einem hämophilen Neugeborenen. Die Blutung bildete sich nach Faktorsubstitution vollständig zurück (► Farbtafeln)

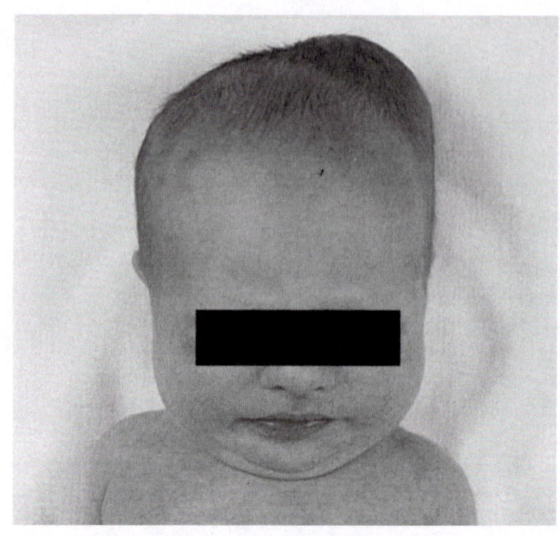

Abb. 3.76. Kephalhämatom nach Vakuumextraktion

Schleimhautblutungen: Ursächlich kann ein schwerer Mangel an Einzelfaktoren (v. a. VII und XIII, auch VIII/IX) oder ein von-Willebrand-Syndrom sein.

Gastrointestinale Blutungen: Blutungen im Gastrointestinaltrakt sind fast immer infektiös, gastroenterologisch oder traumatisch bedingt. Sie können aber auch Hinweis für ein schweres von-Willebrand-Syndrom oder einen Faktor XIII-Mangel sein.

Gelenkblutungen (Abb. 3.77): Gelenkblutungen sind die klassische Manifestation einer Hämophilie. Sie treten meist erst auf, wenn das Kind aktiver wird (krabbelt). Eine Schwellung kann fehlen, auffallend ist die Schonung des betroffenen Gelenks.

Fallbeispiel

Ein 14 Monate alter Säugling (kann seit 3 Tagen laufen!) wird wegen einer akuten Streckhemmung in der rechten Hüfte vorgestellt. Auch die Beugung ist z. T. schmerzhaft, Wickeln ist ohne Weinen nicht mehr möglich. Es ging weder ein Infekt noch eine Impfung voraus. Bei der klinischen Untersuchung findet man bis auf einige »blaue Flecken« im Bereich der Tibia wie auch Oberschenkel und Oberarm keine weiteren Auffälligkeiten, kein Fieber. Die Laboruntersuchung ergibt eine deutlich verlängerte PTT.
Lösung: Anamnese (Lauflernalter, Streckhemmung Hüfte) + Befund (Hämatome auch im Bereich der Oberschenkel und Oberarme) + Labor = Hämophilie mit Blutung ins Hüftgelenk.

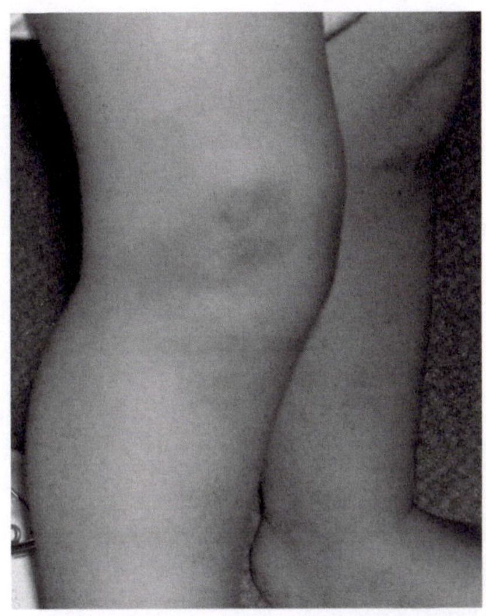

Abb. 3.77. Kniegelenksblutung bei einem hämophilen Säugling (▶ Farbtafeln)

Hämaturie: Neben den nephrologischen Erkrankungen (v. a. glomeruläre Erkrankungen, Nephritis, Zystitis, Harnwegsinfektionen) und Tumoren muss besonders im Säuglingsalter an das Vorliegen einer Nierenvenenthrombose (Tab. 3.42) gedacht werden. Selten ist die Hämaturie auch Zeichen einer Koagulopathie.

3.13.2 Thrombosen und Thrombophilie

Dass auch Kinder eine Thrombose entwickeln können, ist kaum bekannt. Dabei stellen sie die zweite große Altersgruppe, in denen Thrombosen immer mehr zum klinisch Alltag gehören. Sie treten am häufigsten in der Neugeborenenzeit (1:20 000 Lebendgeborene) und zu Beginn der Pubertät (1:5000) auf.

Anamnese

Bei Verdacht auf eine Thrombose muss geklärt werden, ob beim Patienten erworbene oder angeborene Risikofaktoren (z. B. Faktor-V-Leiden-Mutation, Prothrombinmutation, angeborener Mangel an Antithrombin, Protein C oder Protein S) für die Entstehung einer Thrombose vorliegen. Des Weiteren sind Dauer der Beschwerden und zeitlicher Zusammenhang zu erworbenen Risikofaktoren zu erfragen. Häufige erworbene Risikofaktoren für das Entstehen einer Thrombose sind:

- Zentrale Gefäßzugänge
- Immobilisation (Operationen, Gips)
- Trauma
- Exsikkose/Volumenmangel
- Sepsis/schwere Infektionen (z. B. Mykoplasmen)
- Nephrotisches Syndrom
- Alter (Neugeborene, Pubertät)
- Rauchen
- Medikamente (z. B. Asparaginase, Steroide, Hormontherapie)
- maligne oder rheumatische Erkrankungen
- Schwangerschaft
- Antiphospholipidsyndrom/Autoimmunerkrankungen
- hämatologische Systemerkrankungen
- perinatal: maternaler Diabetes, Asphyxie

! Bei der Anamneseerhebung muss eine detaillierte Familienanamnese erfolgen. Insbesondere sollte neben klassischen thromboembolischen Ereignissen auch nach ungewünschten Schwangerschaftsaborten in der Verwandtschaft gefragt werden, da dies auf eine familiäre Thrombophilie hinweisen kann.

Körperliche Untersuchung

Generell unterscheiden sich Neugeborene und ältere Kinder hinsichtlich der Lokalisation einer Thrombose. Für beide Altersgruppen gilt, dass die meisten Thrombosen katheterassoziiert auftreten. Die übrigen Thrombosen betreffen bei Neugeborenen eher die Organe und das ZNS (Nierenvenenthrombosen, Schlaganfälle und Sinusvenenthrombosen, Kavathrombosen, Mesenterialvenenthrombosen, Pfortaderthrombosen und intrakardiale Thromben). Bei älteren Kindern treten die Extremitätenthrombosen (also insbesondere Bein- und Beckenvenenthrombosen) neben den Sinusvenenthrombosen in den Vordergrund. Auch kommen bei ihnen häufiger Lungenembolien vor. ◻ Tab. 3.42 gibt einen Überblick über die klinischen Manifestationen thromboembolischer Ereignisse im Kindesalter.

TIPPS und TRICKS

Bei der Abschätzung des Thromboserisikos müssen folgende Kinder wie Erwachsene eingeschätzt werden:

- ab 12 Jahren oder
- über 40 kg (oder >BMI 25 kg/m^2) oder
- nach Beginn der Pubertät (Tannerstadium B3P2)

Tab. 3.42. Klinische Manifestationen von Thrombosen im Kindesalter

Lokalisation	Klinisches Zeichen
Extremitäten – z. B. venöse Bein-/Beckenthrombosen	– Stasezeichen: - Schwellung (Umfangsvermehrung) - Schmerz - Umgehungskreisläufe (Abb. 3.78) - Rötung, ggf. auch Zynose
– z. B. arterielle Verschlüsse	Akute Durchblutungsstörung mit blasser, kühler Extremität, ggf. Pulslosigkeit, Temperaturdifferenz (betroffene Seite kühler), Sättigungsdifferenz, Schmerz, Nekrose (Abb. 3.79)
Lungenembolie	Progrediente Dyspnoe, ggf. Rechtsherzbelastung (ECHO, EKG)
Nierenvenenthrombose	Hämaturie, ggf. abdominelle Schwellung bei Säuglingen AZ-Verschlechterung
ZNS-Geschehen	Kopfschmerzen Hemiparese Krampfanfälle Hirndruckzeichen Koma ggf. Hb-Abfall bei Hämorraghie
Katheterassoziierte Thrombosen	Katheter nicht rückläufig Katheter verstopft Umgehungskreisläufe Stasezeichen der betroffenen Extremität

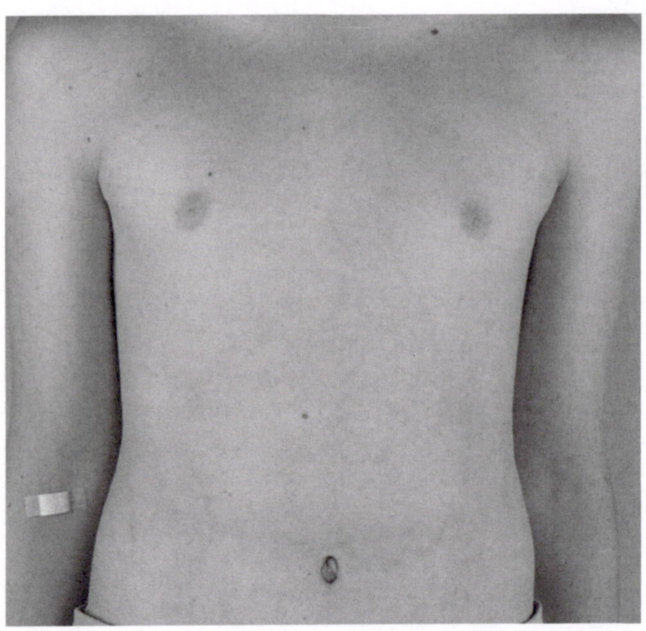

Abb. 3.78. Sichtbarer Umgehungskreislauf bei komplettem Beckenvenenverschluss (► Farbtafeln)

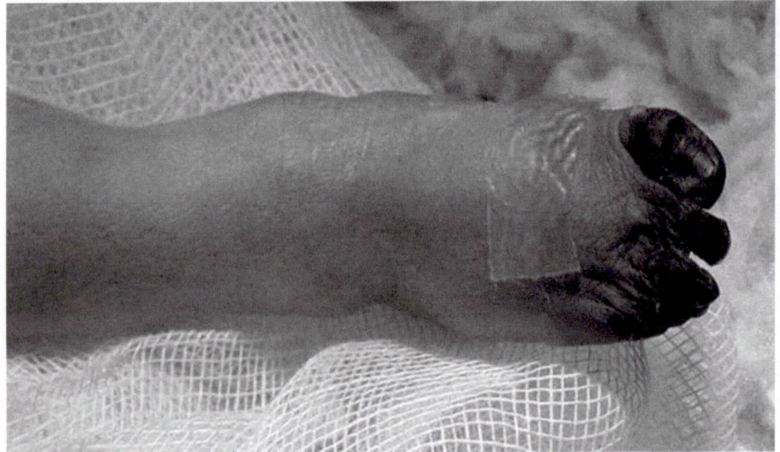

Abb. 3.79. Vorfußnekrose bei einem Frühgeborenen nach A.-femoralis-Thrombose (► Farbtafeln)

3.14 Das endokrine System

H. Schmidt

Endokrine Erkrankungen lassen sich meistens durch eine gründliche körperliche Untersuchung vermuten und erkennen. Unter Zuhilfenahme von Längen- und Gewichts-Perzentilenkurven (evtl. BMI-Perzentilenkurven), eines Orchidometers (■ Abb. 3.80), Darstellungen der Pubertätsentwicklung (Tanner-Stadien; spezielle Lehrbücher), eines Lineals und hauptsächlich der eigenen Sinne stellt man die Indikation zu weiteren speziellen Untersuchungen (Messung der Hormone, Bildgebung).

3.14.1 Untersuchung der Schilddrüse

Die **eigene und die Familienanamnese** sind zu erheben:
- **Seit wann** bestehen die Symptome (z. B. plötzlich bei eingebluteter Zyste, langsam bei Jodmangelstruma)?
- **Welche** Symptome bestehen (z. B. Zittrigkeit und Kloßgefühl im Hals bei Basedow-Krankheit)?
- **Welche Behandlung** erfolgte bisher (z. B. Jodeinnahme bei Struma)?
- Sind **Familienmitglieder** betroffen (z. B. medulläres Schilddrüsenkarzinom)?

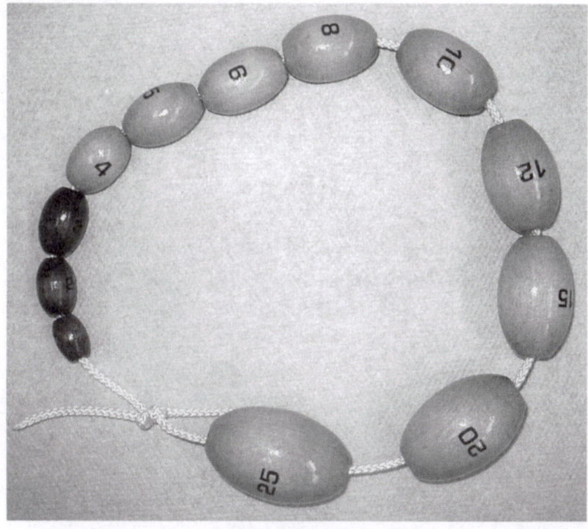

■ **Abb. 3.80.** Orchidometer; ab Volumen von 3 ml, pubertäre Entwicklung

Zu beachten ist die »Schmetterlingsform« der Schilddrüse, demnach müssen Isthmus wie auch beide Seitenlappen beurteilt werden.

Die **Inspektion** erfolgt beim aufrecht sitzenden oder stehenden Patienten. Beurteilt werden symmetrische (z. B. Struma) oder asymmetrische Vergrößerungen (z. B. Zyste bzw. solitärer Knoten), Hautfarbe (z. B. Rötung bei bakterieller Thyreoiditis) und Venenzeichnung (z. B. gestaute Venen als Ausdruck eines volumenbedingten Blutabflusses) im Bereich der Schilddrüse.

Die **Palpation** erfolgt ebenfalls beim aufrecht sitzenden oder stehenden Patienten (◘ Abb. 3.81). Im Unterschied zur Untersuchung des Erwachsenen wird im Kindesalter die Schilddrüse von vorne unter Zuhilfenahme der Daumen beurteilt. Es wird die **Größe** bestimmt (◘ Tab. 3.43).

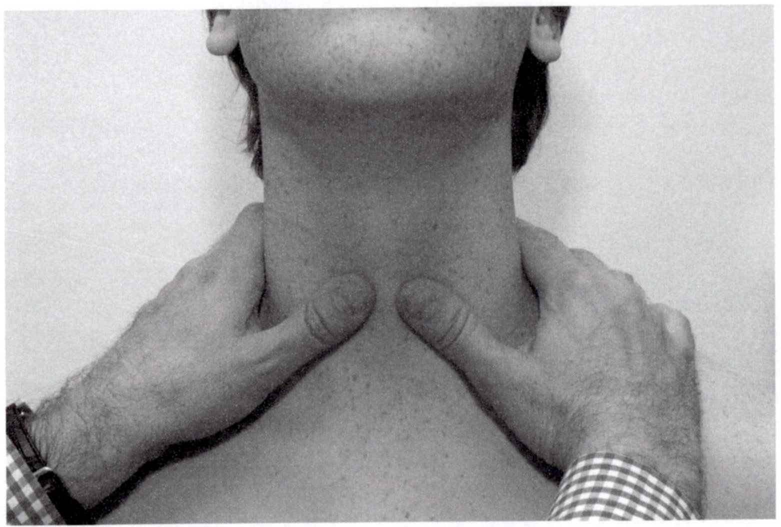

◘ **Abb. 3.81.** Palpation beim aufrecht sitzenden Patienten, Untersuchung von vorne

◘ **Tab. 3.43.** Strumaeinteilung nach WHO

Stadium 0	Keine Struma
Stradium I	Tastbare Struma
Stadium Ia	Bei normaler Kopfhaltung Struma nicht sichtbar
Stadium Ib	Bei zurückgebeugtem Kopf Struma sichtbar
Stadium II	Bei normaler Kopfhaltung sichtbar
Stadium III	Struma mit lokalen Stauungs- und Kompressionszeichen

Neben der Größe der Schilddrüse werden **Oberflächenstruktur** (glatt/höckrig/knotig z. B. bei Struma multinodosa), **Konsistenz** (weich/derb/hart (z. B. bei Thyreoiditis) und **Schluckverschieblichkeit** beurteilt. Lymphknotenstationen der Halsregion werden mitbeachtet (z. B. Lymphknotenschwellung als mögliches Frühsymptom bei Schilddrüsenkarzinom!).

3.14.2 Sekundärsymptome (an Schilddrüsenerkrankungen mitbeteiligte Organe)

Neben der Schilddrüse selbst sind folgende Organe zu beurteilen, die im Rahmen von Schilddrüsenerkrankungen Veränderungen aufweisen können:

Augen: Der Exophthalmus (◘ Abb. 3.82), definiert als endokrine Orbitopathie, ist Ausdruck einer Weichteilvermehrung innerhalb der Orbita (z. B. bei Basedow-Krankheit und selten bei Thyreoiditis Hashimoto). Weiterhin sind bei Basedow-Krankheit folgende Befunde anzutreffen: seltener Lidschlag, erweiterter Lidspalt.

Haare: Haare können glanzlos sein (z. B. Hypothyreose), möglich ist zudem eine Alopecia areata (z. B. bei Thyreoiditis Hashimoto) oder ein diffuses Effluvium (z. B. bei Hypo- und Hyperthyreose).

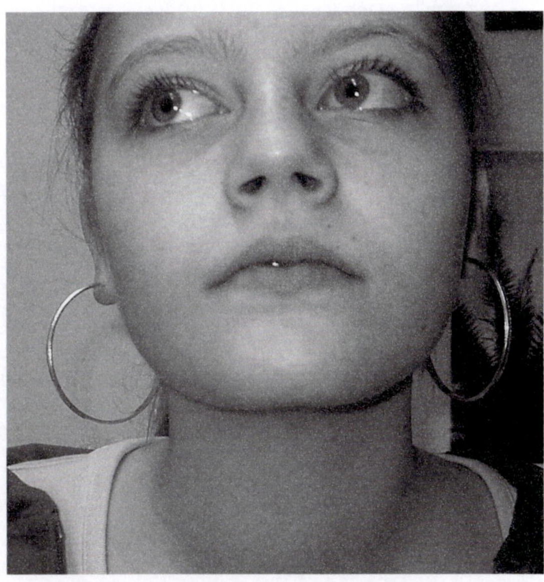

◘ **Abb. 3.82.** Basedow-Krankheit

Nervensystem: Auffällig sind Zittrigkeit (z. B. bei Hyperthyreose), Adynamie (z. B. bei Hypothyreose), eine verlängerte Relaxationszeit des Achillessehnenreflexes bei Hypothyreose oder verkürzte Relaxationszeit bei Hyperthyreose.

Herz: Eine Tachykardie tritt z. B. im Rahmen der »Merseburger Trias« bei Basedow-Krankheit auf: Exophthalmus, Struma, Tachykardie. Eine Bradykardie weist auf eine Hypothyreose hin.

3.14.3 Nebenschilddrüsen

Parathyreoidiae sind der klinischen Untersuchung nur indirekt, über Symptome der Hypo- bzw. Hyperkalzämie zugänglich.

Hypokalzämie

Eine Hypokalzämie geht mit folgenden Veränderungen einher:

- **Neuromuskuläre Veränderungen.**
  - Tetanien (z. B. bei Hypokalzämie: Karpfenmund, Laryngospasmus mit Atemnot)
  - Parästhesien
  - Zeichen nach Chvosteck (Beklopfen des N. facialis vor dem äußeren Gehörgang führt zu einer Zuckung aller 3 Fazialisäste (◘ Abb. 3.83)
  - Zeichen nach Trousseau (Blutdruckmanschette am Oberarm auf systolischen arteriellen Druck aufpumpen, darunter kommt es zum Karpopedalspasmus = Geburtshelferstellung der Hand

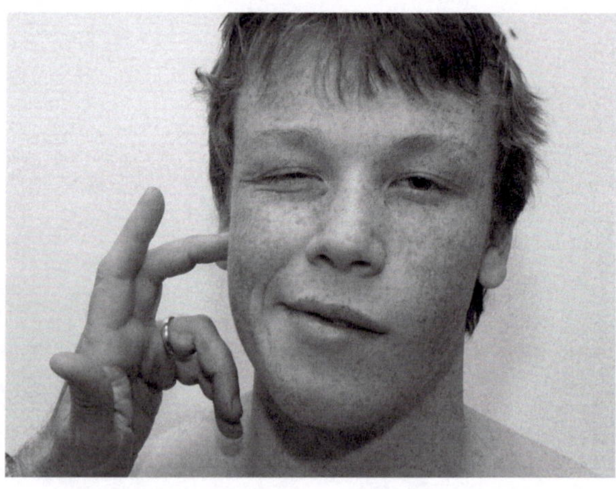

◘ **Abb. 3.83.** Zeichen nach Chvosteck

- **Okuläre Veränderungen.** Kataraktbildung (trübe Linse beim Überprüfen der Pupillenreflexe)
- **Ektodermale Veränderungen:** z. B. Querrillen im Bereich der Schneidezähne, verzögerte Dentition, Alopezie, Nagelbrüchigkeit. Intrakutane Verkalkungen assoziiert mit Kleinwuchs und rundem Gesicht wie auch kurzen Fingern/Zehen stellen eine Sonderform der Hypokalzämie dar (**Pseudohypoparathyreoidismus,** ◘ Abb. 3.10).
- **Skelettale** Veränderungen. »O-Beine« (= Genu varus), aufgetriebene Gelenke, »rachitischer Rosenkranz« (= Verbreiterung des Knochen-Knorpelüberganges im Bereich der Rippen) z. B. bei Rachitis.

Hyperkalzämie

Hier ist die Anamneseerhebung entscheidend: Anorexie, Übelkeit, Erbrechen, Gewichtsabnahme, psychische Veränderungen, Knochenschmerzen.

3.14.4 Nebennierenrinde

In der Nebennierenrinde werden als Endprodukte Aldosteron, Cortisol und Testosteron (und Östradiol) produziert. Erkrankungen der Nebennierenrinde können somit einen Mangel oder einen Exzess der o. g. Hormone zur Folge haben.

Genitale des Neugeborenen

Beim weiblichen Neugeborenen ist auf folgende mögliche Veränderungen am Genitale zu achten:

- Klitoris normal/deutlich vergrößert (z. B. adrenogenitales Syndrom, andersweitiger Androgenexzess auch mütterlicherseits)
- Introitus vaginae normal/sehr eng (z. B. Androgenexzess jeder Art oder fehlende komplette Maskulinisierung bei 46 XY)
- Labia minora verklebt (Labiensynechie) als Ausdruck einer hormonellen Inaktivität (◘ Abb. 3.8)
- Labia majora normal/dunkel pigmentiert und gefältelt (z. B. Androgenexzess)

Beim männlichen Neugeborenen ist auf folgende mögliche Veränderungen am Genitale zu achten:

- Penis normal/groß und dunkel pigmentiert (z. B. Androgenexzess) oder klein (z. B. Gonadotropinmangel oder Testosteronmangel), Hypospadie (Grad I–III)
- Skrotum normal/sehr klein und Hoden nicht deszendiert (z. B. bei Gonadotropinmangel) Untersuchung der Hoden im Liegen und Sitzen (◘ Abb. 3.84 und ◘ Abb. 3.85), Hodenvolumenmessung.

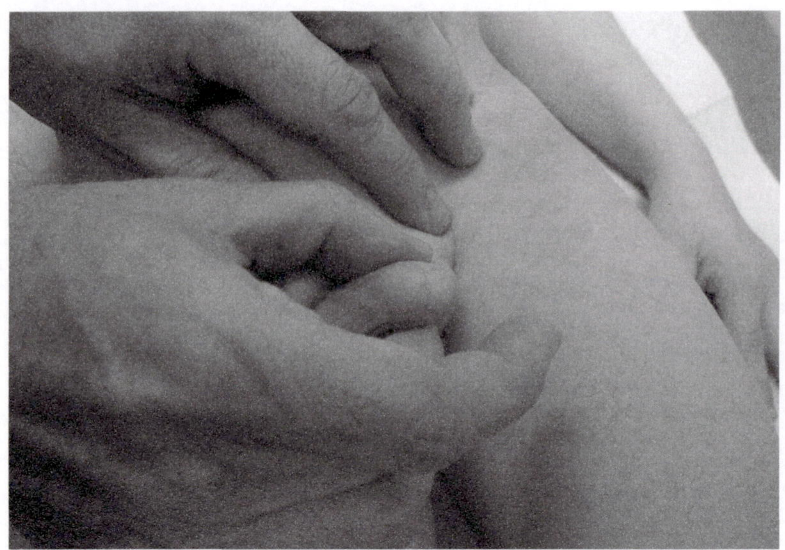

Abb. 3.84. Untersuchung im Liegen – eine Hand fixiert den Leistenkanal, die andere tastet den Hoden

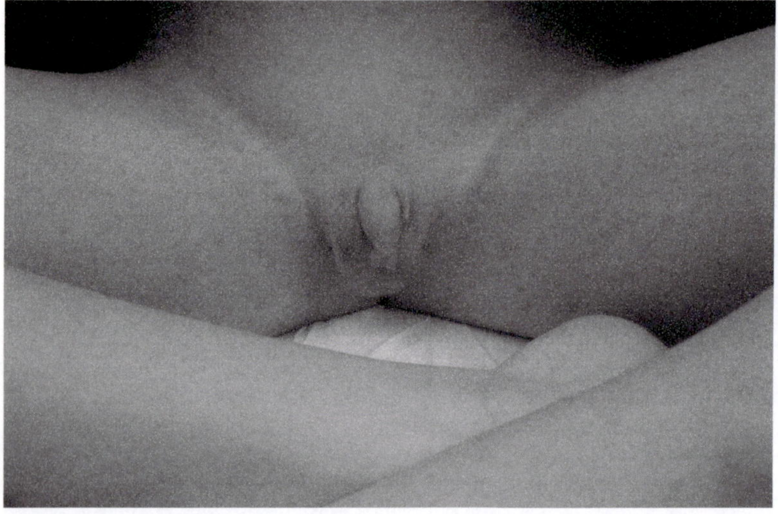

Abb. 3.85. Untersuchung der Hodenlage im Schneidersitz (Palpation wie in Abb. 3.84)

Zudem sind folgende Befunde zu beurteilen:

- **Wachstum.** Verminderte Wachstumgsgeschwindigkeit (z. B. bei Testosteronmangel im Pubertätsalter oder Cortisolexzess bei Cushing-Krankheit) oder erhöhte Wachstumsgeschwindigkeit (z. B. Androgenexzess wie bei adrenogenitalem Syndrom oder Nebennierenrindentumor).
- **Gewicht.** Jede deutliche Veränderung des Gewichts sollte aufmerken lassen! Dabei gilt folgender Leitsatz: Gewichtszunahme mit normalem oder gar beschleunigtem Wachstum ist meist keine endokrine Störung! Kehrsatz: Gewichtszunahme mit verminderter Wachstumsgeschwindigkeit ist häufig eine endokrine Störung (z. B. Cushing-Krankheit, massive Hypothyreose)
- **Haut.** Striae rubrae sprechen für schnelle Gewichtszunahme (z. B. Cushing-Krankheit) und gehen oft mit Plethora und Vollmondgesicht sowie »Stiernacken« einher. Übermäßige Pigmentierung der druckbelasteten Hautstellen wie Handlinien, Zahnfleischränder können als Hinweis für eine übermäßige »Corticotropin Releasing Factor«-Ausschüttung (und damit Stimulation von MSH) bei Nebennierenrindeninsuffizienz gedeutet werden.
- **Haare.**
  - weiblich: Zunahme der Körperbehaarung bzw. zu frühe Scham- und Achselbehaarung oder Behaarung vom männlichen Typ (Oberlippe, Kinn, Brustbereich, Oberschenkelinnenseite, zum Nabel hin) kommt z. B. bei Androgenexzess vor.
  - männlich: zu beachten sind zu frühe Scham- und Achselbehaarung (z. B. androgenproduzierender Tumor) oder fehlende geschlechtsspezifische Behaarung (z. B. Androgenmangel oder fehlende Wirkung).

> TIPPS und TRICKS
>
> Jede deutliche Veränderung der Wachstumsgeschwindigkeit (cm/Jahr) sollte aufmerken lassen!

3.14.5 Wachstum

> TIPPS und TRICKS
>
> Wachstum ist ein Kernthema der Pädiatrie! Die Erhebung der Körperlänge und des Körpergewichts sollte in regelmäßigen Abständen erfolgen. Der Wachstumsverlauf stellt einerseits einen essenziellen diagnostischen Marker dar und dient andererseits der Beurteilung von Krankheitsverläufen wie auch von therapeutischen Bemühungen bzw. Erfolgen.

Kinder sollten bis zum 2. Geburtstag im Liegen gemessen werden: Körperlänge (▫ Abb. 3.86). Ab dem 3. Lebensjahr kann man im Stehen messen: Körperhöhe (▫ Abb. 3.87). Körpermaße werden dann in die Perzentilenkurven eingetragen (▫ Abb. 3.88), anamnestische Messpunkte werden zu einer individuellen Wachstumskurve verbunden. Das Erheben der Familienanamnese bezüglich Größe und Pubertätsbeginn bei den Eltern liefert wichtige diagnostische Hinweise (z. B. Kleinwuchs und verspäteter Pubertätsbeginn auch bei einem Elternteil lässt an eine konstitutionelle Entwicklungsverzögerung denken).

Fallbeispiel

Ein 16-jähriger Junge wird wegen eines in den letzten Jahren auffällig verzögerten Wachstums vorgestellt. Anamnestisch wird das Fehlen einer Niere berichtet, des Weiteren immer schon verminderter Appetit. Die körperliche Untersuchung bestätigt den fehlenden pubertären Wachstumsschub wie auch den präpubertären Status (PH 1, G1 Hodenvolumen 1 ml bds., C1). Ein Riechtest ergibt eine komplette Anosmie. Bei der neurologischen Untersuchung fallen Spiegelbewegungen auf.
Lösung: Auxologie (fehlender pubertärer Wachstumsschub) + klinische Untersuchung (Hypogonadismus, Anosmie, Spiegelbewegungen) = Kallmann-Syndrom (Anlagestörung des Riechhirns/gonadotropinproduzierender Zellen)

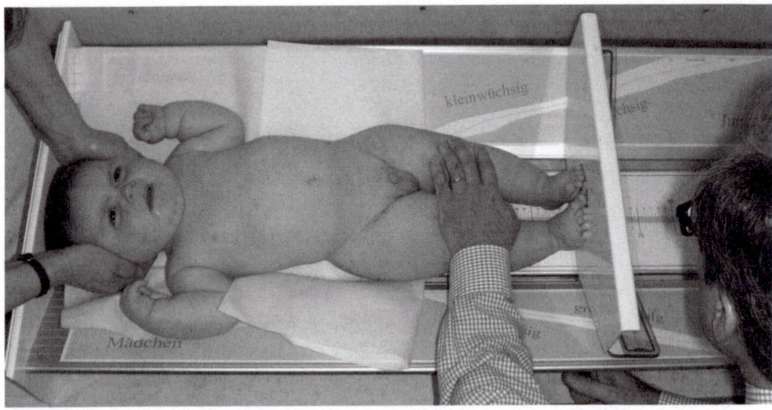

▫ **Abb. 3.86.** Messen im Liegen

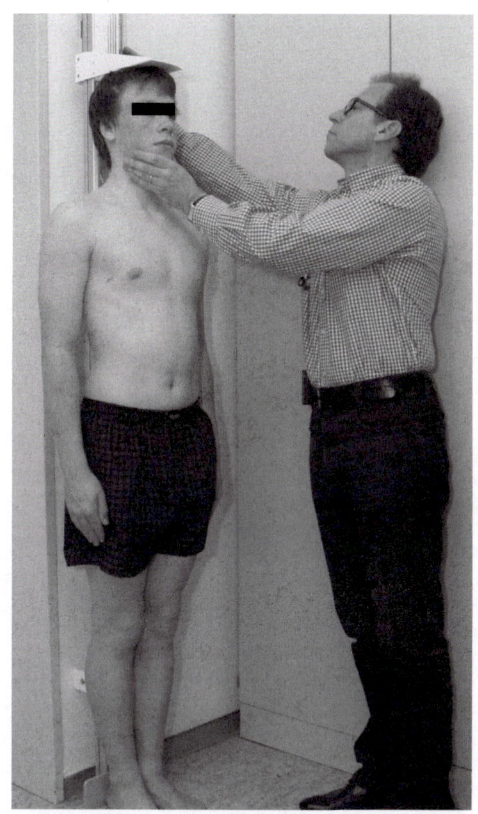
Abb. 3.87. Messen im Stehen

Folgende Befunde lassen sich aus den Wachstumskurven ablesen:
- Absinkende individuelle Wachstumskurve tritt auf z. B. bei Wachstumshormonmangel, Hypothyreose, Cushing-Krankheit, aber auch bei Zöliakie, anderen chronischen Erkrankungen.
- Pubertärer Wachstumsschub fehlend: dies weist z. B. auf Wachstumshormonmangel, Hypothyreose, Gonadotropinmangel, Kraniopharyngeom hin.
- Ansteigende individuelle Wachstumskurve zeigt sich z. B. bei Entwicklungsbeschleunigung, Pubertas präcox, Sexualhormonexzess.

! Kleinwuchs: befindet sich die individuelle Wachstumskurve unter der 3. Perzentile der Norm, spricht man von Kleinwuchs.
Großwuchs: befindet sich die individuelle Wachstumskurve oberhalb der 97. Perzentile der Norm, spricht man von Großwuchs.

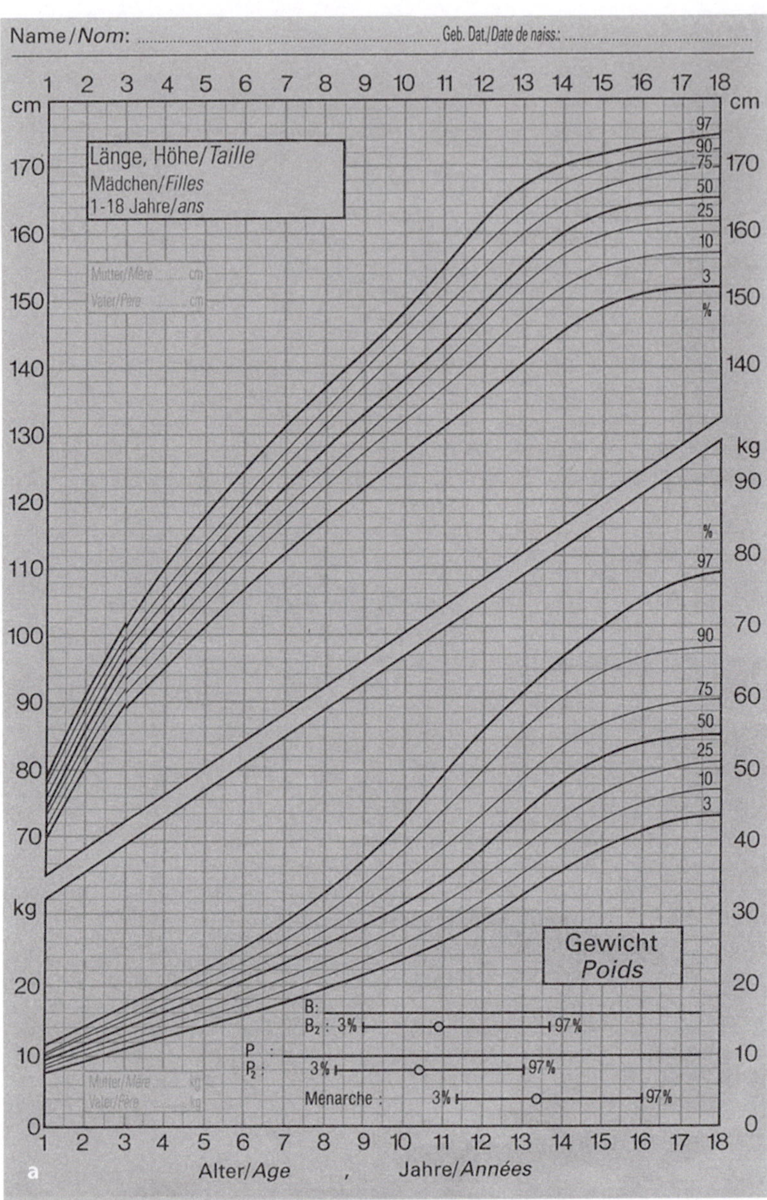

■ **Abb. 3.88a,b.** Perzentilenkurven. **a** Mädchen, **b** Jungen

Name/Nom:
Geb. Dat./Date de naiss.:
Länge, Höhe/Taille
Knaben/Garçons
1-18 Jahre/ans
Mutter/Mère cm
Vater/Père cm
Gewicht
Poids
P:
P2: 3% 97%
Testis ml:
≥3 ml: 3% 97%
Mutter/Mère kg
Vater/Père kg
Alter/Age, Jahre/Années
b

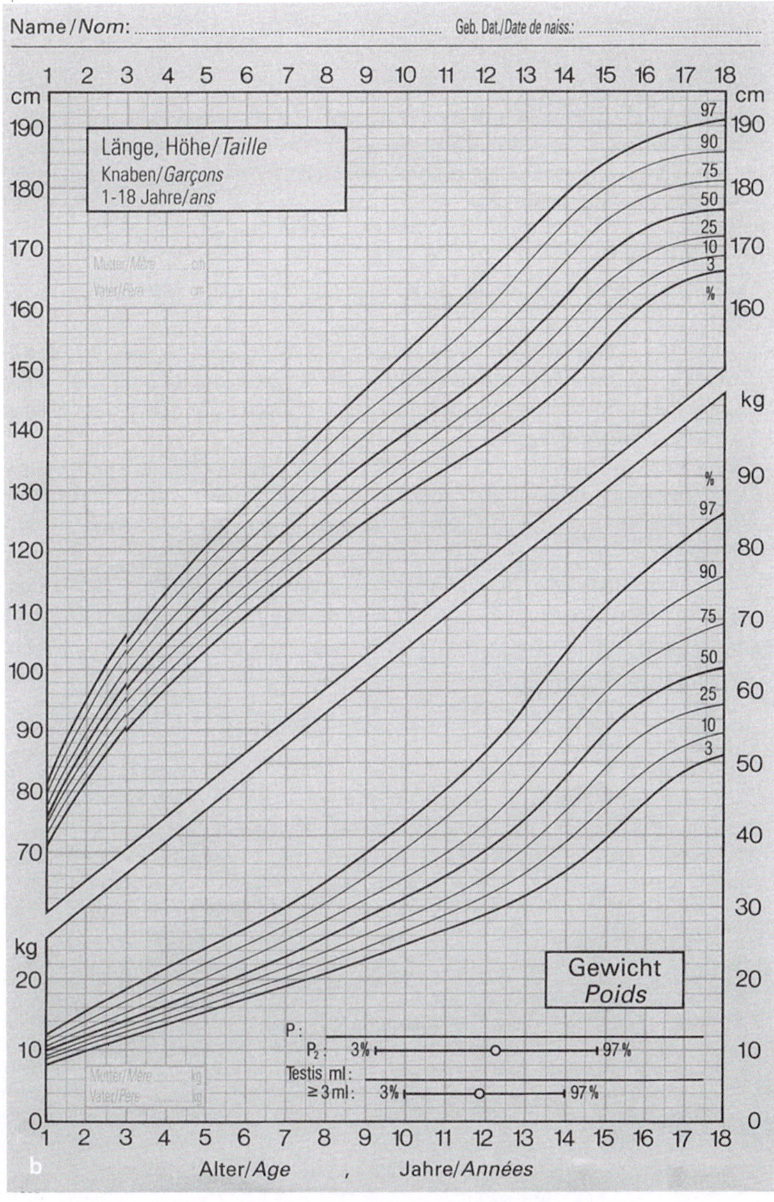

3.14.6 Pubertät

Vom Thema Wachstum kaum trennbar ist das Kapitel »Heranreifen« des Kindes. Ziel des Kapitels ist es, eine Übersicht wichtiger Punkte der pubertären Entwicklung zu liefern. Da die geschlechtsspezifische Entwicklung unterschiedlich abläuft, wird sie auch getrennt abgehandelt. Detaillierte Informationen liefern z. B. Lehrbücher der Endokrinologie.

Die weibliche Pubertät

In chronologischer Reihenfolge treten folgende Veränderung im Rahmen der Pubertät bei Mädchen auf:

- Die Schambehaarung (Pubarche) beginnt im Mittel um 10,5 Jahre mit dunklen, dicken gekräuselten Haare im Bereich der Labia majora; dies ist häufig das erste Symptom (prämature Pubarche = Auftreten vor dem 7. Lebensjahr, z. B. bei Androgenexzess).
- Brustknospe (Thelarche, ◘ Abb. 3.89) verändert sich im Mittel um 11,2 Jahre mit knotiger submamillärer Veränderung, häufig einseitig und links früher als rechts (prämature Thelarche = Beginn vor dem 8. Lebensjahr, z. B. Pubertas präcox).
- Die maximale Wachstumsgeschwindigkeit beginnt im Mittel um 12,2 Jahre.
- Die erste Menstruation (Menarche) setzt im Mittel mit 13,2 Jahren ein.

> **!** Pubertas präcox: Auftreten von sekundären Geschlechtsmerkmalen vor dem vollendeten 8. Lebensjahr.
> Pubertas tarda: Auftreten von sekundären Geschlechtsmerkmalen nach dem vollendeten 14. Lebensjahr.

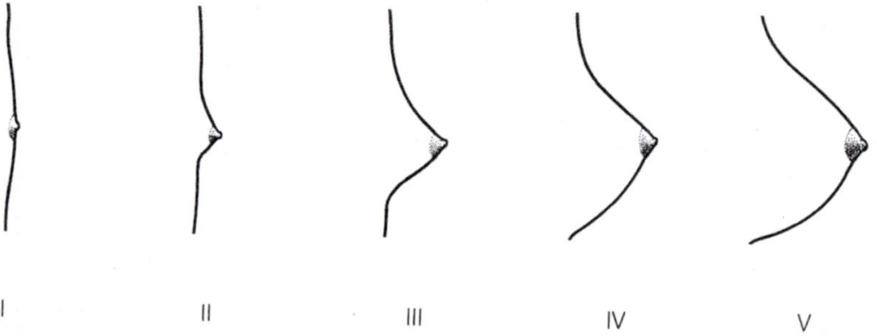

◘ **Abb. 3.89.** Tanner-Stadien Brustentwicklung

Die männliche Pubertät

In chronologischer Reihenfolge kommt es m Rahmen der Pubertät bei Jungen zu folgenden Veränderungen:

- Das Hodenwachstum (d. h. Hodenvolumen >3 ml) beginnt im Mittel um 11,3 Jahre (◘ Abb. 3.90).
- Die Schambehaarung (Pubarche) beginnt im Mittel um 12,2 Jahre (prämature Pubarche = Beginn vor dem 8. Lebensjahr, z. B. Androgenexzess).
- Das Peniswachstum beginnt im Mittel um das 13. Lebensjahr.
- Die maximale Wachstumsgeschwindigkeit tritt im Mittel mit 13,8 Jahren auf.

! Pubertas präcox: Auftreten von sekundären Geschlechtsmerkmalen vor dem vollendeten 9. Lebensjahr.
Pubertas tarda: Auftreten von sekundären Geschlechtsmerkmalen nach dem vollendeten 15. Lebensjahr.

Untersuchung des Hodens

TIPPS und TRICKS

Für die Untersuchung des Hodens ist eine ruhige, wohltemperierte Umgebung wichtig; der Untersucher sollte warme Hände haben.

Beim **Neugeborenen/Säugling** sollten beide Hoden von Geburt an im Skrotum tastbar sein (Untersuchung am liegenden Kind, wobei eine Hand den Leistenkanal fixiert, die andere den Hoden palpiert). Liegt ein angeborener einseitiger Hodenhochstand vor, so kann man bis zum 3. (–6.) Lebensmonat noch mit einem Spontandeszensus rechnen. Liegt ein angeborener beidseitiger Hodenhochstand vor, so muss an eine endokrine Störung gedacht werden (z. B. selektiver Gonadotropinmangel, Panhypopituitarismus, genetische Erkrankung etc.).

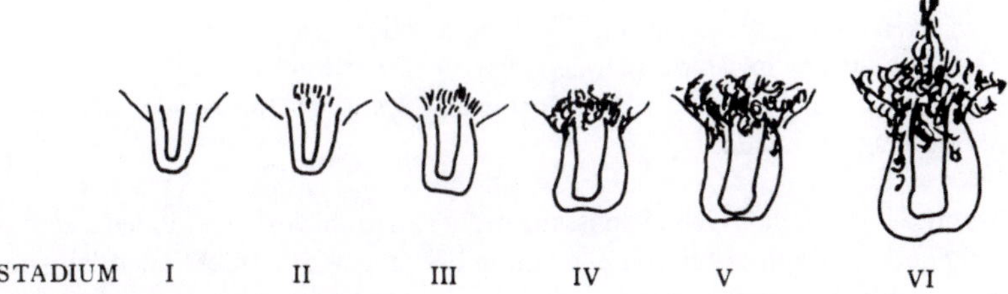

◘ **Abb. 3.90.** Tanner-Stadien Genitalentwicklung und Pubesbehaarung beim Buben

Ein **Kleinkind/Kind** wird im Liegen wie oben beschrieben und im »Schneidersitz« untersucht (◘ Abb. 3.84, ◘ Abb. 3.85).

Beim **Pendelhoden** kommt es durch Auslösen eines Cremasterreflexes zur Aszension des Hodens aus seiner Normallage im Skrotum bis in den Leistenkanal, anschließend deszendiert der Hoden aber wieder spontan in seine Ausgangslage. Ein **Gleithoden** liegt spontan im obersten Skrotalfach oder Leistenkanal und lässt sich nicht oder schwierig in die Normallage bringen, nach Loslassen aszendiert er sofort wieder in die nichtnormale Ausgangsposition.

3.15 Das Immunsystem

U. Wintergerst

Die Diagnostik mit der Frage nach dem Vorliegen eines Immundefekts umfasst wie bei vielen anderen Erkrankungen die Anamnese, die klinische Untersuchung und Laboruntersuchungen. Zunächst sollte die Frage geklärt werden, ob die Symptomatik mit einem Immundefekt vereinbar ist, und wenn ja, welche Leitsymptome für die genaue Diagnostik vorliegen.

3.15.1 Anamnese

Für die Beurteilung der Frage, ob ein Immundefekt vorliegen könnte, sind folgende Punkte zu klären:

- Art und Dauer der Infektionen sowie die Häufigkeit/Jahr
- Gibt es gesunde Intervalle oder geht eine Infektion in die andere über?
- Sind ungewöhnliche Erreger (z. B. Pneumozystis jirovecii, Nocardien, nosokomiale Problemkeime bei ambulanten Patienten) isoliert worden?
- Kam es zu Organdestruktionen (Pneumatozelen, Organabszesse, chronische Otitis media mit Trommelfelldefekt)?
- Kam es zu Gedeihstörungen?
- Liegen chronische Symptome wie Diarrhö oder Husten vor, sind bei den Eltern oder Geschwistern Allergien oder eine Atopie bekannt?
- Wurden z. B. bei chronischem Husten eine zystische Fibrose oder eine Allergie ausgeschlossen?

Grundsätzlich ist zu beachten, dass die mittlere Anzahl von Infektionen immungesunder Kinder im Alter von 6–9 Jahren bei ca. 6 Minor-Infektionen/Jahr mit einer Spannweite von 1–11 liegt. Diese Rate ist v. a. abhängig von Besuch von Krippen/Kindergärten, Rauchgewohnheiten der Eltern, Atopie etc. Ergeben sich nach ◘ Tab. 3.44 Verdachtsmomente, sollte ein Stammbaum angefertigt werden.

Die **12 Warnzeichen** für das Vorliegen eines Immundefekts (www.immundefekt.de):
- positive Familienanamnese
- 8 purulente Episoden einer Otitis media/Jahr
- 2 schwere Episoden von Sinusitis/Jahr
- 2 schwere Episoden von Pneumonie/Jahr
- Antibiotische Therapie >2 Monate ohne Effekt
- Gedeihstörungen
- wiederkehrende tiefe Haut- oder Organabszesse
- 2 schwere Episoden viszeraler Infektionen (Meningitis, Osteomyelitis, Sepsis, septische Arthritis, Empyem)
- persistierende Candidainfektion nach dem 1. Lebensjahr
- Komplikationen durch Lebendimpfungen
- chronische Graft-versus-host-Erkrankung ohne KMT
- systemische Infektion mit atypischen Mykobakterien

3.15.2 Die klinische Untersuchung

Bei der allgemeinpädiatrischen körperlichen Untersuchung sollte man besonders auf Dystrophiezeichen, vergrößerte Lymphknoten (alle peripheren Lymphknotenstationen abtasten), Lymphknotenabszesse, fehlende Tonsillen, Ekzeme, Zahnanomalien, Hepato/Splenomegalie, Petechien und Syndromzeichen wie Hypertelorismus, antimongoloide Lidachsenstellung, niedrigen Ohransatz, reduzierte Ohrhelix, Mikrognathie, Mikrozephalie, Kleinwuchs und Lichtempfindlichkeit achten.

Leitsymptome für bestimmte Immundefekterkrankungen

◘ Tab. 3.44 gibt eine Übersicht über verschiedene Leitsymptome für bestimmte Immundefekterkrankungen.

Leitbefunde im Routinelabor

Es handelt sich hierbei um allgemeine Laborbefunde, die nicht zum Zweck der Immundiagnostik bestimmt wurden, die aber entscheidende Hinweise geben (◘ Tab. 3.45).

Tab. 3.44. Leitsymptome für definierte Immundefekterkrankungen (Abb. 3.91–3.95)

Symptom	Erkrankung
Pneumocystis-jirovecii-Pneumonie	Schwerer kombinierter Immundefekt, HIV-Infektion
Schwere Gedeihstörung, chronische Diarrhö	Schwerer kombinierter Immundefekt
Erythrodermie beim Neugorenen und jungen Säugling	Omenn-Syndrom
Verspätetes Abfallen des Nabels mit Omphalitis, hohe Leukozytenzahl	Leukozytenadhäsionsdefekte
fehlender Thymus	SCID, DiGeorge
Unterbrochener Aortenbogen	Deletion of 22q11 (z. B. DiGeorge-Syndrom)
Sepsis mit atypischen Mykobakterien	IL-12Rb1-, IFN-gR1-Rezeptordefekt
Abszesse innerer Organe	Chronische Granulomatose
Rezidivierende Otitis media, Pneumonie, Sinusitis	A- bzw. Hypogammaglobulinämie
Bronchiektasen	A- bzw. Hypogammaglobulinämie
Ataxie, Teleangiektasien	Ataxia teleangiectatica
Albinismus	Griscelli-Syndrom, Chediak-Higashi-Syndrom
Mikrozephalie	Nijmegen-breakage-Syndrom, Cernunnos, Ligase-IV-Defekt
Minderwuchs	Bloom-Syndrom
Photosensitivität	Bloom-Syndrom
Schwere Warzenbildung	WHIM-Syndrom (Warzen, Hypogammaglobulinämie und Myelokathexis)
»kalte Abszesse«, Pneumotozelen	Hyper-IgE-Syndrom
Chronisches Ekzem	Wiskott-Aldrich-Syndrom, Hyper-IgE-Syndrom
Metaphysäre Chondrodysplasie	Cartilage-hair-Hypoplasia
Konisch zulaufende Zähne, häufige Infektionen	Ektodermale Dysplasie mit NEMO-Defekt
Rezidivierende Sepsis	Komplementdefekt, Asplenie
Chronische Mykose der Nägel	Chronisch mukokutane Candidiasis

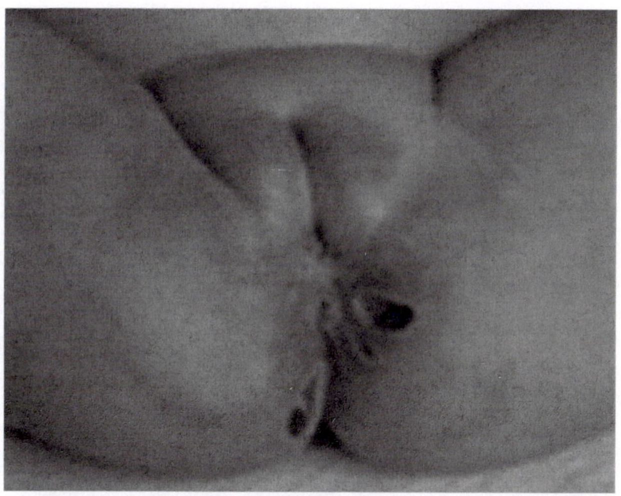

Abb. 3.91. Analabszess bei familiärer Hämophagozytose (► Farbtafeln)

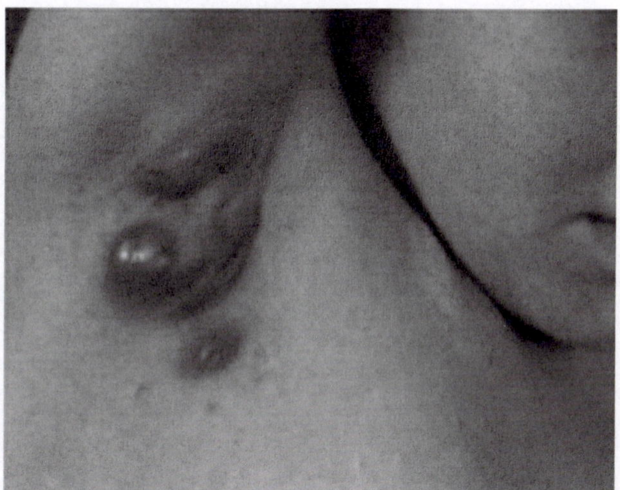

Abb. 3.92. Lymphknotenabszesse bei CGD (► Farbtafeln)

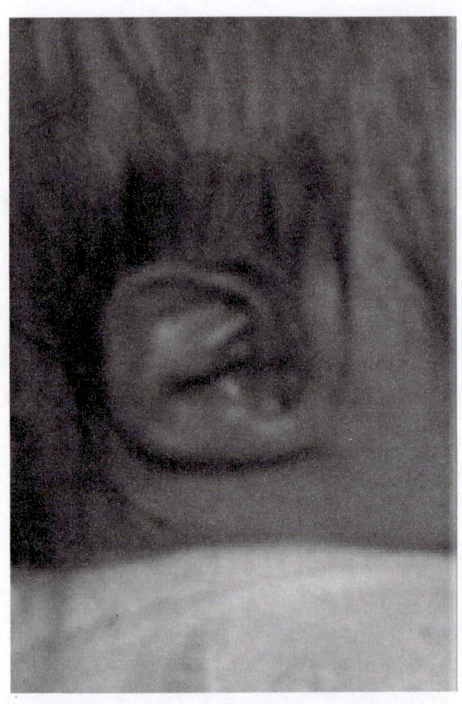

Abb. 3.93. Ohrdysplasie bei DiGeorge-Syndrom

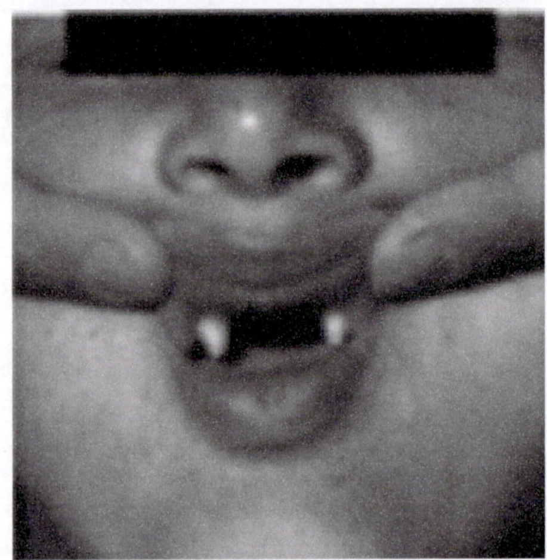

Abb. 3.94. Konische Zähne bei ektodermaler Dysplasie und NEMO-Mutation

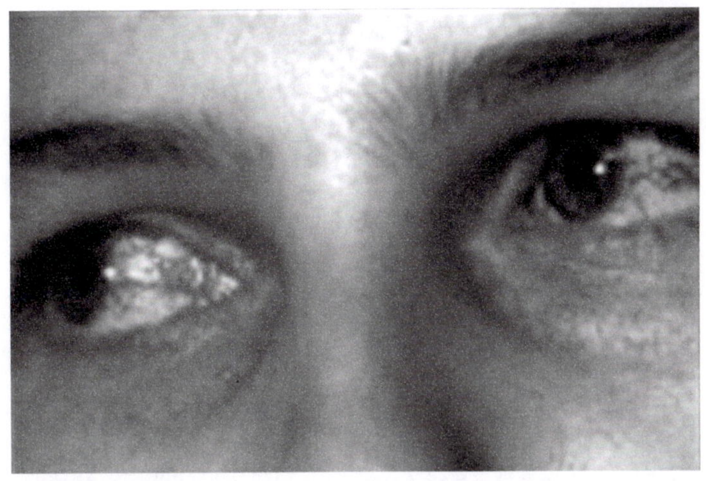

Abb. 3.95. Teleangiektasien bei Ataxia teleangiektatika (► Farbtafeln)

Tab. 3.45. Laborwerte als Leitbefunde

Laborwert	Erkrankung
Schwere Lymphopenie (<1500/µl bei Säuglingen)	SCID, besonders Adenosindeaminase-Defekt (oft Lymphozyten <100/µl)
Thrombozytopenie mit kleinen Thrombozyten (<6 fl)	Wiskott-Aldrich-Syndrom, X-gebundene Thrombozytopenie
Agranulozytose (<500/µl)	Schwere kongenitale Neutropenie, Autoimmunneutropenie, Alloimmunneutropenie
Neonatale Hypokalzämie	Deletion von 22q11
Hypogammaglobulinämie	Bruton-Krankheit, Common variable Immunodeficiency Syndrome (CVID)
Hypergammaglobulinämie	HIV-Infektion
Niedriges IgG, normales oder hohes IgM	Class-Switch-Syndrom

! Bei bestimmten Symptomen stehen bestimmte Untersuchungen an erster Stelle:
- Wiederkehrende bakterielle Infektionen: Untersuchung der B-Zellen
- Opportunistische Infektionen, rezidivierende Pilzinfektionen, Gedeihstörungen: Untersuchung der T-Zellen
- Organabzesse, invasive Aspergillose: Untersuchung auf Phagozytendefekt
- Rezidivierende Sepsis: Asplenie, Komplementdefekte.

3.15.3 Differenzialdiagnosen zu Erkrankungen des Immunsystems

Viele Erkrankungen, die nicht primär das angeborene und erworbene Immunsystem betreffen, können mit rezidivierenden Infektionen einhergehen. Sie sollten bei der Frage nach einem Defekt des Immunsystems mitberücksichtigt werden. ◘ Tab. 3.46 weist auf die wichtigsten Diagnosen hin.

◘ **Tab. 3.46.** Wichtige Differenzialdiagnosen zu Immundefekterkrankungen

Symptom	Erkrankung/mögliche Ursache
Bronchiektasen/Sinusitis	Zystische Fibrose, Primäre Ziliendyskinesie
Rezidivierende Otitis media	Adenoide, chronische Mittelohrergüsse, rezidivierende Otitis in der Familienanamnese, Krippen-/Kindergartenbesuch, orofaziale Fehlbildungenen, passives Rauchen, Stillen <3 Monate
Rekurrierende Meningitis	Duradefekt
Rekurrierende Pneumonie	Fremdkörper, Lungensequester, Lungentumor, Lungenfehlbildung etc.
Rekurrierende Sepsis	Sichelzellanämie, Asplenie, maligne Erkrankungen
Hypogammaglobulinämie	Protein verlierende Enteropathien, nephrotisches Syndrom

3.16 Dokumentation

J. Rosenecker

Anamnese und Untersuchungsbefund sind klar und strukturiert zu dokumentieren. Hierzu werden in den meisten Kliniken Vordrucke mit den entsprechenden Angaben verwendet. Beispielhaft ist hier der Aufnahmebogen des Dr. von Haunerschen Kinderspitals abgedruckt (◘ Abb. 3.96).

Administrative Daten werden bei diesem Bogen auf der ersten Seite erfasst, auf der zweiten Seite wird nach dem Grund der Vorstellung, den Hauptbeschwerden, Einweisungsdiagnose, bisherigem Verlauf, Behandlung und Medikamenten gefragt. Die dritte und vierte Seite dient der Erhebung früherer Erkrankungen, des Impfstatus, der Schwangerschaft und der Geburt, der Ernährungsanamnese, Besonderheiten bei Miktion und Verdauung, der körperlichen Belastbarkeit, des Schlafverhaltens, der körperlichen und geistigen Entwicklung, der Sozialanamnese und der Familienanamnese. Auf der fünften Seite wird der körperliche Untersuchungsbefund dokumentiert. Abschließend sollen die Verdachtsdiagnose gestellt und ein vorläufiger Therapieplan erstellt werden. Für die Dokumentation mitgebrachter bzw. übersandter Fremdunterlagen ist auf der letzten Seite eine entsprechende Spalte vorgesehen.

Vergleichbare Dokumentationsbögen werden in den meisten Kliniken eingesetzt. Bei niedergelassenen Kinderärzten werden meist Freitext-Bögen verwendet.

3

2. Frühere Krankheiten:

KRANKHEIT	BESONDERHEITEN	KRANKHEIT	BESONDERHEITEN	KRANKHEIT	BESONDERHEITEN
☐ Varicellen		☐ Mumps		☐ Scharlach	
☐ Röteln		☐ Diphtherie		☐ Hepatitis	
☐ Masern		☐ Pertussis			

Weitere wichtige Erkrankungen: ______

Bluttransfusionen: ______

Infektionsgelegenheiten in den letzten vier Wochen: ☐ keine ☐ (Art) ______

Frühere stationäre Behandlungen (wann, wo und weswegen): ______

3. Schutzimpfungen:

	wann, wie oft		wann		wann
☐ Diphtherie		☐ Masern lebend		☐ 1. Pocken	
☐ Tetanus		☐ Masern tot		☐ 2. Pocken	
☐ Pertussis		☐ Röteln			
☐ Polio oral		☐ Mumps			
☐ Polio tot		☐ BCG		☐ Tuberkulinprobe	

4. Schwangerschaft und Geburt ☐ Mütterpaß vorgelegt ☐ wird nachgereicht ☐ nicht verfügbar

____te Schwangerschaft; ☐ Verlauf normal; ☐ kompliziert durch: ______

Art der Komplikation	Schwangerschaftsmonat
Erkrankungen:	Mens:
Medikamente:	Mens:
Röntgen etc.:	Mens:
Sonstige (Alkohol, Zigaretten):	

Geburt termingerecht / zu früh/spät um ____ Tage/Wochen in (Klinik) ______/Wohnung; verlegt nach ______

Geburtsgewicht ______ g Geburtslänge ______ cm Kopfumfang ______ cm

Geburtsbeginn ☐ spontan ☐ Einleitung/Sectio wegen ______

Geburtsdauer ca. ____ Std. ☐ Beendigung durch Vacuum/Forceps wegen ______

Geburtsverlauf ☐ normal ☐ Komplikationen (Lage etc.): ______

Zustand des Neugeborenen ☐ gut ☐ Apnoe ☐ Cyanose ☐ APGAR: ☐

5. Ernährung ☐ Normalkost ☐ Diät: ______

(Bei Säuglingen): Gestillt/Teilgestillt für ____ Tage/Wo./Monate Nicht gestillt/Früh abgestillt wegen ______

Flaschennahrung	Lebensalter	Beikost	Lebensalter
1.: ______	bis ____ Monate	Obst ______	ab ____ Monate/Wochen
2.: ______	bis ____ Monate	Gemüse ______	ab ____ Monate/Wochen
3.: ______	bis ____ Monate	Brei ______	ab ____ Monate/Wochen

Jetzige Ernährung: ______ Mahlzeiten zu ______ g.

Nahrungsart (Milch, Gemüsebrei, Obst etc.) und ungefähre Zeit: 1. ______ 2. ______ 3. ______ 4. ______ 5. ______ 6. ______

Rachitisprophylaxe (Präparat, Dosis, Dauer): ______

Abb. 3.96. Aufnahmebogen des Dr. von Haunerschen Kinderspitals München als Beispiel für einen Vordruck zur Dokumentation von Anamnese und Untersuchung (Auszug)

6. **Stuhlgang** ☐ normal ☐ Besonderheiten ________________

7. **Miktion** ☐ normal ☐ Besonderheiten ________________

8. **Urin- und Stuhlkontrolle** ☐ normal ☐ Besonderheiten ________________

Tags und nachts mit ______ Jhr. ________________

---

9. **Körperliche Belastbarkeit** ☐ normal ☐ Besonderheiten ________________

10. **Schlafverhalten** ☐ normal ☐ Besonderheiten ________________

11. **Statomotorische Entwicklung** ☐ normal ☐ Verzögert ________________

Sitzen mit _____ Mo., Laufen mit _____ Mo. ________________

---

12. **Sprachentwicklung** ☐ normal ☐ Besonderheiten (aktive Sprache, Sprachverständnis) ________________

____

13. **Psychische Entwicklung** ☐ normal ☐ Besonderheiten ________________

Schule/Vorschule: ________________ ________________

Klasse __________, Leistungen __________ ________________

---

14. **Pubertät:** Thelarche mit _____ Jahren Menarche mit _____ Jahren Pubarche mit _____ Jahren

---

15. **Sozialanamnese:** Kind wird ganztags/teilzeitig versorgt von Mutter/Großmutter / Vater/Geschwister / Pflegestelle / Krippe / Heim / Hort; seit ________________

Früher: ________________

Beruf der Mutter ________________ ganztags/halbtags, Beruf des Vaters ________________

---

16. **Familienanamnese:**

Mutter ________ Jahre, ☐ gesund ☐ Erkrankungen: ________________

Vater ________ Jahre, ☐ gesund ☐ Erkrankungen: ________________

GESCHWISTER:

Geschlecht	Alter	Erkrankungen	Geschlecht	Alter	Erkrankungen
1. ♂ ♀:	______ J.	________	6. ♂ ♀:	______ J.	________
2. ♂ ♀:	______ J.	________	7. ♂ ♀:	______ J.	________
3. ♂ ♀:	______ J.	________	8. ♂ ♀:	______ J.	________
4. ♂ ♀:	______ J.	________	9. ♂ ♀:	______ J.	________
5. ♂ ♀:	______ J.	________	10. ♂ ♀:	______ J.	________

FEHLGEBURTEN (Jahr/SSM): ________________

____

GROSSELTERN:	Alter	Erkrankungen		Alter	Erkrankungen
Großmutter ms.:			Großmutter vs.:		
Großvater ms.:			Großvater vs.:		

SONSTIGE ERKRANKUNGEN IN DER FAMILIE:

☐ Asthma bronch. ☐ Allergien ☐ Diabetes m. ☐ Stoffwechsel ☐ Blutkrankheiten ☐ Krebs ☐ Anfallsleiden

☐ Psych. Erkr. ☐ Mißbildungen ☐ Tuberkulose ☐ Sonstige (Kropf, Sucht, Konsanguinität) ________________

Art der zutreffenden Erkrankung(en) und Verwandtschaftsgrad: ________________

____

____

Spezielle Aspekte der Untersuchung im Kindesalter

4.1 Die Untersuchung des Neu- und Frühgeborenen

H.-G. Münch

4.1.1 Vorbemerkung

Die Untersuchung von Neugeborenen (NG) und insbesondere von Frühgeborenen (FG) unterscheidet sich gegenüber älteren Kindern besonders durch folgende Merkmale:

- stark eingeschränkte Kooperation
- sehr begrenzte motorische Ausdrucksmöglichkeiten
- Inspektion der Atmung tritt gegenüber der Auskultation der Lunge in den Vordergrund
- Schlaf-Wach-Rhythmus richtet sich v. a. nach dem Füllungszustand des Magens

Die Kooperation ist stark eingeschränkt. NG können keinen Aufforderungen Folge leisten, können nicht tief einatmen oder den Bauch entspannen. Sie sagen auch nicht, ob sie hören oder sehen oder ihnen der Bauch weh tut. Ihr Gemütszustand ist stark vom jeweiligen Sättigungszustand abhängig. Es kann lange dauern, ein schreiendes NG zu beruhigen und damit einer Untersuchung erst zugänglich zu machen.

Die motorischen Ausdrucksmöglichkeiten sind sehr begrenzt. Ein NG kann nicht stehen oder gehen, es liegt immer. Daher ist es nicht nur schwieriger auf neurologische Störungen zu schließen, sondern auch ein beginnender Schockzustand oder allgemeine Schwäche kündigen sich nicht mit einem Lagewechsel an. Ein größeres Kind liegt im Bett, wenn es krank oder müde ist, das NG liegt immer im Bett.

Die Inspektion der Atmung tritt gegenüber der Auskultation der Lunge in den Vordergrund. NG und insbesondere Frühgeborene (FG) haben zwar das gleiche Atemzugvolumen bezogen auf das Körpergewicht, die absoluten Volumina sind naturgemäß viel kleiner. Außerdem atmen sie nicht tief ein und aus, Geräusche sind aufgrund der engen Verhältnisse immer fortgeleitet, sodass sich nur ganz grobe Auffälligkeiten mit dem Stethoskop differenzieren lassen. Da die Compliance des Thorax jedoch wesenlich größer ist, lassen sich schon geringe Verschlechterungen der pulmonalen Situation mit bloßem Auge früh erkennen.

Der Schlaf-Wach-Rhythmus richtet sich weniger nach dem Sonnenstand als nach dem Füllungszustand des Magens. Die meiste Zeit befinden sich NG in diversen Schlafstadien. Am besten beurteilen lassen sie sich jedoch in der Aufwachphase, welche selten mit dem Zeitplan des Untersuchers übereinstimmen. Die Untersuchungszeit ist auch nicht beliebig ausdehnbar, denn wenn das Hungergefühl zu groß wird, ist eine Untersuchung nicht mehr möglich.

Aus all diesen Gründen ist es nötig, dass ein Untersucher sein Sensorium auf Neugeborene umstellen muss. Außerdem ist ein einziger Untersuchungszeitpunkt oft nicht ausreichend. Viele Veränderungen im Verhalten, der Aktivität, der Hautfarbe etc. sind schwierig fassbar und so ist es zu erklären, dass bei der Beurteilung von NG und FG oft von »Gefühl« gesprochen wird, ohne dass Symptome klar beschrieben werden (»Dieses Kind gefällt mir nicht.«). Letztendlich beinhaltet das aber auch nur die Summe der Untersuchungsbefunde gekoppelt mit der Erfahrung des Untersuchers.

! Da Mutter und/oder Pflegepersonal sehr viel mehr Zeit mit dem NG verbringen, sind diese besonders sensibel für Veränderungen und sollten immer ernst genommen werden.

Die Untersuchung sollte in einer Umgebung stattfinden, die so ruhig wie irgend möglich ist. Die Erkennung eines 1/6-Systolikums wird schon durch schreiende Bettnachbarn unmöglich gemacht, außerdem überträgt sich eine entspannte Atmosphäre auch auf das NG sowie den Untersucher. Vor der Untersuchung sollten natürlich Anamnese inkl. Schwangerschaftsanamnese und aktuelle Problematik erfragt sein, der Eindruck des Pflegepersonals und der Mutter eingeholt worden sowie die wichtigsten Maße (Gewicht, Länge,Kopfumfang) in einer Perzentilenkurve festgehalten sein.

Der nachfolgende Untersuchungsfahrplan ist so aufgebaut, dass das NG möglichst wenig gestresst wird und somit möglichst kooperativ bleibt.

4.1.2 Allgemeine Inspektion

Hier werden in kurzer Zeit die ersten Eindrücke gesammelt, die zur Beurteilung der Vitalzeichen nötig sind. Die genaue Beschreibung erfolgt unter den einzelnen Organabschnitten.

Die verschiedenen Aktivitätsstadien sind in ◘ Tab. 4.1 aufgezählt.

Neben diesen physiologischen Stadien gibt es natürlich auch pathologische Vigilanzzustände wie **Lethargie** und **Koma**. Ein lethargisches NG ist nicht so leicht von einem NG im Tiefschlaf (Stadium 1) zu unterscheiden. Der fehlende Stadienwechsel ist der entscheidende Hinweis.

Optimaler Zeitpunkt ist der Übergang von Stadium 3 in 4. Im Laufe der Untersuchung wird das NG dann Spontanmotorik bieten, aber noch nicht vor Hunger brüllen. Die Untersuchung beginnt bereits beim Ausziehen, damit die Zeit genutzt wird und verschiedene Vigilanzstadien verglichen werden können. So ist der Muskeltonus am Anfang noch eher hypoton und steigert sich dann, genauso wie die Spontanmotorik und die Reaktionen auf Berührung und Lagewechsel.

Tab. 4.1. Aktivitätsstadien nach Prechtl

Stadium	Beschreibung
1	Augen geschlossen, regelmäßige Atmung, keine Bewegungen
2	Augen geschlossen, unregelmäßige Atmung, Augenbewegungen, kurzzeitige Bewegungen der Gesichtsmuskulatur, der Hände und vereinzelte Strampelbewegungen
3	Augen geöffnet, noch kein Strampeln, aber vereinzelte Extremitätenbewegungen und Mimik
4	Augen geöffnet, Strampeln mit allen Extremitäten, kein Schreien
5	Augen geöffnet oder geschlossen, Schreien

! Die Beurteilung der Atmung von NG ist die wichtigste akute Untersuchung. Sie kann durch Inspektion besser beurteilt werden als durch Auskultation. Auf Anhieb lassen sich Tachy- und Dyspnoe sowie mit bloßem Ohr hörbare auffällige Atemgeräusche erkennen.
Die Haut ist das für die Untersuchung entscheidende Schockorgan. Farbe und Temperatur sind gut und schnell zu beurteilen.

Auch am Abdomen sind bereits gravierende Probleme von außen sichtbar: auf stehende Darmschlingen, aufgetriebenes Abdomen und Flankenverfärbungen ist zu achten.

4.1.3 Die einzelnen Untersuchungsabschnitte

Besonders für den Anfänger empfiehlt es sich, nach einem bestimmten Untersuchungsschema vorzugehen und dieses immer einzuhalten. Das vermindert die Gefahr, wichtige Schritte zu vergessen. Bei allgemeinen körperlichen Untersuchungen geht man z. B. häufig von oben nach unten vor. Bei kleinen Kindern und insbesondere bei NG ist es jedoch günstig, dieses Prinzip umzukehren, da die NG bei Manipulationen im Gesicht- und Kopfbereich am empfindlichsten reagieren und dann oft nur schwierig zu beruhigen sind.

Der Gebrauch des Stethoskops setzt absolute Ruhe voraus. Das NG darf auf keinen Fall schreien, da sonst eine Auskultation unmöglich wird. Wir setzen diese Untersuchung also an den Anfang nach der Inspektion des Thorax und gehen dann von unten nach oben vor. Das Kind liegt auf dem Rücken.

Haut

Neben den oben beschriebenen Auffälligkeiten, die die gesamte Haut betreffen, gibt es eine Reihe oft harmloser Hauteffloreszenzen. Dazu gehören:

- **Neugeborenenexanthem** (Erythema toxicum neonatorum): sehr häufig, winzige Bläschen mit klarer Flüssigkeit auf gerötetem Grund, erscheint in den ersten Lebenstagen und verschwindet dann wieder
- **Milien**: v. a. am Nasenflügel, aber manchmal über größere Körperflächen zunächst nicht gerötete Bläschen mit weißlicher Flüssigkeit
- Die Milien können sich zu einer **Neugeborenenakne** mit entzündlicher Komponente auswachsen
- **Naevus flammeus simplex**: vaskuläre rote Flecken v. a. über Augenlidern, Stirn und Nacken (Storchenbiss), die mit einem Jahr verschwinden; unilaterale Naevi sollten weiter abgeklärt werden (Sturge-Weber-Syndrom)
- **Mongolenfleck**: bläulich durchscheinende Verfärbung v. a. am Steiß, aber auch am Rücken, selten an den Extremitäten v. a. bei südländischen und asiatischen NG
- **Stauungszyanose**: bläulich verfärbtes Gesicht, teilweise mit Petechien. Im Gegensatz dazu ist der gesamte Restkörper und die Mundhöle nicht zyanotisch und ohne Petechien. Die Verfärbung entsteht durch Quetschung des Gesichtes bei Geburt und verschwindet in wenigen Tagen.
- **Hämangiom**: erhabene hellrote Wucherung, die sehr schnell wachsen kann und sich nach einigen Monaten wieder vollständig zurückbildet (◘ Abb. 4.1). Diese Hämangiome sind je nach Lokalisation völlig harmlos bis lebensbedrohlich (Atemwege).
- **Café-au-lait-Flecken** kommen häufig vereinzelt vor; sind es mehr als 6, sollte an eine Phakomatose gedacht werden.
- **Hypopigmentierte Flecken** können mit tuberöser Sklerose einhergehen.

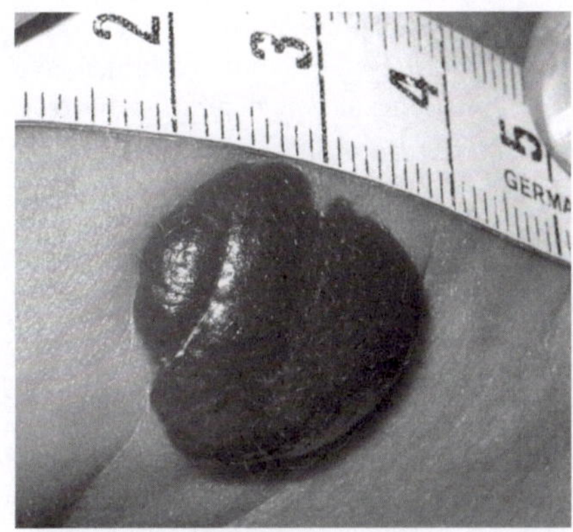

◘ **Abb. 4.1.** 4 Wochen altes Hämangiom in der Wachstumsphase (▶ Farbtafeln)

Davon abzugrenzen sind folgende Hauterscheinungen mit ernster Prognose und **Behandlungsbedarf:**

- **Staphylodermie:** sich rasch ausbreitendes pustulöses Exanthem, durch Staph. aureus verursacht. Bestimmte Stämme können auch zu einem **Staphylococcal scaled skin syndrome** (SSSS) führen. Es beginnt mit sich rasch ausbreitender Rötung und darauffolgender schuppenartiger Ablösung der Haut. Die Kinder sind stark beeinträchtigt.
- **Epidermolysis bullosa:** großflächige blasige Ablösung der Haut; es gibt die verschiedensten Formen mit sehr unterschiedlicher Prognose.
- **Herpes simplex:** typisches bläschenförmiges Exanthem
- **Petechien** sind grundsätzlich ein Warnsymptom, insbesondere wenn sie an Zahl zunehmen, da sie erste Hinweise für eine ernste Gerinnungsproblematik sein können.
- **Vaskuläre Hauterscheinungen:** Von den einfachen Hämangiomen sind venöse Malformationen und Lymphangiome abzugrenzen. Sie können je nach innerer Ausdehnung zu erheblichen Problemen führen.

Inspektion des Thorax

Atmung

Die Inspektion des Thorax ist wie oben erwähnt die wichtigste Untersuchung im Neugeborenenalter überhaupt. Bei der Beurteilung der Atmung ist zu unterscheiden:

- **Eupnoe:** ruhige Atmung mit einer Frequenz von bis zu 35/min (FG bis zu 60/min) ohne erkennbare Anstrengung
- **Tachypnoe:** Atmung mit erhöhter Frequenz ohne erkennbare Anstrengung
- **Dyspnoe:** Angestrengte Atmung. Durch Verschlechterung der Lungencompliance (z. B. Surfactantmangel) **oder** Widerstandserhöhung der Atemwege (z. B. verstopfte Nase) wird mehr Kraft der Atemmuskulatur benötigt, um das gleiche Atemminutenvolumen zu erreichen, was zu einer Deformierung des Thorax in der **Inspiration** führt. Die Dyspnoezeichen in aufsteigender Reihenfolge sind:
  - interkostale Einziehungen
  - subkostale Einziehungen
  - juguläre Einziehungen
  - sternale Einziehungen
  - Schaukelatmung (in der Inspiration bewegt sich der gesamte Thorax nach innen und das Abdomen nach außen)

Nasenflügeln wird auch bei gesunden NG v. a. intermittierend beobachtet, kann aber auch der Beginn einer Dyspnoe sein.

TIPPS und TRICKS

Eine niedrige Atemfrequenz bei gleichzeitiger Dyspnoe ist eher ein schlechtes Zeichen und deutet auf eine drohende Erschöpfung der Atemmuskulatur hin.

Sonderformen der Atmung sind folgende:
- maschinenartiges tiefes Ein- und Ausatmen bei Hyperammonämie (zusätzlich Lethargie)
- extreme Hyperventilation mit Zwerchfellverkrampfungen bei schwerer Asphyxie (zusätzlich Koma)

! Obstruktive Apnoe: Extremform der Widerstandserhöhung durch vollständige Verlegung der Atemwege (z. B. Stimmritzenkrampf) bei maximaler Thoraxretraktion
Zentrale Apnoe: Überhaupt keine Atembewegung, definitionsgemäß über 20 s

Eine Dyspnoe und eine obstruktive Apnoe können in eine zentrale Apnoe übergehen. Besonders FG haben öfters eine periodische Atmung mit mehr oder weniger langen Apnoeen.

Weitere Auffälligkeiten am Brustkorb

Zu den weiteren Auffälligkeiten am Brustkorb gehören:
- **Vermehrtes Herzzeitvolumen:** Ein vermehrtes Herzzeitvolumen wie es typischerweise beim hämodynamisch relevanten offen gebliebenen Ductus arteriosus besteht, ist besonders beim FG an präkordialen Palpitationen zu erkennen.
- Unter dem mütterlichen Hormoneinfluss kann es zu erheblichen **Brustschwellungen** oder Milchaustritt (Hexenmilch) und sogar zur Entzündung (Mastitis) mit zusätzlicher Rötung und schmerzhafter Verhärtung kommen.
- **Dysmorphiezeichen und Fehlbildungen** (► Abschn. 3.4):
  - weiter Mamillenabstand
  - invertierte Brustwarze
  - zusätzliche Brustwarzen
  - Aplasie des M. pectoralis major

Auskultation – mit und ohne Stethoskop

Dyspnoe kann mit sehr spezifischen Atemgeräuschen einhergehen:
- **Inspiratorischer Stridor:** beim Einatmen hörbares, oft bedrohlich wirkendes, ziehendes lautes Geräusch, das durch **extrathorakale Engen im Kehlkopfbereich** verursacht wird

- **Exspiratorisches Stöhnen:** Bei mildem Atemnotsyndrom oder nasser Lunge versucht das NG durch erhöhten intrathorakalen Druck (Verschluss der Stimmritze in der Exspiration) mehr Alveolen zu rekrutieren.

Beide Geräusche lassen sich mit bloßem Ohr oder im Frühstadium mit dem Stethoskop vor der Nase wahrnehmen.

! Die Auskultation im eigentlichen Sinne wird an den folgenden charakteristischen Punkten vorgenommen: Erb-Punkt, 2. ICR links und rechts parasternal, links und rechts axillär (Herz bzw. Lunge), linkes Abdomen, rechtes unteres und oberes Abdomen, Fontanelle (Herz bzw. Gefäßmalformation).

Herztöne und -geräusche: Die normale Herzfrequenz eines Neugeborenen beträgt zwischen 100/min und 140/min. Kleine Vigilanzänderungen bewirken eine hohe Variabilität. In Aufregung kann sie leicht 200/min erreichen. Tachykardien über 160/min sind Hinweis auf Hypovolämie oder Stress (Atemnot?). Supraventrikuläre Tachykardien mit Vorhofflattern erreichen Frequenzen um 300/min und sind dann mit anderen Schockzeichen kombiniert (kalte blasse Haut). Frequenzen unter 85/min bedürfen einer Abklärung.

Die meisten Herzgeräusche sind im NG-Alter über dem Erb-Punkt auskultierbar. Charakteristisch sind ein fauchendes Systolikum beim Ventrikelseptumdefekt und ein holosystolisches Geräusch beim noch offenen Ductus arteriosus. Pulmonalstenose und Aortenisthmusstenose sind auch über den enstprechenden Punkten im 2. ICR bzw. in der linken Axilla hörbar. Wegen der hohen Frequenz und des eher leisen Charakters bedarf die Herzauskultation einer hohen Konzentration und viel Erfahrung (► Abschn. 3.8).

Atemgeräusche: Die Auskultation der Atemgeräusche erlangt bei NG aufgrund der geringen Zugvolumina nicht die Bedeutung wie im Erwachsenenalter. Eine Pneumonie wird sich nicht mit Rasselgeräuschen, sondern mit Tachy- oder Dyspnoe ankündigen. Andererseits sind über allen Lungenabschnitten oft fortgeleitete Atemgeräusche hörbar, die in den großen Bronchien, der Trachea, Kehlkopf oder dem Nasenrachenraum entstehen. Gröbere Einschränkungen, wie große Atelektasen, Ergüsse, Pneumothorax, sind durch ein abgeschwächtes Atemgeräusch auf der erkrankten Seite erkennbar (► Abschn. 3.9).

! Besonderer Erwähnung bedarf die Zwerchfellhernie mit Darmgeräuschen über dem Thorax in Verbindung mit eingesunkenem Abdomen und der Pneumothorax mit nicht mehr hörbaren Herztönen.

Darmgeräusche: Schon sehr schnell entwickelt das gesunde NG Darmgeräusche infolge von verschluckter Luft beim Schreien. Diese sind normalerweise sehr lebhaft. Der Verlust der Darmgeräusche weist auf einen Ileus hin (Volvulus, Invagination, nekrotisierende Enterokolitis, Perforation).

Strömungsgeräusche: Große innere Hämangiome und arteriovenöse Fisteln sind zwar selten, führen aber zu charakteristischen Strömungsgeräuschen über den entsprechenden Arealen (Leber, Gehirn). Daher sollten diese Organe zumindest bei einer der ersten Untersuchungen abgehört werden.

Während der gesamten Untersuchung, also auch schon bei der Auskultation, sollte das NG hinsichtlich seiner Neurologie beobachtet werden. Allein das Aufsetzen des Stethoskops führt zu einer Abwehrbewegung mit den Unterarmen und zu einem Beugen der Rumpfmuskulatur. Hier sollte auf Symmetrie der Bewegungen, Muskeltonus und überschießende Bewegungen geachtet werden. Im Aufwachstadium sollte sich das NG auch leicht wieder durch Halten der Händchen oder Schnullern beruhigen lassen.

Fallbeispiel

Ein vorher gesundes NG fiel am 2. Lebenstag durch Dyspnoe auf. Es wurden keine weiteren Auffälligkeiten gefunden. Auch eine Blutuntersuchung (Entzündungszeichen) fiel normal aus, ebenso eine Röntgenuntersuchung des Thorax. Eine Herzechokardiographie ergab zwar Hinweise auf ein erhöhtes Schlagvolumen, die Ursache jedoch ließ sich nicht erkennen. Aufgrund des Verdachts auf eine Neugeborenensepsis mit beginnendem Atemnotsyndrom wurde eine antibiotische Therapie begonnen, allerdings blieb der Anstieg der Infektionsparameter aus und die Dyspnoe besserte sich in den nächsten Tagen nicht. Eine routinemäßig durchgeführte Schädelsonographie erbrachte dann die Diagnose einer großen V.-Galena-Malformation. Über der großen Fontanelle konnte ein deutliches Strömungsgeräusch wahrgenommen werden.

Füße, Beine, Hüfte

Neurologie: Zu achten ist v. a. auf die seitengleiche Bewegungsqualität. Strampelbewegungen sind abwechselnd und flüssig und in ihrer Intensität wechselnd. Vorwiegende Streckung oder monotone Bewegungen, besonders solche, die kaum beinflussbar sind, weisen auf eine Hirnfunktionsstörung hin. Der Muskeltonus soll auch wechselnd sein. Permanente Hypotonie kann muskulär, peripher oder zentralnervös bedingt sein. Der Patellarsehnenreflex ist auch beim NG gut auslösbar. Charakteristisch sind die prompten Fußgreifreflexe in diesem Alter, die sich nur langsam wieder lösen. Allerdings sind auch diese vigilanzabhäng. Das symmetrische Vorhandensein eines Babinski-Reflexes ist normal.

Die **Palpation der Fußpulse** wird immer im Vergleich mit dem rechten Radialispuls vorgenommen (Aortenisthmusstenose). Leider sind die Fußpulse

(A. femoralis, A. tibialis posterior und A. dorsalis pedis) oft kaum tastbar. Am besten geht meistens die A. tibialis posterior. Bei fehlenden Fußpulsen oder erheblichen Unterschied zum rechten Radialispuls sollte eine Blutdruckmessung an allen 4 Extremitäten erfolgen.

Hautfarbe und -temperatur: Bei beginnender Schocksymptomatik wird die Haut von den Füßen beginnend über die Unterschenkel und Oberschenkel blaß-livide und kühl. Die Kapillarfüllungszeit verlängert sich auf 5 s und mehr. Bläuliche Füße und Hände sind jedoch am 1. Lebenstag bei gesunden NG nicht selten.

Untersuchung der Hüfte: Die routinemäßige Screeninguntersuchung der Hüfte mittels Ultraschall geschieht bei der U3, also mit 4–6 Wochen. Von den klassischen Provokationsmanövern, die eine instabile Hüfte erkennen lassen (Ortolani- und Barlowmanöver), ist im Zeitalter des Ultraschalls abzusehen, allerdings lassen sich Luxationen oft durch Inspektion erkennen. Besonders Kinder, die lange in Beckenendlage lagen, weisen häufig eine Hüftdysplasie auf. Charakteristisch sind die nach oben geschlagenen gestreckten Beine. Ebenso können Faltenasymmetrien am Gesäß Hinweis für eine einseitige Luxation sein – ebenso bei gebeugten Knien und auf der Unterlage anliegenden Fußsohlen ein scheinbar verkürzter Oberschenkel.

Die geburtstraumatisch hervorgerufene **Oberschenkelfraktur** kommt besonders bei großen Kindern evtl. in Verbindung mit anderen Verletzungen vor und ist nicht leicht auf Anhieb zu erkennen. Bewegungseinschränkung und Schmerzreaktionen bei passiver Bewegung können hinweisend sein.

Häufige **Fehlbildungen** sind Polydaktylie, Klumpfuß (◘ Abb. 4.2).

Anus, Genitale

Selbst bei reifen männlichen NG sind die Testes nicht immer ganz deszendiert oder weichen bei der Palpation nach oben aus. Um sie trotzdem zu palpieren, muss mit der anderen Hand der Weg nach oben blockiert werden. Erst so kann ein **Hodenhochstand** oder ein **Kryptorchismus** ausgeschlossen werden.

Hydrozelen sind als prall elastische, bei Illumination vollkommen durchsichtige Strukturen zu erkennen, die ihre Größe rasch ändern können.

Im Gegensatz dazu sind nichteingeklemmte **Leistenhernien** bei Druck durch ein »quatschendes« Geräusch zu erkennen und zu reponieren. Eingeklemmte Leistenhernien sind hart und verursachen Schmerzen (nicht zu beruhigendes Kind) und müssen genauso wie eine Hodentorsion (livide Verfärbung) sofort einer kinderchirurgischen Therapie zugeführt werden.

Als Fehlbildungen sind v. a. die verschiedenen Hypospadie-Formen zu nennen.

Beim weiblichen Genitale ist v. a. auf eine Virilisierung zu achten. Frühgeborene haben oft eine erstaunliche Klitorishypertrophie. Alle Arten von Genitalfehlbildungen sind zügig endokrinologisch und ggf. chromosomal abzuklären.

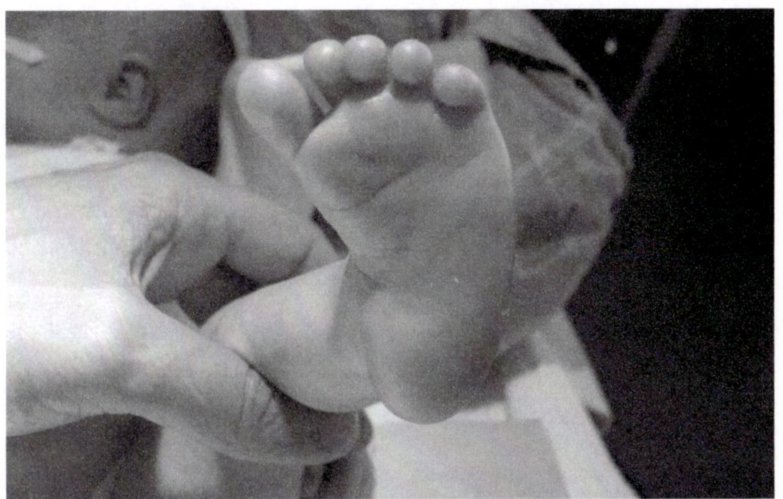

Abb. 4.2. Pes equinovarus adductus. Aus diesem Blickwinkel ist v. a. die Varuskomponente gut zu erkennen

Harmlos sind kleine Hymenalanhängsel und schleimiger Ausfluss nach der Geburt.

Abdomen

Ein geblähtes Abdomen und groteske Tumoren sind schon von außen zu erkennen.

Die linke Seite wird mit der rechten Hand untersucht und umgekehrt. Die Palpation beginnt zunächst mit wenig Druck direkt über der Leiste. Normalerweise spannt das NG reflektorisch die Bauchmuskulatur an, wodurch die Palpation erschwert wird. Allmählich gewöhnt sich das NG an den Druck und es kann mehr Druck aufgewendet werden. Zentimeterweise »knetet« man sich nach oben vor und kann so vergrößerte Nieren, Tumoren oder eine vergrößerte Milz erkennen. Das Vorgehen von kaudal nach kranial ist nötig, um im Falle einer extremen Vergrößerung den Milz- und Leberrand zu erkennen. Zur Hilfe kann mit der anderen Hand die Flanke nach vorne gedrückt werden, um eine vergrößerte Niere besser zu ertasten. Die Leber lässt sich beim NG oft schon 1–2 cm unter dem Rippenbogen tasten.

! Bei der Untersuchung ist mit viel Geduld vorzugehen, um eine ausreichende Erschlaffung der Bauchmuskulatur zu erreichen; diese ist v. a. in der Inspiration vorhanden. Ein akutes Abdomen ist permanent gespannt und wird auch in der Inspiration nicht weich.

4

Obere Extremität

Neurologie: Auch hier ist genauso wie bei der unteren Extremität auf Symmetrie und Qualität der Bewegung zu achten. Die Beurteilung von Bewegungsqualität, -variabilität, Muskeltonus, Vigilanz und Reizantwort benötigt zwar wesentlich mehr Erfahrung, ist aber für die Einordnung in spezifische Krankheitsbilder und Erstellung einer Prognose für die motorische und mentale Entwicklung wesentlich besser geeignet als die simple Abarbeitung von Neugeborenenreflexen.

Stellvertretend sei hier der **Handgreifreflex** und der **Moro-Reflex** erwähnt. Ein konstantes Fehlen dieser Reflexe ist eigentlich nur mit einer schwersten Enzephalopathie oder einer peripheren Lähmung zu erklären.

- Hand-(Fuß-)greifreflex: Fester prompter Faustschluss bei Berührung der Hand-(Fuß-)innenfläche. Das NG lässt nicht los.
- Moro-Reflex: Diese Bewegung kann man am besten erklären, wenn man sich ein Affenbaby vorstellt, das sich im Schreck am Fell seiner Mutter festhält: Das NG wird erschreckt, z. B. durch »Fallen lassen« aus dem gehaltenen Sitzen in die waagerechte Position. In einer ersten Phase öffnen sich Arme und Hände in einer weit ausfahrenden Bewegung. In der zweiten Phase »umklammert« das NG mit seinen Armen und schließt die Hände fest.

> TIPPS und TRICKS
>
> Der Moro-Reflextest ist nur am Ende des Untersuchungsvorgangs sinnvoll.

Geburtstraumatisch bedingt sein können **obere (Erb-) oder komplette Plexuslähmung.** Auffällig ist zunächst die Bewegungsarmut der befallenen Seite. Es findet keine Bewegung in der Schulter statt. Der ganze Arm hängt fast regungslos nach unten, die Finger sind gestreckt. Je nach Ausmaß und Stärke der Zerrung sind jedoch geringe Bewegungen im Ellenbogengelenk und der Finger möglich, sodass nicht immer eine komplette Lähmung mit typischer Fehlstellung vorliegt. Bei einer isolierten Erb-Lähmung ist der Greifreflex noch vorhanden, aber meist schwächer als auf der gesunden Seite.

Verletzungen: Schlüsselbeinfrakturen sind häufig erst durch eine schmerzhafte Instabilität bei Druck auf die betroffene Seite zu erkennen. Bereits Tage später tastet man eine erhebliche Kallusbildung an dieser Stelle. Oberarmfrakturen kommen selten vor (Dislokation, Bewegungsarmut).

Fehlbildungen: Überzählige Finger oder Hand- und Unterarmdeformitäten sind typische Fehlbildungen. Als Dysmorphiezeichen sei die Vierfingerfurche genannt. Einzeln hat sie keine Bedeutung, kommt jedoch häufig bei Fehlbildungssyndromen wie der Trisomie 21 vor.

Hals

NG haben einen gedrungenen Hals, sodass sich hier die die A. carotis nicht gut tasten lässt (z. B. während einer Reanimation). Blutungen oder fibrotische Verkürzungen im M. sternocleidomastoideus präsentieren sich als Schwellungen und Kopfneigung zur ipsilateralen Seite, während Kopfdrehung zur Gegenseite erfolgt.

Gesicht

Hier beginnt meist der unangenehme Teil für das NG und Schreien ist auch wichtig, um Gesichtsmuskulatur und Vigilanz zu beurteilen.

Das wache NG kann schon kurzen **Blickkontakt** halten, was aber schlecht objektivierbar ist. Eine Blickfolgebewegung ist meist erst in den nächsten Wochen möglich. Das Aufnehmen von Blickkontakt kann auch vom Pflegepersonal erfragt werden.

Saugreflex: Beim vorsichtigen Anbieten eines Fingers am Mund saugt sich das NG fest und übt mit rhythmischen Bewegungen einen ungewöhnlich **starken Sog** auf den Finger aus; keine Kaubewegung.

Suchreflex: Beim Anbieten des Fingers seitlich an der Backe wendet sich das NG zu dieser Seite.

! Saug- und Suchreflexe funktionieren nur bei hungrigen NG.

Die Untersuchung der Augen ist unangenehm und normalerweise wehrt sich das NG durch heftigen Lidschlussreflex. Oftmals ist es am ersten Tag wegen erheblicher Lidödeme nicht möglich. Es ist jedoch unumgänglich, Pupille, Iris und brechende Medien zu beurteilen. **Kolobome** (Aussparungen der Iris) sind häufig mit Retinakolobomen und zerebralen Fehlbildungen vergesellschaftet. Zu achten ist weiterhin auf **Anisokorie.**

Linsen- oder Hornhauttrübungen fallen durch einen fehlenden Retinalreflex auf oder sind direkt durch die graue Trübung erkennbar und müssen sofort einer augenärztlichen Operation unterzogen werden.

Weiterhin wichtig für die neurologische Beurteilung ist die Mimik, die in diesem Alter schon erstaunlich variabel ist. Ein maskenhafter Gesichtsausdruck spricht schon früh für eine Retardierung oder für eine generalisiert muskuläre Hypotonie. Eine **Fazialisparese** fällt evtl. erst beim Schreien auf: Das Auge der betroffenen Seite wird weniger geschlossen, die Nasolabialfalte ist weniger ausgeprägt. Der betroffene Mundwinkel wird beim Schreien nicht nach unten bewegt.

Im Gegensatz dazu ist ein Fehlen oder eine Schwäche des **M. depressor anguli oris** häufig. Der betreffende Mundwinkel wird nicht nach unten bewegt. Nasolabialfalte und Lidschluss sind normal.

Dysmorphiezeichen können sein: Schräge Lidachsenstellung (lateral ansteigend bzw. abfallend), weiter Augenabstand, eingefallene Nasenwurzel, langes Filtrum, Lippenspalten, dysplastische Ohrmuscheln, tief sitzende Ohren, hypoplastisches Kinn und Retrognathie. Im Mundbereich ist auf Kiefer- und Gaumenspalten sowie Fehlen der Uvula zu achten. Diese Fehlbildungen sind durch Inspektion und Tasten auszuschließen.

Übriger Kopf

Die Schädelnähte sind noch nicht geschlossen, die Fontanellen noch mehr oder weniger weit geöffnet. Die vordere Fontanelle ist rautenförmig, wobei sich die spitzen Ecken in die Stirn- und Pfeilnaht fortsetzen, die stumpfen in die Koronarnaht. Die Größe der gegenüberliegenden Ränder wird in cm angegeben und ist sehr variabel. Die kleine Fontanelle ist nur wenige Milimeter groß und dreieckig zwischen der Pfeilnaht und den Lambdanähten.

Die normale Fontanelle ist im Niveau und weich evtl. pulsierend. Eine gespannte harte Fontanelle spricht für Hirndruck, eine eingefallene für Exsikkose. Bei Hirndruck klaffen auch die Schädelnähte weit auseinander, während sie sich bei Exsikkose übereinander legen. Die einzelnen Knochenschuppen sind leicht eindrückbar.

Ein **Mikrozephalus** entsteht durch mangelndes Gehirnwachstum, die Kopfform ist normal. Ein **Makrozephalus** kommt bei Hydrozephalus vor und kann mit verschiedenen Stoffwechselerkrankungen bei vergrößertem Gehirn einhergehen.

Davon abzugrenzen sind die verschiedenen Formen von **Nahtsynostosen**, dem vorzeitigen Nahtverschluss. Da das Gehirn versucht, weiter zu wachsen, entstehen ja nach speziellem Nahtverschluss charakteristische groteske Kopfformen (Turmschädel, Kleeblattschädel etc.).

Geburtstraumatische Verletzungen umfassen folgende Auffälligkeiten:

- **Caput succedaneum:** Ödematöse Schwellung meist ohne Blutung durch Druck der Cervix (Beule), die in den ersten Tagen verschwindet.
- **Kephalhämatom:** Blutung zwischen Periost und Knochen. Die Blutung fluktuiert und kann erhebliche Blutmengen beinhalten, überschreitet die Nähte nicht, kann aber beidseitig vorkommen. Auch sind Frakturen und epidurale Hämatome beschrieben (selten). Das Hämatom führt häufig zu verstärktem und verlängertem Neugeborenenikterus und braucht Wochen bis zur Auflösung.
- **Subgaleatische Blutung:** Blutung zwischen Haut und Muskelaponeurose, die die Nähte überschreitet und zum Blutungschock führen kann, fluktuiert über weite Bereiche. Komplikationen wie bei Kephalhämatom.
- **artifiziell:** Schnittverletzungen (bei Kaiserschnitt) , Hautabschürfungen und oberflächliche Hämatome Verletzungen durch Elektroden.

❗ Alle Verletzungen können mit sekundären Infektionen einhergehen.

Das Kind wird jetzt auf den Bauch gelegt.

Rücken

Die Bauchlage eignet sich selbstverständlich auch, um Atemgeräusche zu auskultieren. Allerdings ist auch hier die Aussagekraft relativ enttäuschend.

Wichtig ist jetzt die genaue Inspektion des Wirbelsäulenbereichs, um **Neuralrohrdefekte** auszuschließen. Diese können von einer unübersehbaren Rachischisis bis zur Spina bifida occulta gehen, die nur durch Tasten der Dornfortsätze zu erkennen ist. Im Lendenwirbelbereich kann diese mit einem Dermalsinus vergesellschaftet sein. Besonders verdächtig ist dies, wenn in dieser Region ein Hämangiom oder eine auffällige Behaarung aufzufinden ist.

Teratome kommen v. a. im Steißbeinbereich vor und können riesige Dimensionen annehmen.

4.1.4 Tabellarische Untersuchungsmethoden

Apgar

Eine Sonderstellung nimmt die Untersuchung direkt nach der Geburt ein. Eventuell muss in kürzerster Zeit über Reanimationsmaßnamen entschieden werden. Andererseits ist in der Mehrzahl der Fälle ein sofortiges Verbleiben bei der Mutter für die frühzeitige Bindung wichtiger als eine langwierige Untersuchung. Bei dieser Untersuchung werden daher in erster Linie Vitalzeichen und grobe Fehlbildungen beurteilt. Die amerikanische Anästhesistin Virginia Apgar entwickelte 1952 einen Vitalitätsscore, der es erlaubt, den Zustand eines Neugeborenen postpartal zu beschreiben. Der **Apgar-Score** berücksichtigt die Qualitäten: **Herzfrequenz, Atemanstrengunmg, Muskeltonus, Reflexe auf Sondierung der Nase und Hautfarbe** (▫ Tab. 4.2).

Die Punkte werden nach 1, 5 und 10 min vergeben und zusammengezählt. Der Apgar nach 1 min zeigt den unmittelbar postpartalen Zustand an und erleichtert die Indikation zur Reanimation. Selbstverständlich muss bei asphyktischen NG schon vorher mit der Reanimation begonnen werden, trotzdem spiegelt der Apgar den Erfolg oder Misserfolg einer Reanimation wieder. Von größerer prognostischer Bedeutung sind die 5'- und 10'-Apgar-Werte.

Petrussa

❗ Ein reifes NG wiegt zwischen 2500 und 4500 g, ein Frühgeborenes mit 36 SSW zwischen 2000 und 3500 g. Das Geburtsgewicht korreliert also nur schlecht mit dem Reifegrad.

Tab. 4.2. Apgar-Score

Punkte	**0**	**1**	**2**
Herzfrequenz	0	< 100/min	> 100/min
Atmung	keine	langsam, unregelmäßig	regelmäßig, schreit
Muskeltonus	schlaff	gebeugte Extremitäten	gute Bewegung
Reflexe	keine	Grimassieren	Abwehr, Husten, Niesen
Hautfarbe	blass oder blau	rosig, Extremitäten blau	überall rosig

Um annäherungsweise die Reife eines Neugeborenen bei unbekanntem Gestationsalter zu bestimmen, gibt es eine Reihe von Reifescores. Der einfachste und am öftesten verwendete ist der **Petrussa-Index**. Dabei werden die 5 Qualitäten Hautbeschaffenheit, Mamillen, Ohrknorpel, Fußsohlenfurchung und Genitale beurteilt (Tab. 4.3).

Die Punkte werden zusammengezählt und zu 30 addiert und ergeben dann das geschätze Gestationsalter. Der Petrussa-Index ist natürlich sehr untersucherabhängig und fehleranfällig. Eine Plazentainsuffizienz kann durch vermehrte Hautfältelung eine höhere Reife vortäuschen. Ebenso lassen sich Genitalfehlbildungen nicht einordnen.

Tab. 4.3. Petrussa Index

Punkte	**0**	**1**	**2**
Haut	hellrot, verletzlich, dünn	rosig, zunehmend fester und dicker	Fest, Falten, Abschilferungen
Mamille	nur rötlicher Punkt	Mamille erkennbar, kleiner 5 mm	Drüsenkörper palpabel, > 5 mm
Ohr	formlos, weich	Knorpel in Tragus und Antitragus, zunehmendes Profil	Ausgebildeter Helixknorpel
Fußsohle	glatt, nur eine Falte	Falten nur im vorderen Drittel	Falten über die gesamten Fußsohlen
Junge	Testes hoch inguinal	Testes im mittleren Skrotalfach	Testes im Skrotum
Mädchen	Labia majora < minora	Labia majora = minora	Labia majora > minora

4.2 Untersuchung des Kindes in Notfallsituationen

K. Reiter

4.2.1 Einleitung

In einer Notfallsituation sind die Ziele und Prioritäten der Untersuchung eines Kindes anders als sonst gesetzt: **Primäres Ziel** ist es, vitale Bedrohungen rasch zu erkennen, um sie sofort behandeln zu können. Die unter Zeitdruck durchgeführte Kurzanamnese und initiale, grob orientierende körperliche Untersuchung dienen einer kategorialen, und nicht unbedingt einer exakten Diagnosestellung. Es geht also darum zu klären, welches Organ/system lebensbedrohlich betroffen ist und um welche ätiologische Kategorie es sich handelt. Es müssen wichtige Soforttherapien begonnen und entschieden werden, welche Untersuchungen am schnellsten zu einer Diagnosestellung führen.

Kategorien oder Syndrome sind:
- Trauma (meist offenkundig)
- Intoxikation (oft ZNS ± kardiovaskulär)
- Infektion (Fieber?)
- eine metabolische Störung (oft ZNS)
- Thrombose/Embolie (Risikofaktoren klären)
- immunologische oder allergologische Erkrankung (vorbestehende Anamnese)
- onkologische Erkrankung (kann fast alle Symptome hervorrufen!)

Erst in einer **zweiten Phase** nach Stabilisierung der Vitalfunktionen und Durchführung dringlicher Diagnostik und Therapie wird eine gründliche körperliche Untersuchung nachgeholt.

> **!** Die Herausforderung der Notfalluntersuchung besteht darin, diagnostisch und therapeutisch wichtige Befunde in kurzer Zeit zu erheben und keine Zeit mit irrelevanten Befunden zu verlieren.

Auch in einer Notfallsituation sollte – wenn das Kind wach ist – zunächst ein vertrauensvoller Kontakt mit dem Kind durch ruhiges Ansprechen und Beruhigen aufgebaut werden. Jeder Untersuchungsschritt sollte angekündigt und die unangenehmsten Teile der Untersuchung (wie z. B. Racheninspektion) ans Ende gestellt werden. Vertrauen beim Kind wird auch durch freundlichen Umgang mit den Eltern erzeugt. Die Hände sollten, wenn möglich, warm sein – ebenso die Membran des Stethoskops.

4.2.2 Erster Schritt der Notfalluntersuchung

Hier ist zu klären, ob unmittelbar vital bedrohliche Störungen vorliegen, d. h. eine Reanimation begonnen werden muss.

ZNS

Die Vigilanz des Kindes wird beurteilt durch Ansprechen und Berührung. Erfolgt keine Reaktion, müssen Schmerzreize gesetzt werden, z. B. Kneifen an verschiedenen Extremitäten, am M. deltoideus im Schulterbereich, Reiben des Sternums. Erfolgt keinerlei Reaktion, liegt ein Koma vor.

Atmung

Die Atmung prüft man durch Sehen, Fühlen und Hören.

Sehen: Bei rosiger Haut sind in der Regel Atmung und Kreislauf intakt (Cave selten: CO-Intoxikation). Zur genaueren Beurteilung sollte der Untersucher sein Ohr in Mundnähe des Kindes bringen und zudem auf Thorax- und Abdomenbewegungen achten. Bei Säuglingen sind Atemexkursionen oft nur abdominell zu erkennen! Das Ohr des Untersuchers **fühlt und hört** den Atem des Kindes.

> TIPPS und TRICKS
>
> Keine Auskultation mit Stethoskop zur Feststellung einer Apnoe!

Kreislauf

Die günstigste Stelle zur Pulspalpation beim Säugling ist die A. brachialis in der Mitte des Humerus medial. Zum Auffinden des Pulses gleiten die Untersucherfinger vom Bauch des M. triceps oder M. biceps über den Humerus, der als Widerlager dient. In diesem Bereich ist auch beim dicken Säugling kaum störendes subkutanes Fett vorhanden (Alternative: A. femoralis). Die Karotispalpation beim Säugling ist schwierig (kurzer, dicker Hals) und führt eher zur iatrogenen Bradykardie durch Karotissinus-Massage. Beim älteren Kind eignen sich zur Palpation die A. carotis oder A. femoralis.

Zur Durchführung der o. g. Untersuchungen sind etwa 30 s ausreichend.

! Ist das Kind im Koma, apnoisch und ohne tastbare Pulse, muss unverzüglich reanimiert werden.

4.2.3 Zweiter Schritt der Notfalluntersuchung

Hier ist zu beurteilen, welches Organ/system primär gestört ist und was dringlich therapiert werden muss.

Traumatologische Untersuchung

Am effizientesten ist die systematische Untersuchung von oben nach unten, da am wenigsten übersehen wird. Neben offenen Verletzungen werden Schwellungen, Fehlstellungen und Schmerzhaftigkeit auf Druck oder Bewegung (aktiv und passiv) geprüft. Es ist zu klären, ob das Verletzungsmuster zum angegebenem Unfallmechanismus passt. An »battered child« ist zu denken!

ZNS

Bewusstseinsstörung: Die Vigilanz wird durch Ansprechen, Berührungs- und Schmerzreize geprüft und anhand der Reaktion des Patienten quantifiziert (Glasgow Coma Scale). Bei Kindern muss der altersadaptierte Coma Scale verwendet werden. Bei einem GCS-Wert von 8 oder darunter ist mit einer Einschränkung wichtiger Schutzreflexe (Schluck-/Hustenreflex) zu rechnen, sodass meist eine Intubation vorgenommen werden muss. Extensorspasmen an Armen und Beinen sind ein Alarmsymptom und gelten bis zur weiteren Abklärung (z. B. durch Notfall-Schädel-CT) als Zeichen erhöhten Hirndrucks mit der Gefahr einer zerebralen Einklemmung.

Pupillenreaktion: Weite, lichtstarre Pupillen sind bei einem komatösen Kind fast immer ein Zeichen einer schwersten generalisierten ZNS-Schädigung, sind aber als Initialbefund nicht sicher prognostisch aussagekräftig. Gedacht werden muss auch an medikamentöse Effekte (Atropin, Adrenalin) oder beidseitige Blindheit.

Eine einseitig sich weitende und lichtstarre Pupille ist ein Alarmsymptom einer **Hirnstammeinklemmung** bei einem einseitigen raumfordernden supratentoriellen Prozess, das zu sofortigem Handeln zwingt! Ein beidseitiger hirndrucksteigernder Prozess mit Hirnstammeinklemmung führt demgegenüber nicht zu einer einseitig weiten und lichtstarren Pupille. Hierbei sind die Pupillen zwar areagibel, aber klein bis mittelweit und symmetrisch.

Motorik: Aktiver und passiver Muskeltonus sowie Muskeleigenreflexe geben Auskunft über den Vigilanzgrad und die Lokalisation einer Schädigung (Querschnitt, Spastizität, Dezerebration, Dekortikation), v. a. aber auch darüber, ob eine fokale oder beidseitige Störung vorliegt. Eine Seitendifferenz kann für eine periphere Läsion, Apoplex, intrakranielle Blutung oder Tumor sprechen.

Meningitiszeichen: Die Zeichen nach Kernig, Brudzinski und Lasegue sind entscheidende Hinweise auf eine Meningitis. Sie sind im Säuglingsalter allerdings unzuverlässig. Die Untersuchung kann bei irritablen Kindern schwierig sein, da sie sich gerne dagegen stemmen. Hier hilft nur Beruhigung und Ablenkung; bei Unsicherheit muss immer eine Lumbalpunktion durchgeführt werden.

Fallbeispiel

Eine 14-jährige Patientin wird, begleitet von ihrem Vater, wegen schnellem Temperaturanstieg und starken Kopfschmerzen in der Kinderarztpraxis vorgestellt. Im Wartezimmer muss sie sich übergeben, sie wird innerhalb von Minuten zunehmend müder, bleibt aber ansprechbar. Die schnell erhobene Anamnese ergibt den Hinweis, dass die Erkrankung wie aus »heiterem Himmel« ausbrach – noch vor 2 Tagen hatte sie vergnügt in der Disco getanzt. Bei der körperlichen Untersuchung fällt eine deutliche Nackensteifigkeit auf, ebenso zusehends mehr flohstichartige bläulich-rötliche stecknadelkopfgroße Hautveränderungen.
Lösung: Anamnese (schneller Beginn) + Untersuchungsbefund (Meningen und Haut) = Meningokokkensepsis mit Meningitis.

TIPPS und TRICKS

Schwere pharyngeale Entzündungen, z. B. ein parapharyngealer Abszess, können ebenfalls eine Nackensteifigkeit verursachen.

Krampfanfälle können mit oder ohne Bewusstseinsverlust auftreten und sind gelegentlich schwierig zu erkennen. Dies gilt insbesondere, wenn sie fokal und von geringer Dauer und Bewegungsamplitude sind oder sich auf lediglich kurze Blickdeviation beschränken. Charakteristisch ist meist die Rhythmizität der Bewegung, die fehlende Unterbrechbarkeit durch äußere Reize oder eine geänderte Vigilanz. Beim Intensivpatienten kann eine ansonsten unerklärte plötzliche Tachykardie auf einen Krampfanfall hinweisen. Bei Unsicherheit muss an die probatorische Gabe eines Antiepileptikums gedacht werden. Postiktal sind die Kinder häufig deutlich vigilanzgemindert, nach fokalen Krampfanfällen kann bis zu einige Stunden noch eine Parese bestehen.

Intoxikationen (Drogen, Medikamente) verursachen häufig ZNS-Störungen, die am häufigsten eine Vigilanzstörung beinhalten und fast nie fokalen Charakter aufweisen (Ausnahme: Apoplex bei Kokain). Eine Artdiagnose der Vergiftung bezieht systemische Symptome mit ein (Toxidrome); oft ist die Pupillenreaktion hilfreich (Miosis bei Opiat und Benzodiazepinen, Mydriasis bei Atropinwirkung). Gerötete Konjunktiven sind bei Marihuanamissbrauch zu beobachten. In der Regel sollte dringlich der Rat einer Giftnotrufzentrale eingeholt werden.

Eine wichtige Aufgabe der körperlichen Untersuchung bei neurologischen Symptomen ist die **Unterscheidung zwischen fokalem und generalisiertem Prozess. Fokale Läsionen** zeigen eine Seitendifferenz des Muskeltonus und der Reflexe, des Krampfgeschehens oder der Pupillenreaktion und erfordern meist eine Notfall-Bildgebung. Ursachen sind ZNS-Tumoren, eine fokale Epilepsie, eine intrakranielle Blutung oder ein Schlaganfall (auch im Kindesalter vorkommend). Eine Bewusstseinsstörung ohne fokale Befunde lässt demgegenüber an eher **generalisierte Prozesse** wie kardiovaskuläre Störungen, Hypoxie-Ischämie, Enzephalitis, Meningitis und metabolische Erkrankungen (z. B. Hypoglykämie, Hyperammoniämie) denken. Hier ist das weitere diagnostische Vorgehen anders gelagert.

Atmung

Ist ein Kind **dyspnoisch**, muss die Untersuchung auf die wesentliche Befunderhebung in möglichst wenig belastender Weise reduziert werden.

! Es wäre z. B. ein klarer Fehler, bei einer schweren akuten respiratorischen Erkrankung das Skelettsystem genauer zu untersuchen. Bei für Krupp oder Epiglottitis typischer Anamnese und inspiratorischem Stridor ist es eindeutig kontraindiziert, eine Racheninspektion mit Spatel durchzuführen!

Atemmuster und -frequenz können schon wertvolle Hinweise auf die Art einer Erkrankung liefern. Eine Hypopnoe/Apnoe weist auf eine ZNS-Störung hin ebenso wie die bekannten pathologischen zentralen Atemmuster (Biot, Cheyne-Stokes), die aber sehr selten sind. Eine **Tachypnoe mit flachen Atemzügen** ohne Nebengeräusche kommt bei folgenden Erkrankungen vor:
- schwere Überblähung
- instabiler Thorax
- Bauchschmerzen
- Muskelschwäche

Eine **Tachypnoe mit tiefen Atemzügen** ist typisch für folgende Situationen:
- Azidose (typisch bei diabetischer Ketoazidose: Kussmaulatmung)
- Hyperammoniämie
- ASS-Intoxikation

Sind Thorax- und Abdominalbewegungen paradox, spricht das für eine Zwerchfellparese; ist die Inspirationsbewegung seitendifferent, können Ursachen wie Pneumothorax, großer Pleuraerguss, Rippenfrakturen und Zwerchfellhernie zugrunde liegen.

Eine akute zentrale **Zyanose** zeigt ein bereits fortgeschrittenes respiratorisches Versagen an. Sie wird erkannt an der Färbung zentraler Schleimhäute:

Zunge, Konjunktiven. Eine periphere Zyanose zeigt die Minderversorgung peripherer Gewebe mit Sauerstoff an, die allein schon durch starke Vasokonstriktion auftritt und harmlos sein kann (z. B. kältebedingt).

Pneumothorax und **Pleuraerguss** können perkutorisch differenziert werden. Bei kleinen Kindern mit dünner Subkutis und Muskelschicht lässt sich auch (in abgedunkeltem Raum) durch das Aufsetzen einer Kaltlichtquelle auf den Thorax ein Pneumothorax erkennen (Transillumination). Dies ist hilfreich bei fulminanter Verschlechterung eines Kindes, wenn keine Zeit für die Durchführung eines Röntgenbildes verbleibt.

Auf **Nebengeräusche** ist zu achten: ein inspiratorischer Stridor entsteht durch eine Atemwegsenge, die oberhalb des knöchernen Thorax liegt, während ein exspiratorischer Stridor durch eine intrathorakale Engstelle hervorgerufen wird. Der melodiöse, juchzende inspiratorische Stridor des Neugeborenen und jungen Säuglings lässt die Diagnose einer Laryngomalazie meist ohne weitere Diagnostik stellen, ebenso der akute inspiratorische Stridor mit heiserer Stimme und bellendem Husten die eines Krupp (Differenzialdiagnose Epiglottitis).

Ein großer ösophagealer Fremdkörper verursacht ebenfalls einen inspiratorischen Stridor durch Druck auf die Trachea. Ein **exspiratorischer Stridor** (meist begleitet von einem deutlich verlängerten Exspirium) tritt bei folgenden Krankheiten auf:

- Asthma bronchiale
- obstruktive Bronchitis
- Bronchiolitis (Säugling)
- einseitig bei Fremdkörperaspiration

Feinblasige Rasselgeräusche an einer begrenzten Stelle lassen auf eine Pneumonie rückschließen. Hört man sie generalisiert oder beidseits in abhängigen Körperpartien, handelt es sich um ein Lungenödem.

Kreislauf

Pulsfrequenz und -qualität: Normwerte der Herzfrequenz sind altersabhängig. Beim Kind unter einem Jahr ist eine Herzfrequenz unter 80/min ein Alarmsymptom! Hohe Herzfrequenzen sind hinweisend für Hypovolämie, Schock, aber auch eine Rhythmusstörung (z. B. supraventrikuläre Tachykardie mit einer typischen Frequenz von 220 bis etwa 300/min).

Dehydratationszeichen lassen sich am Turgor der abdominellen Haut beurteilen; es ist darauf zu achten, wie lange es dauert, bis eine abdominelle Hautfalte wieder verstreicht. Die Kinder sind meist tachykard; Tränenbildung fehlt. Ab einem Gewichtsverlust von 10% sind die Kinder in der Regel im hypovolämischen Schock.

TIPPS und TRICKS

Dehydratationszeichen sind nur bei hypovolämischem Schock positiv. Der Blutdruck ist lange normal und damit ein spätes Schockzeichen.

Wichtige Untersuchung der Kreislauffunktion ist die **Beurteilung der Rekapillarisierungszeit**! Hierzu wird über 5 s ein Fingernagel oder die Abdominalhaut gedrückt und anschließend ermittelt, wie schnell sich das Kapillarbett wieder komplett gefüllt (Norm <2 s). Dieses Zeichen ist sehr sensitiv für eine Störung der Kreislauffunktion (z. B. erstes Zeichen einer beginnenden Sepsis oder eines Schocks), jedoch sehr wenig spezifisch: verlängert ist die Zeitdauer auch bei Kälte, Angst oder ähnlichen Situationen.

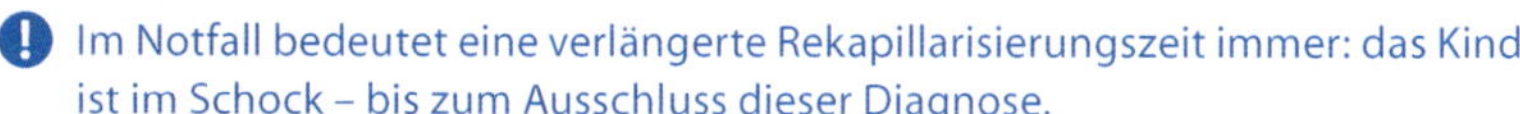

Im Notfall bedeutet eine verlängerte Rekapillarisierungszeit immer: das Kind ist im Schock – bis zum Ausschluss dieser Diagnose.

Weitere Schockzeichen sind:
- Blässe
- kühle, schweißige Haut
- Tachykardie
- schwache (fadenförmige) periphere Pulse
- Tachypnoe
- Vigilanzstörung

TIPPS und TRICKS

Ein septischer Schock tritt im Kindesalter, wenn überhaupt, nur initial und kurzanhaltend als »roter Schock« auf – mit peripherer Vasodilatation und meist kühler Peripherie.
Ein Neugeborenes mit hypoplastischem Linksherz (auch kritischer Aortenstenose) wirkt klinisch wie eine Sepsis!

Eine **kardiale Insuffizienz** zeigt sich an einer kühlen Peripherie, schwachen Pulsen, Tachykardie, vergrößerter Leber, gestauten Jugularvenen, Lungenödem (Tachypnoe, feinblasige RG´s). Wichtig ist die RR-Messung an allen 4 Extremitäten und die Palpation peripherer Pulse ebenfalls an allen 4 Extremitäten, um eine Aortenisthmusstenose nicht zu übersehen

Bei der **Auskultation des Herzens** lassen sich folgende Auffälligkeiten finden:
- Galopprhythmus bei schwerer Kontraktilitätsstörung
- kaum hörbare Geräusche bei Perikarderguss (Tamponade: schlechter RR mit Pulsus paradoxus, gestaute Halsvenen, große Leber)
- Geräusche bei Endokarditis mit Punctum maximum über jeweiliger Klappe (in der Regel etwas für Kardiologen-Ohren)

Abdomen

Kinder projizieren vielerlei Schmerzen und Beschwerden in den Bauch und können bei Angst oder Erschrecken vor dem Untersucher oder der Untersuchung die Befunderhebung durch Anspannen der abdominellen Muskulatur erheblich erschweren. Wichtigste Zeichen in der Notfallsituation sind **Druckdolenz** und **Abwehrspannung** (lokalisiert oder diffus) sowie der auskultatorische Charakter der **Darmgeräusche**:

- Hochgestellte klingende Darmgeräusche (anamnestisch Erbrechen und fehlender Stuhlgang) sprechen für obstruktiven Ileus und müssen dringend weiter abgeklärt werden (z. B. Röntgen-Abdomen in 2 Ebenen).
- Fehlende Darmgeräusche (paralytischer Ileus) sind demgegenüber bei vielen schweren nichtabdominellen Erkrankungen häufig und daher relativ unspezifisch.

> TIPPS und TRICKS
>
> Eine Invagination kann klinisch wie eine Enzephalopathie wirken und der abdominelle Befund kann im Intervall nahezu normal sein!

Befunde an anderen Organsystemen, die diagnostisch wegweisend sein können

Haut:

- Zyanose: zentral (Lunge, Shuntvitium) oder peripher (wenig spezifisch)
- Petechien: frühes Zeichen einer Meningokokkensepsis, Vaskulitis (palpable Purpura), Thrombopenie
- größere Einblutungen: Trauma (wenn der Unfallhergang nur schlecht erklärt wird, ist an die Diagnose »battered child« zu denken), Gerinnungsstörung, DIC

> **!** Bei unklarem Fieber ist immer genauestens die gesamte Haut nach Petechien abzusuchen: selbst wenige, oft anfangs sehr harmlos erscheinende Petechien sprechen für Meningokokkensepsis und es ist eine sofortige Therapie entsprechend dieser Diagnose einzuleiten.

Foetor:

- Aceton: cave metabolische Erkrankung mit Ketonämie, Diabetes mellitus
- auffälliger jeweils unterschiedlicher Foetor ergibt sich bei diversen Stoffwechseldefekten
- Alkohol (immer früher, immer mehr, immer häufiger)

In ■ Tab. 4.4 sind einige wichtige wegweisende Befunde zusammengefasst.

Tab. 4.4. Marker-Befunde

Symptom/Befund	Mögliche Diagnose	Weitere Schritte
Hepatomegalie	Rechtsherzversagen mit Fieber: Hepatitis, Makrophagenaktivierung	Röntgen-Thorax, Echokardiographie
Splenomegalie	Endokarditis, Malaria, Speicherkrankheit, maligne Erkrankung	
Großer Halslymphknoten und Fieber	Kawasaki	Immunglobulingabe?
Splinter-Hämorrhagien	Endokarditis	Auskultation, Echokardiographie, Urinsediment
Schmerzen ohne weiteren Befund	Neuropathie, Gasbrand	
Hypotonie, Hypothermie	Addison-Syndrom, Hypothyreose	Hyperkaliämie?
Azidoseatmung und Polyurie	Diabetes mellitus	Blutzucker
Fieber, kein Schweiß	Dysautonomie, Dyskeratose	Nägel?
Petechien	Sepsis, ITP (idiopathische thrombozytopenische Purpura), hämolytisch-urämisches Syndrom	Antibiotika? Thrombozytenzahl

TIPPS und TRICKS

- Bewusstloses Kind: rasch Vitalfunktionen (ABC-Regel)
- Waches Kind: auch im Notfall freundlich-zurückhaltend vorgehen, Stethoskopmembran vorwärmen, warme Hände
- bei Koma oder Krampfanfall immer an die Bestimmung von Blutzucker und Kalzium denken
- Kinder mit akutem Abdomen ziehen die Beine an!
- Inspiratorischer Stridor: jede Belastung/Ärger des Kindes vermeiden. Anamnese und Inspektion reichen fast immer aus, um eine Therapie einzuleiten. Komplette Untgersuchung folgt später!
- Cave Petechien und Fieber (Meningokokkensepsis)!
- An Schmerzbehandlung vor kompletter Untersuchung denken

4.3 Kindesmisshandlung

R. Frank

Kindesmisshandlung ist ein belastendes Thema. Es ruft heftige Gefühle hervor. Ein geschlagenes, verletztes, völlig unversorgtes Kind weckt Impulse, das Kind zu rächen oder vor den Eltern zu schützen. Es fällt schwer, ruhig, sachlich und höflich zu bleiben.

Alle Eltern lieben ihre Kinder. Es gibt Situationen, in denen man als Vater oder Mutter sein Kind »an die Wand knallen« könnte. Wenn es zu Verletzungen eines Kindes kommt, suchen fast alle Eltern Hilfe. Sie wollen aber nicht, dass man merkt, was zu Hause los war.

4.3.1 Wie kann man Kindesmisshandlung erkennen und abgrenzen?

Gefährdet sind v. a. Säuglinge und Kleinkinder. Mit den Handwerkszeugen **Anamnese, Untersuchung und Beratung** gelingt es, auch Fälle von Kindesmisshandlung und Vernachlässigung zu meistern.

! Anamnese: Die Einstiegsfragen ins Gespräch lauten:
Wie kommen Sie mit Ihrem Kind zurecht?
Wie geht es Ihnen?

Warnzeichen für eine evtl. Kindesmisshandlung sind:

- Die Inanspruchnahme einer ärztlichen Untersuchung erfolgt häufig mit Verspätung nach Verletzung des Kindes oder nachts, als Notfallsituation.
- Die zur Vorstellung des Kindes führende Symptomatik – »trinkt nicht«, »schläft nicht«, Fieber, Husten – mag geringfügig erscheinen. Der soziale Hintergrund ist wenig unterstützend, die Alltagsbelastung hoch. Überdurchschnittlich häufig trifft man solche Lebenslagen bei alleinerziehenden Müttern, jungen Müttern und Müttern mit mehreren Kindern. Kinder mit einem schwierigen sozialen Hintergrund sind überdurchschnittlich häufig in Notdiensten und im stationären Bereich anzutreffen.
- Es gibt Warnzeichen von Eltern (»Bitte nehmen Sie mein Kind, ich kann nicht mehr«). Eine stationäre Aufnahme in einer Klinik zunächst nur für eine Nacht, kann eine Verschnaufpause verschaffen und Gelegenheit geben, die Situation genauer kennenzulernen.

Ein Problem in Kliniken besteht darin, dass kurzfristig kein Bett frei ist. Angesichts des hohen Belegungsdrucks kann argumentiert werden, dass »dem Kind nichts fehlt« und dass es einem »wirklich schwer kranken Kind« den Platz wegnimmt. Aber es gilt:

! Ein Appell von Eltern um Hilfe und Entlastung sollte dringend ernst genommen werden.

Untersuchung – Beobachten

Als **erste Eindrücke** sind folgende Punkte zu beobachten und zu beschreiben:

- Verhalten des Kindes: ist es ängstlich, anklammernd, zurückgezogen, distanzlos?
- Verhalten des Kindes bei der Untersuchung
- Umgang der Eltern mit dem Kind
- Art und Weise sowie Tonfall, in dem die Eltern mit dem Kind reden
- Körperkontakt zwischen Eltern und Kind
- Ist Verständnis für die Situation des Kindes vonseiten der Eltern vorhanden?

Untersuchungsbefunde

Das Kind muss ausgezogen untersucht werden, evtl. schrittweise entkleidet werden. Es gibt misshandlungstypische Verletzungsmuster (◘ Abb. 4.3). Zu beschreiben und dokumentieren, am besten mit digitalem Foto, sind deren Lokalisation, Ausdehnung, Verfärbung.

Bei **Hämatomen** sind folgende Fragen zu klären (anhand der Antworten darauf ist zu entscheiden, ob eine Misshandlung vorliegen könnte oder nicht):

- Ausdehnung
- Verfärbung
- Liegen Hämatome unterschiedlichen Alters vor?
- Sind Muster zu erkennen: Abdruck von Hand, Zähnen, Gegenstand?
- Wie plausibel ist der Verletzungsablauf (bei einer Misshandlung liegen z. B. keine entwicklungstypischen Verletzungen an Knie, Stirn und/oder Ellenbogen bei einem Kind vor, das Laufen lernt, sondern an gepolsterten geschützten Stellen am Rücken)

Bei der körperlichen Untersuchung kann man die **Befunde ansprechen**: »Ich sehe einen blauen Fleck von einer Größe von 2 cm an der linken Schulter, einen Fleck von 1 cm Ausdehnung am Rücken. Seit wann hat das Kind das?«

Mögliche Erklärungen der Eltern können sein:

- Keine Erklärung (weiß nicht, was passiert ist)
- Aus dem Bett gefallen (führt in der Regel nicht zu ernsthaften Verletzungen)
- Gegen den Heizkörper gestoßen (Muster plausibel??)
- Streit mit Geschwisterkind

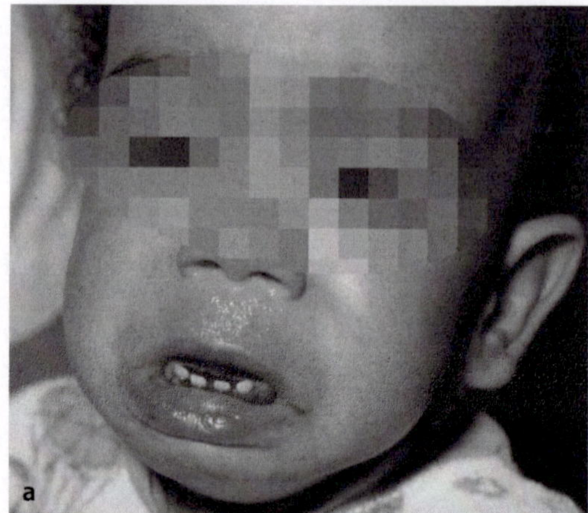

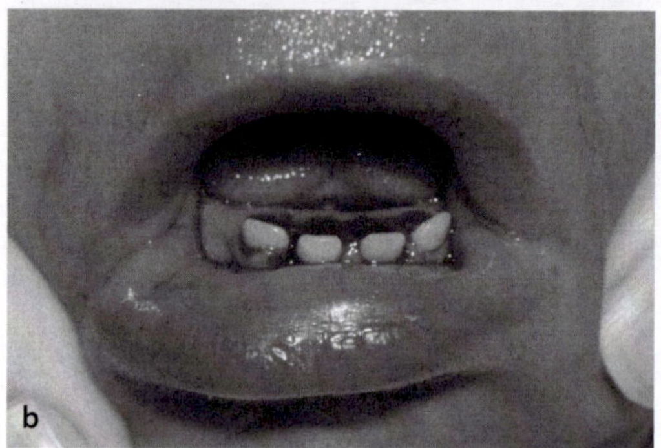

Abb. 4.3a, b. 11 Monate alter Säugling. **a** Verängstigter Gesichtsausdruck, der in der Literatur mit »frozen watchful« beschrieben wird. **b** Gleiches Kind mit dicker Unterlippe und blutender Mundschleimhaut. Die Verletzung könnte verursacht worden sein, weil eine Milchflasche gewaltsam in den Mund eingebracht wurde oder auch durch einen Schlag auf den Mund. Hier gilt es nachzufragen: »Ist das Füttern schwierig? Schreit das Kind?« (► Farbtafeln)

Als **Differenzialdiagnosen** kommen in Betracht:
- Muttermale
- »Mongolenflecke« (Verfärbungen der Unterhaut)
- Blutungserkrankungen

Weitere körperliche Symptome können den Befund ergänzen:
- Hautverletzungen
- Verbrühungen
- Knochenbrüche
- andere Verletzungen
- Schütteltrauma

TIPPS und TRICKS

Die Kombination von subduralen Hämatomen und Blutungen im Augenhintergrund bei einem Kind im ersten Lebensjahr ist Ausdruck eines Schütteltraumas. Das Kind erbricht, ist schlaff, bewusstlos, schwerstkrank.

Als **Differenzialdiagnose von Knochenbrüchen** bei Kindern unter 3 Jahren kommen folgende Ereignisse/Erkrankungen infrage (Abb. 4.4):

- Unfall – eindeutige Vorgeschichte
- Knochenerkrankung - Röntgenuntersuchung
- Kindesmisshandlung – Klinischer Befund Röntgenbefund, Plausibilität der Erklärung

Zur Differenzialdiagnose von Knochenbrüchen **gehört nicht** die Überlegung: »Das kann keine Misshandlung sein. Die Eltern sind so nett.«!

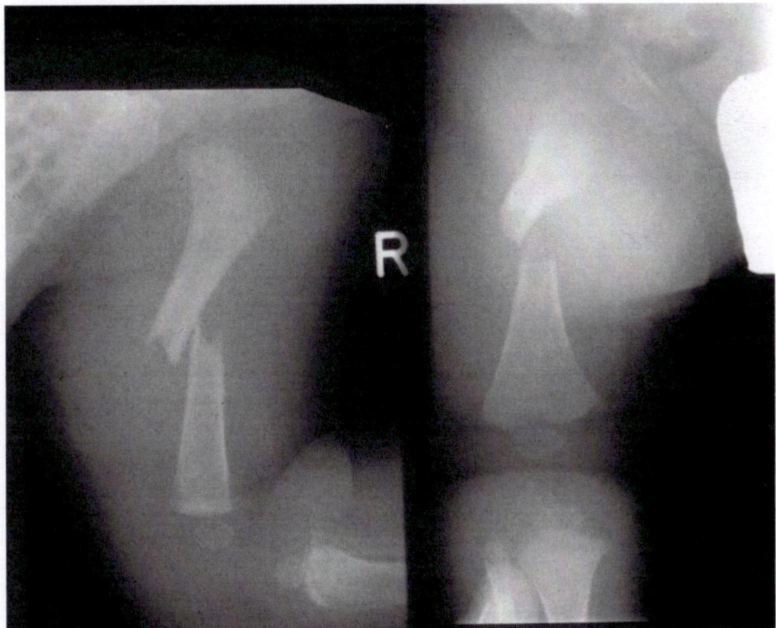

Abb. 4.4. 2 Monate alter Säugling: Die Röntgenbilder des Oberschenkels rechts in 2 Ebenen zeigen eine um Schaftbreite dislozierte Oberschenkelschaftfraktur

Jedes einzelne Symptom zählt. Je jünger ein Kind ist, desto schwerwiegender sind Symptome zu gewichten.

Befunde: Verhaltenseinschätzung systematisch

Eine systematische Verhaltenseinschätzung hilft, das beobachtete Verhalten zu strukturieren und sich Sicherheit in Verhaltensbeurteilung anzueignen. Eltern verhalten sich ihrem Kind gegenüber und auch im Gespräch mit dem Arzt uneindeutig und zwiespältig. Für diese Einschätzung sind die Tab. 4.5 und Tab. 4.6 hilfreich; eine kopierte Version lässt sich im Krankenblatt ablegen.

Tab. 4.5. Verhaltenseinschätzung: Im Vergleich zu anderen Kindern gleichen Alters gilt für das Kind – bitte ankreuzen

Verhalten des Kindes	Viel mehr	Mehr	Gleich	Weniger	Viel weniger
Wie unruhig ist das Kind?					
Wie stabil ist die Stimmung des Kindes?					
Wie stark nimmt das Kind Kontakt mit anderen Kindern auf?					
Wie stark nimmt das Kind Kontakt mit anderen Erwachsenen auf?					
Wie häufig zeigt das Kind aggressive Handlungen?					
Wie ängstlich verhält sich das Kind?					
Wie viele Probleme gibt es bei der Nahrungsaufnahme (Erbrechen, Verweigerung)?					
Bei stationärer Aufnahme: Wie sehr freut sich das Kind über den Besuch der Eltern?					
Wie stark hat sich das Kind psychisch verändert?					
Verhaltenseinschätzung von Kindern und Jugendlichen: Altersbereich 0–18 Jahre					

Tab. 4.6. Verhaltenseinschätzung: Im Vergleich zu anderen Eltern gilt für diese Eltern – bitte ankreuzen

Verhalten der Eltern	Viel mehr	Mehr	Gleich	Weniger	Viel weniger
Wie häufig haben die Eltern das Kind besucht?					
Wie gut erkennen Eltern die Bedürfnisse des Kindes?					
Äußern die Eltern sich positiv über das Kind?					
Wie viel Interesse am Kind äußern die Eltern?					
Wie gut können die Eltern das Kind beruhigen?					
Wie oft berichten die Eltern über eigene Belastungssituationen?					
Haben die Eltern Probleme beim Füttern oder der Pflege ihres Kindes					
Wie gut ist die Kooperationsbereitschaft der Eltern?					

Entwicklung und Umfeld des Kindes

Das Gespräch mit den Eltern folgt den Empfehlungen der Anamneseerhebung. Von Interesse sind die Entwicklung des Kindes und seine Lebenssituation. Um die **Entwicklung des Kindes** einschätzen zu können, sind folgende Punkte wichtig:

- Gesundheitliche Probleme?
- Entwicklungsprobleme?
- Verhalten aus Sicht der Eltern?

Um die **Eltern-Kind-Beziehung** beurteilen zu können, sind folgende Umstände zu erfragen:

- Schwierigkeiten und Konfliktsituationen mit Kindern sind alters- und entwicklungstypisch.

- Erleben Eltern ihr Kind als schwierig?
- Säugling und Kleinkind: Schreien. Füttern, Schlafen.
- Zwei- bis dreijähriges Kind: Trotzphase.
- Schulkind Konfliktthema Hausaufgaben, Disziplin.
- Jugendliche: Weggehen

Um sich ein Bild über die **Eltern** machen zu können, sind folgende Fragen und Antworten hilfreich:
- Wer kommt mit dem Kind?
- Wen gibt es noch, der nicht mitgekommen ist?
- Belastungen (Wohnung, Arbeit, Geld, Partnerschaft)
- Bei den Eltern trifft man häufig hohe unrealistische Erwartungen an, z. B. dass ein Säugling als faul oder aggressiv bezeichnet wird oder es sich »den Eltern zum Trotz« verhält.
- gesundheitliche Probleme der Eltern
- auch psychische Probleme wie Depression, Abhängigkeit von Nikotin, Alkohol, Drogen
- Konflikte zwischen Erwachsenen (Polizeikontakte, Strafverfahren)

! Arzt-Eltern-Beziehung: Im Umgang mit Ärzten und Schwestern treten Eltern, die ihr Kind misshandeln, häufig ungeduldig, fordernd, aggressiv oder auch passiv, insgesamt schwierig auf.

4.3.2 Auszeit zur Reflexion

Nach Untersuchung und Gespräch mit den Eltern gilt es für den Arzt, die erhobenen Beobachtungen, Befunde noch einmal zu durchdenken:
- Mit welchen Fragen kamen die Eltern?
- Welches Bild ergibt sich aus Beobachtung, Anamnese und Befunden?
- Antworten zu den Fragen der Eltern
- Wurden Verletzungen, Verhaltensprobleme von den Eltern angesprochen?
- Welche bei der Untersuchung festgestellten Symptome wurden von den Eltern **nicht** genannt?

TIPPS und TRICKS

Stets gilt: Nachfragen! Nicht um den heißen Brei herumreden! Beispiel. »Sie sind mit der Frage ... gekommen. Ich habe folgende Befunde bei Ihrem Kind festgestellt. Weitere Befund sind: ... . Was sagen Sie dazu?«

4.3.3 Erste Beurteilung

Je nach Einschätzung der Situation ist wie in ◘ Tab. 4.7 dargestellt vorzugehen. Irrtumsmöglichkeiten zeigt ◘ Tab. 4.8 auf.

◘ **Tab. 4.7.** Erste Einschätzung

Misshandlung, Vernachlässigung	Vorgehen	Kommentar
Sicher	Stationäre Aufnahme	Bei eindeutigen und bei schweren Verletzungen
Unsicher, möglich	Stationäre Aufnahme mit einem anderweitig definierten Thema	Bei Entwicklungsproblematik (Kind isst, schläft nicht, spricht wenig, aggressiv)
»Komisches Gefühl«	Ambulant – verbindliche Kontakte	Ungewissheit ist schwer zu ertragen, jedoch nicht vermeidbar
Kein Anhaltspunkt	–	–

! Erkennen von Misshandlung und Vernachlässigung ist ein schrittweiser Prozess. In einem Erstkontakt ist eine Weichenstellung möglich. Es gibt fließende Übergänge zwischen »Normalfamilien« und Familien, in denen Gewalttätigkeiten »an der Tagesordnung« sind.

◘ **Tab. 4.8.** Irrtumsmöglichkeiten zwischen unterlassener Hilfe und Falschbeschuldigung

Reale Situation	Arzturteil	
Misshandlung: ja	erkannt	Klärung und Hilfeprozess einleiten
Misshandlung: ja	nicht erkannt	Gefährdung des Kindes (häufige Fehlerquelle: Eltern sind so nett)
Misshandlung: nein	erkannt	Eltern zu Unrecht beschuldigt Befunde beschreiben (Differenzialdiagnose benennen)
Misshandlung: nein	Kein Hinweis	

! Misshandlung und Vernachlässigung sind keine Diagnosen, sondern handlungsleitende Schlussfolgerungen, in der Regel abgeleitet aus der Symptomatik des Kindes. Die Überlegungen sind zu dokumentieren!

4.3.4 Optionen und Perspektiven

Eltern kommen mit zwiespältigen Gefühlen zum Arzt. An Befunden selbst gibt es nicht zu diskutieren; in der Bewertung von Befunden dürfen die Sichtweisen auseinandergehen. Es macht keinen Sinn, sich auf einen Machtkampf einzulassen, wer recht hat (Misshandlung ja oder nein). Eine Reaktion der Eltern könnte sein: »Das lasse ich mir nicht bieten. Ich nehme mein Kind und gehe woanders hin«. In einer so gearteten Auseinandersetzung zieht der Arzt den Kürzeren und handelt sich einen Abbruch der Beziehung ein. Neutral und konstruktiv ist es festzuhalten, dass unterschiedliche Bewertungen bestehen.

Das Erarbeiten handhabbarer Themen und ein respektvoller Umgang des Arztes gegenüber den Eltern tragen dazu bei, die Beziehung mit Eltern und Kind zu festigen. Gemeinsame Interessen sind das Wohlergehen und die Entwicklung des Kindes. Es lohnt sich, die positiven Aspekte immer wieder zu benennen: »Sie sind mit Ihrem Kind gekommen, weil Sie sich.um... Sorgen machen«.

Vorgehen

Es sind verschiedene Punkte zu beachten:

Behandlung: Entwicklung von Hilfen setzt die Kenntnis der Hilfemöglichkeiten voraus.

Klinik: Die Behandlung von Knochenbrüchen, Hirnblutungen oder Verbrennungen findet selbstverständlich im klinischen Rahmen statt.

Jugendamt – Jugendhilfe: Der größte Teil möglicher Hilfen ist im Bereich der Jugendhilfe angesiedelt. Das Kinder- und Jugendhilfegesetz umfasst einen ganzen Katalog von Hilfen, die über das Jugendamt vermittelt werden können, wie sozialpädagogische Familienhilfe, Erziehungsberatung, Heilpädagogischer Hort, Mutter-Kind-Einrichtungen. Das Jugendamt ist Vermittler von Hilfen. Es hat zugleich die Verpflichtung, bei Gefährdung von Kindern tätig zu werden.

Nach dem Kinder- und Jugendhilfegesetz hat das Jugendamt das Recht, ein Kind bei Gefahr im Verzug kurzfristig »In Obhut zu nehmen«, auch ohne Zustimmung und sogar gegen den Willen der Eltern.

Als mögliche **Hilfsmittel** gibt es folgende weitere Kontakte:

- Familie, Freunde, Nachbarn
- Hausarzt, Kinderarzt (Medizinsystem)
- Gesundheitsamt (Medizinsystem)
- Erziehungsberatung (Jugendhilfesystem)

- Jugendamt (Jugendhilfesystem)
- Polizei (Rechtssystem)
- Gericht (Rechtssystem – Führerschein, Gewalttätigkeit, Suchtprobleme)

! Grundsätzlich sind Alleingänge nicht sinnvoll! Handeln sollte der Arzt erst nach kollegialer Beratung.

Ohne Zustimmung der Eltern? – Rechtliche Schritte

Kinder- und Jugendhilferecht: Ein Klinikaufenthalt ohne Zustimmung der Eltern ist zunächst mit einer Inobhutnahme über das Jugendamt möglich.

Zivilrecht – Familiengericht: Das elterliche Sorgerecht kann vorläufig oder auch dauerhaft nur durch einen Familienrichter eingeschränkt werden. Es handelt sich um eine zivilrechtliche Maßnahme. Die Aufgabe des Gerichts besteht darin, alle Beteiligten anzuhören und zu überprüfen, ob eine Gefährdung der Entwicklung des Kindes vorliegt.

Anzeige bei der Polizei – Strafverfahren? Eine Anzeige bei der Polizei dient der Klärung, ob eine Straftat im Sinne einer Körperverletzung und Misshandlung von Schutzbefohlenen vorliegt. Eine Anzeige ist nicht zwingend erforderlich. Wenn die Polizei informiert ist, dann muss sie gegen einen Täter ermitteln, da es sich bei der Misshandlung von Schutzbefohlenen um ein Offizialdelikt handelt.

Nach Abschluss der Ermittlungen entscheidet die Staatanwaltschaft, ob in einem Strafverfahren Anklage erhoben wird.

! Eine Anzeige bei der Polizei ist nicht der erste Schritt, um ein Kind zu schützen, sondern es sind die zivilrechtlichen Maßnahmen.

4.3.5 Ziele

Wichtig ist es, die Sicherheit des Kindes zu gewährleisten. Möglicherweise ist eine stationäre Aufnahme zur weiteren Klärung notwendig. Mit den Eltern sind realistische Ziele zu verhandeln:

- auf das Kind bezogen:
  - Gesundheit
  - Verhalten, Entwicklungsstand
- Erziehung:
  - Verhaltensprobleme
- Eltern:
  - Unterstützung
  - Entlastung

4.3.6 Beratung

Bei der Beratung der Eltern in Misshandlungssituationen sind folgende Punkte zu berücksichtigen:

- Es sollte mit Befunden und nachvollziehbaren Beobachtungen argumentiert werden.
- Der Arzt darf sich nicht auf Aussagen eines Kindes stützen (also nicht sagen: »Ihr Kind hat gesagt: mein Vater schlägt mich«), um Kinder nicht zu verraten und bei der Rückkehr nach Hause einem noch größeren Druck auszusetzen.
- Realistische Ziele können im Beratungsgespräch mit den Eltern mit Zuversicht vermitteln.

4.3.7 Zusammenfassende Beurteilung

Im Verlauf der Klärung muss eine **zusammenfassende Beurteilung** stattfinden. Dazu ist auf jeden Fall Rat und Unterstützung bei erfahrenen Kollegen einzuholen. Dabei soll der Grad der Gefährdung eingeschätzt werden. Diese Überlegungen sind zu dokumentieren! Zudem sollte der Arzt überlegen, welche möglichen Hilfen er in Anspruch nehmen kann und wie sich diese in Absprache mit den dafür zuständigen Kooperationspartnern in Gang setzen lassen.

4.3.8 Verantwortungsbereich von Ärzten

Ärzte sind zuständig für das Erkennen, die Zuordnung und die Behandlung von Symptomen des Kindes. Dazu gehören neben den körperlichen Symptomen, die sich häufig rasch zurückbilden, auch die in der Regel länger bestehenden Probleme, wie emotionale Auffälligkeiten in Form von Ängsten, Verhaltensauffälligkeiten und Entwicklungsrückstände, z. B. in den Bereichen Sprache und Sozialverhalten. Zur ärztlichen Verantwortung gehört es, sich ein Bild von der Lebenssituation des Kindes zu verschaffen.

Innerhalb des Klärungsprozesses bei evtl. schwieriger Lebenssituation müssen verbindliche Absprachen und auch Terminvereinbarungen mit den Eltern stattfinden. Bei nicht eingehaltenen Terminen ist nachzufragen! In Zusammenarbeit mit dem Jugendamt können Hausbesuche vereinbart werden. Die Verantwortung endet, wenn eine **Übergabe** an weiterbetreuende Stellen verbindlich stattgefunden hat.

Die erfolgreiche Umsetzung von Hilfen gibt Familien Unterstützung. Sie schafft Vertrauen aufseiten der Familie. Sie gibt Ärzten die Sicherheit, dass man Kindern und ihren Familien auch bei Gewaltproblemen effektiv helfen kann.

Farbtafeln

▪ **Abb. 3.41.** Hirschberg-Test

▪ **Abb. 3.42.** Pathologischer Brückner-Test bei Strabismus convergens am rechten Auge mit Aufleuchten der Pupille am abweichenden Auge und Abschattung der Pupille am »gesunden« foveal fixierenden Auge

▪ **Abb. 3.44.** 11-jähriges Mädchen mit Fallot-Tetralogie in Hockstellung. Diese nimmt das Kind ein, um durch die erfolgte Anhebung des systemarteriellen Widerstands zur Minderung des Rechts-Links-Shunts einen drohenden hypoxischen Anfall zu verhindern. Man erkennt die Zyanose der Lippen und der Finger- und Zehenendglieder mit abgerundeten und aufgetriebenen Nägeln, so genannte Uhrglasnägel

▪ **Abb. 3.46.** Polymorphes (morbilliformes) Exanthem am Stamm, Gesicht und an den Extremitäten bei einem 5 Monate alten Säugling mit Kawasaki-Syndrom und Koronararterienbeteiligung

▪ **Abb. 3.73.** Petechien bei Thrombozytopathie

▪ **Abb. 3.74.** Hämatome an ungewöhnlichen Stellen bei Hämophilie. Als Differenzialdiagnose sollte immer an ein »battered child« gedacht werden

▪ **Abb. 3.75.** Schwere subgaleatische Blutung bei einem hämophilen Neugeborenen. Die Blutung bildete sich nach Faktorsubstitution vollständig zurück

▪ **Abb. 3.77.** Kniegelenksblutung bei einem hämophilen Säugling

▪ **Abb. 3.78.** Sichtbarer Umgehungskreislauf bei komplettem Beckenvenenverschluss

▪ **Abb. 3.79.** Vorfußnekrose bei einem Frühgeborenen nach A.-femoralis-Thrombose

▪ **Abb. 3.91.** Analabszess bei familiärer Hämophagozytose

▪ **Abb. 3.92.** Lymphknotenabszesse bei CGD

▪ **Abb. 3.95.** Teleangiektasien bei Ataxia teleangiektatika

▪ **Abb. 4.1.** 4 Wochen altes Hämangiom in der Wachstumsphase

▪ **Abb. 4.3a, b.** 11 Monate alter Säugling. **a** Verängstigter Gesichtsausdruck, der in der Literatur mit »frozen watchful« beschrieben wird. **b** Gleiches Kind mit dicker Unterlippe und blutender Mundschleimhaut. Die Verletzung könnte verursacht worden sein, weil eine Milchflasche gewaltsam in den Mund eingebracht wurde oder auch durch einen Schlag auf den Mund. Hier gilt es nachzufragen: »Ist das Füttern schwierig? Schreit das Kind?«

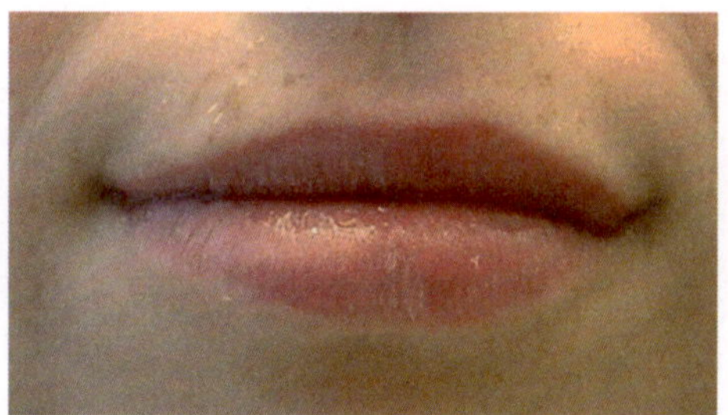

3.6

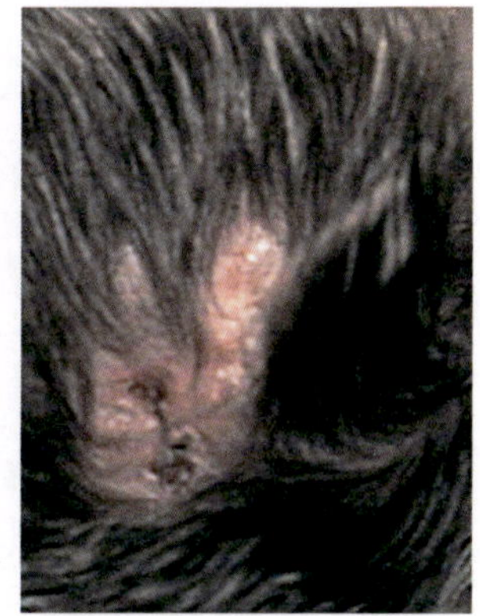

3.14

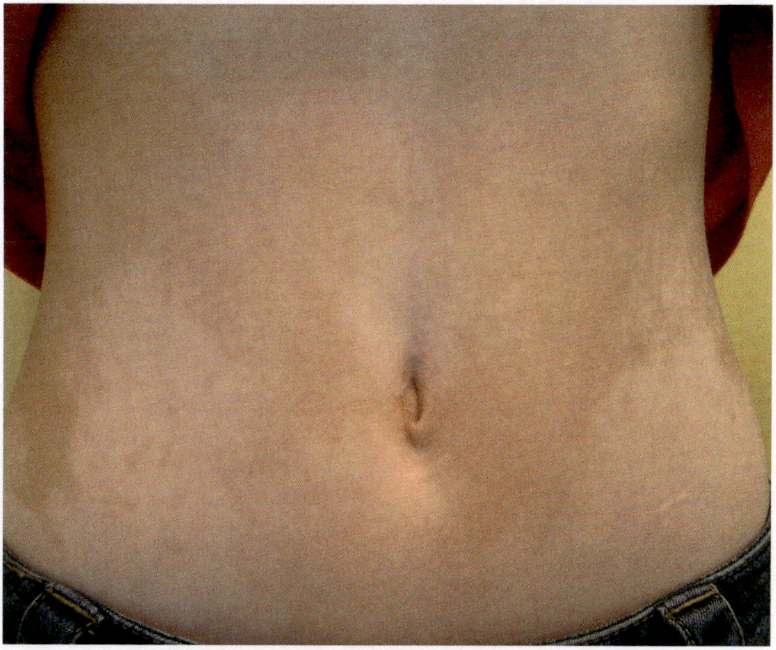

3.13

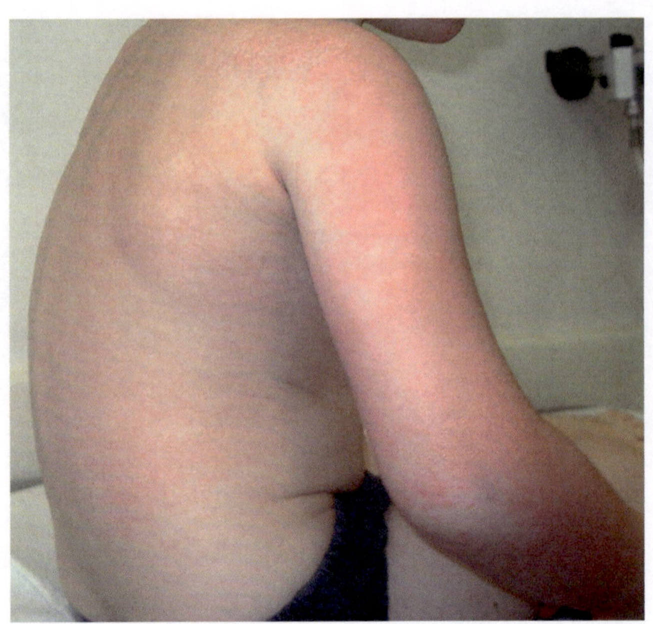

3.15

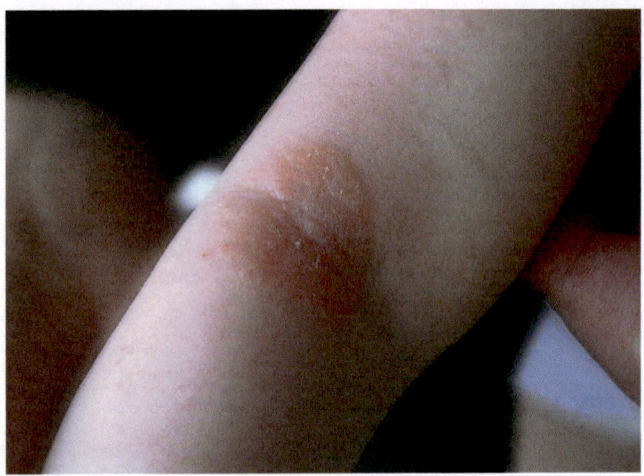

3.16

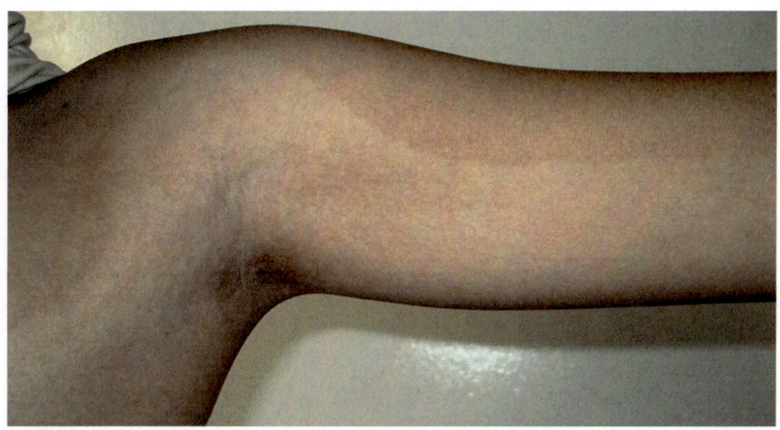

3.17

3.18

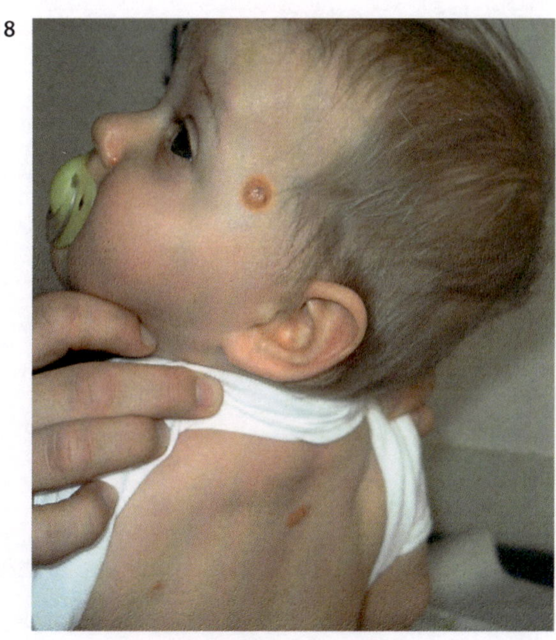

3.19

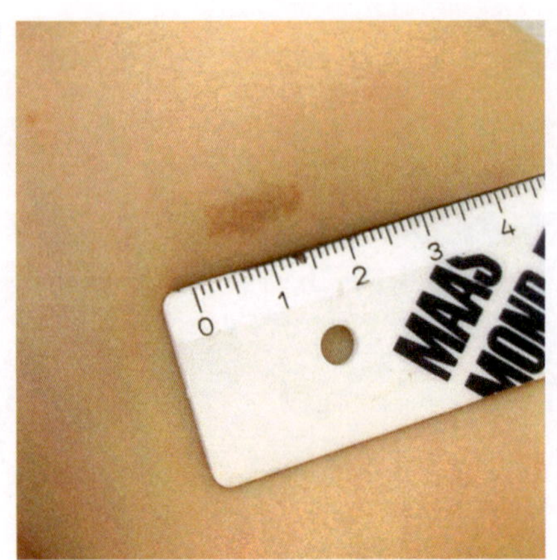

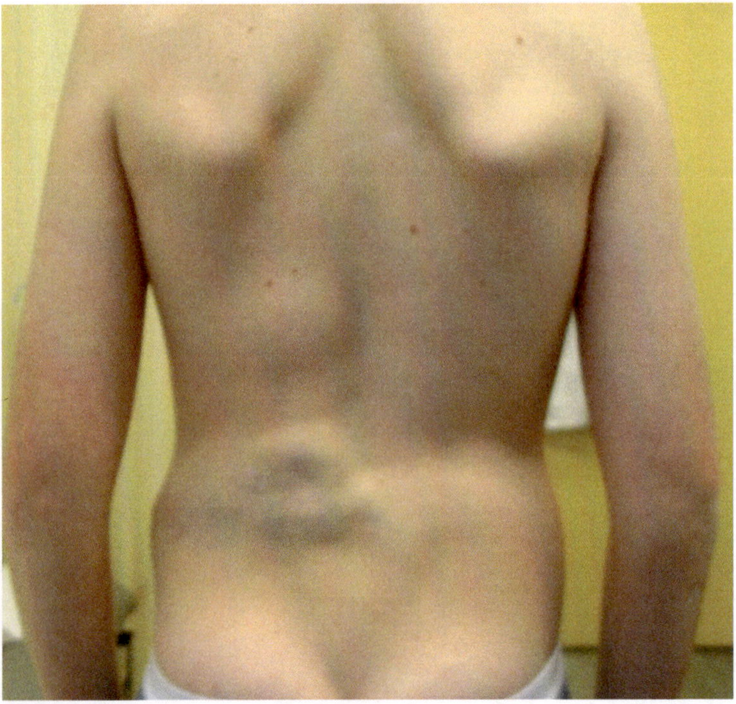

3.20

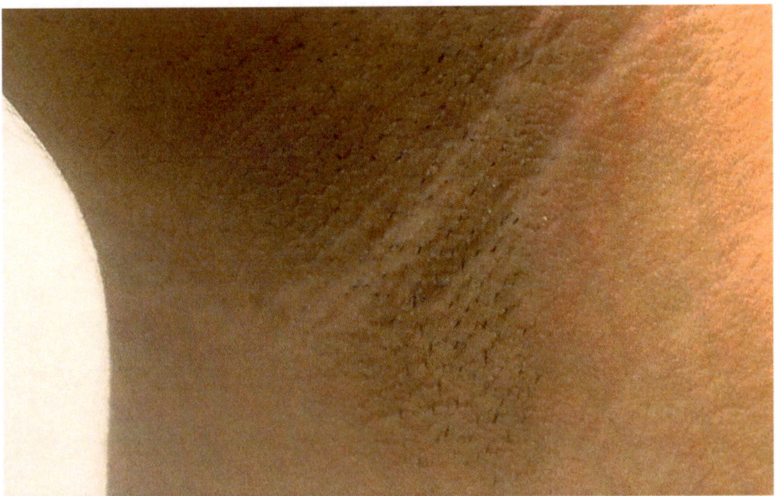

3.21

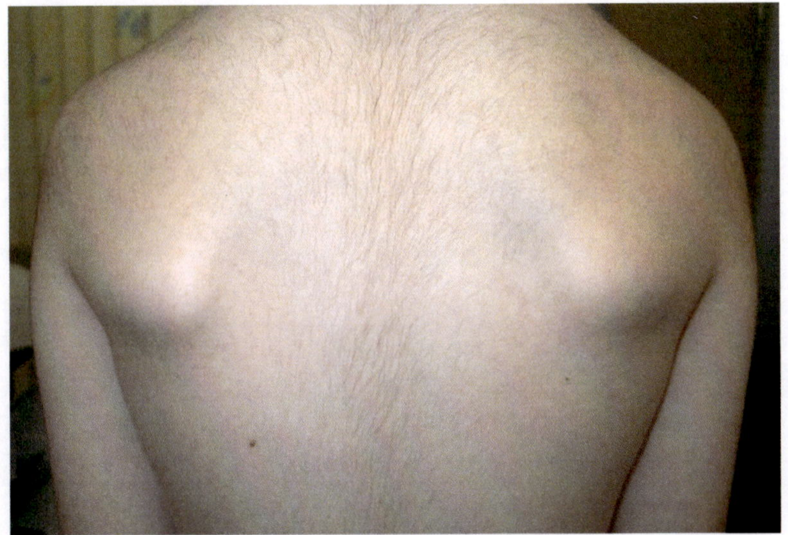

3.23

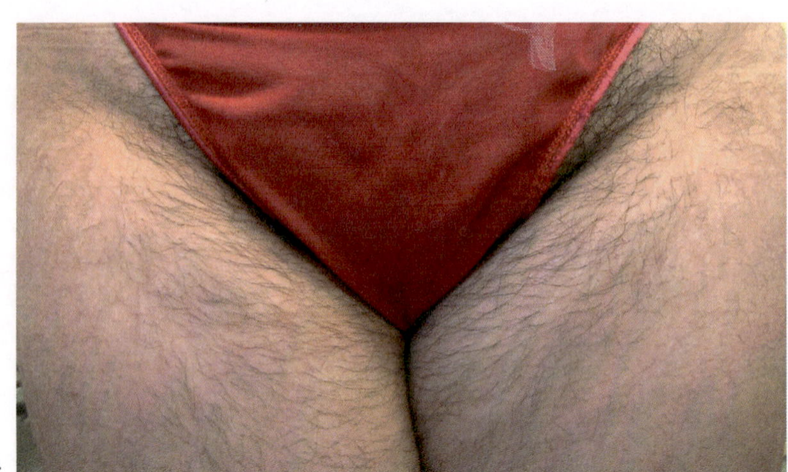

3.24

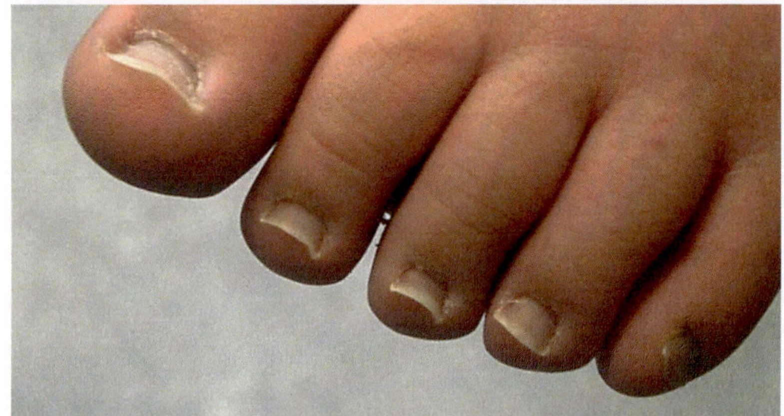

3.25

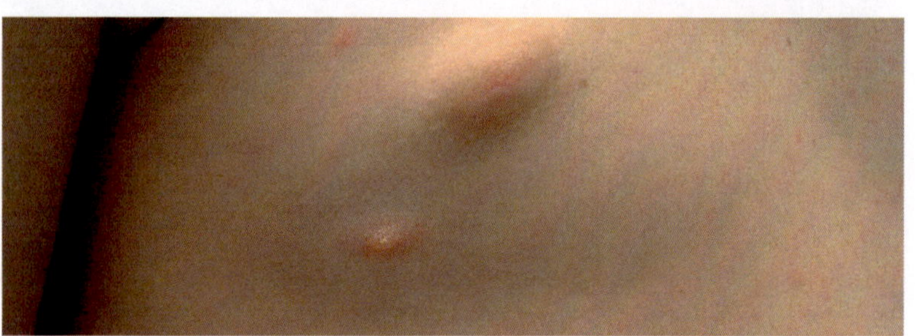

3.26

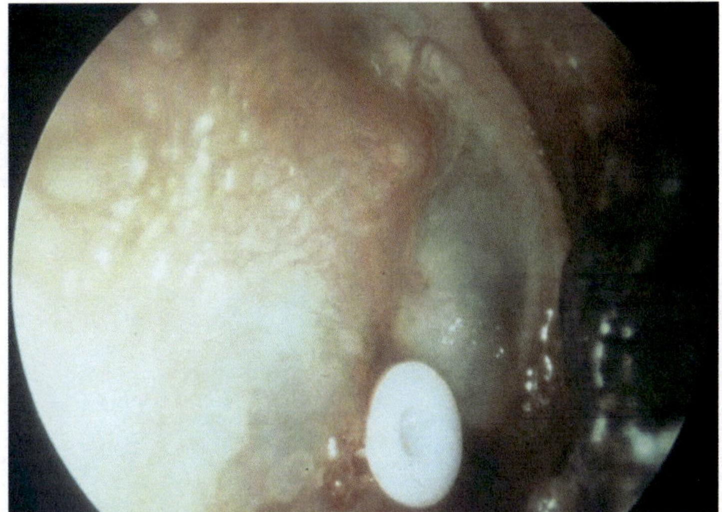

3.28

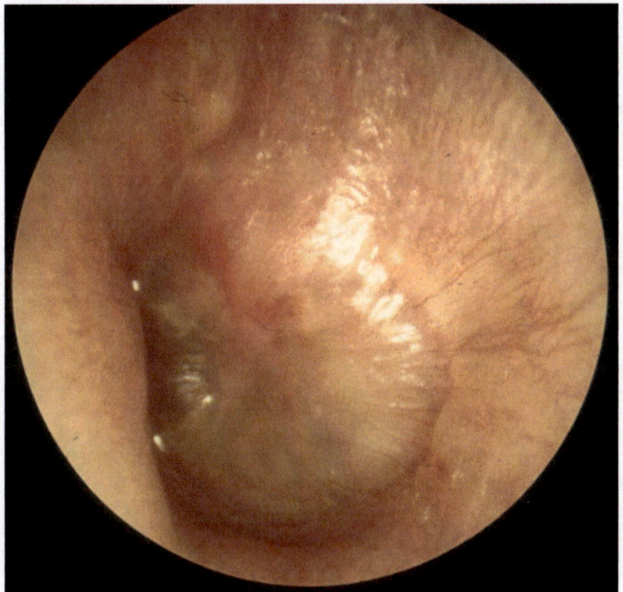

3.29

3.31

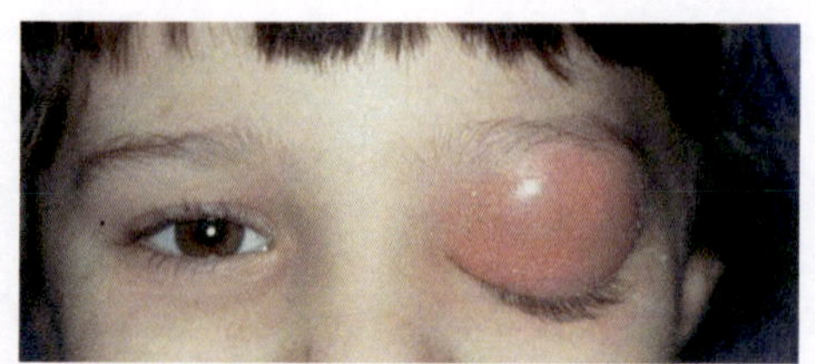

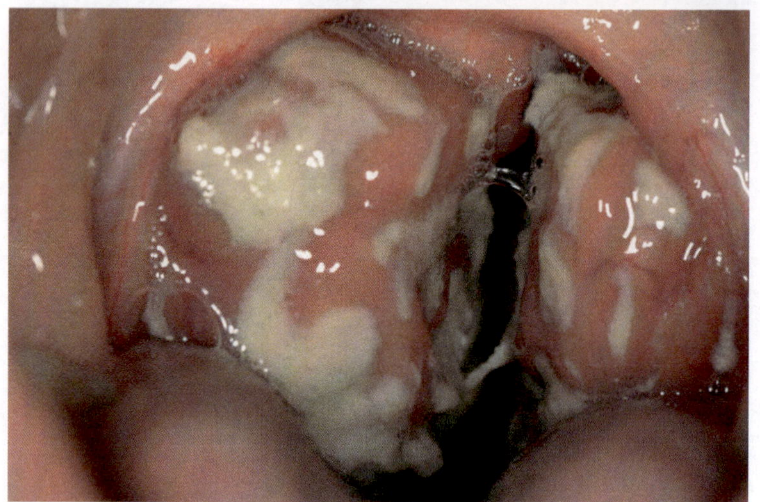

3.34

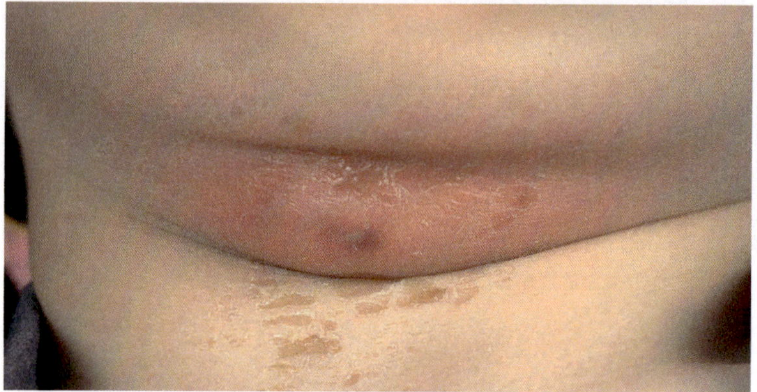

3.35

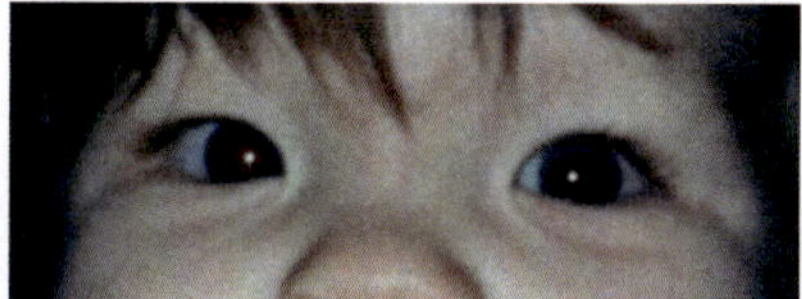
3.41

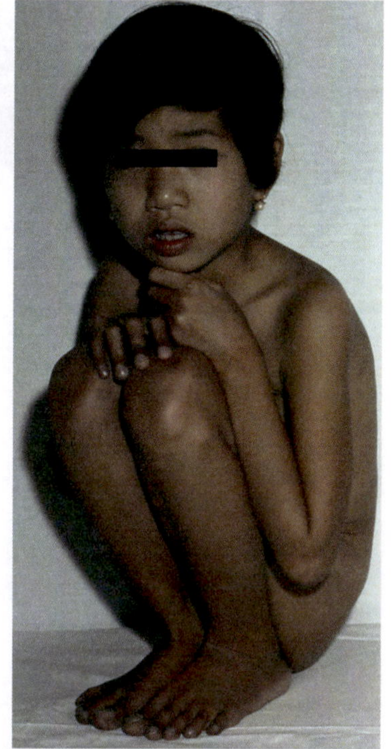
3.44

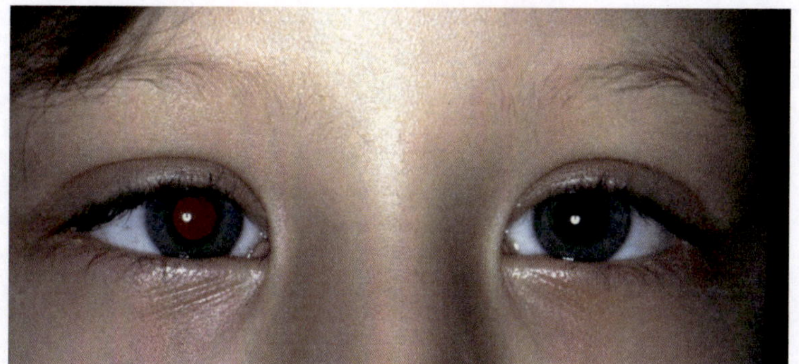
3.42

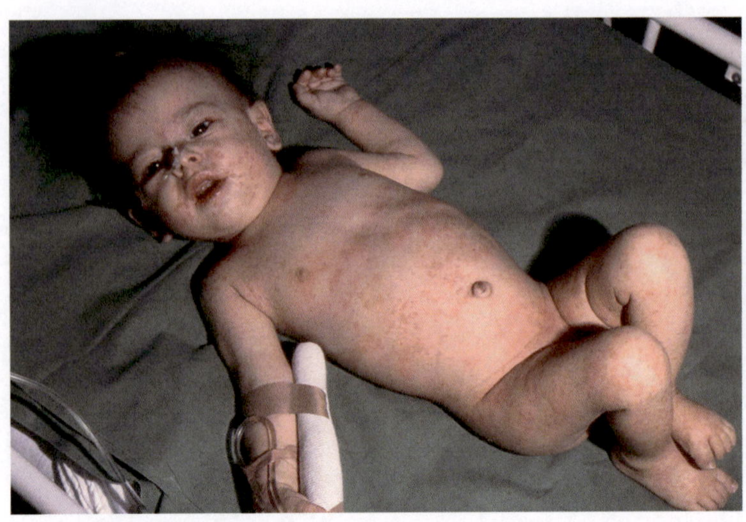

3.46

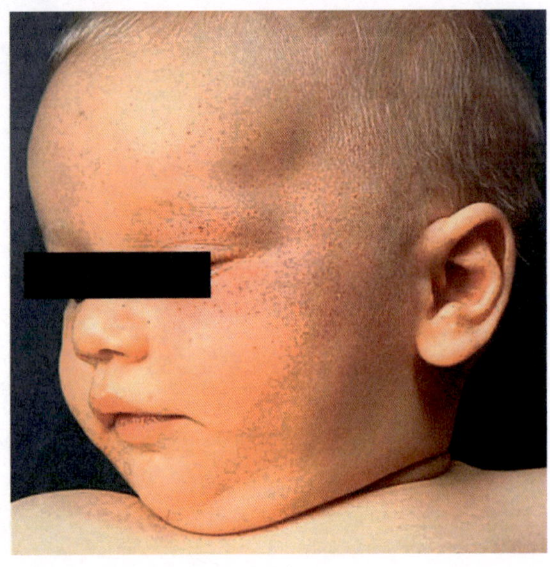

3.73

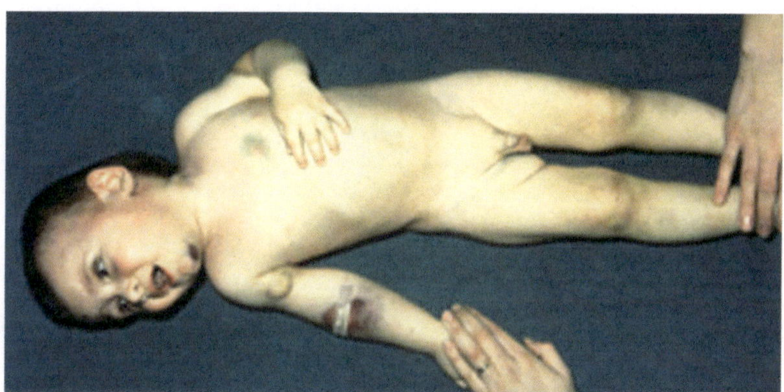

3.74

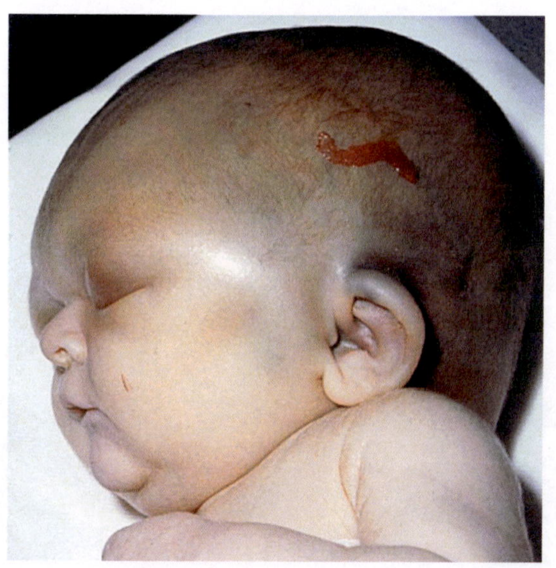

3.75

3.77

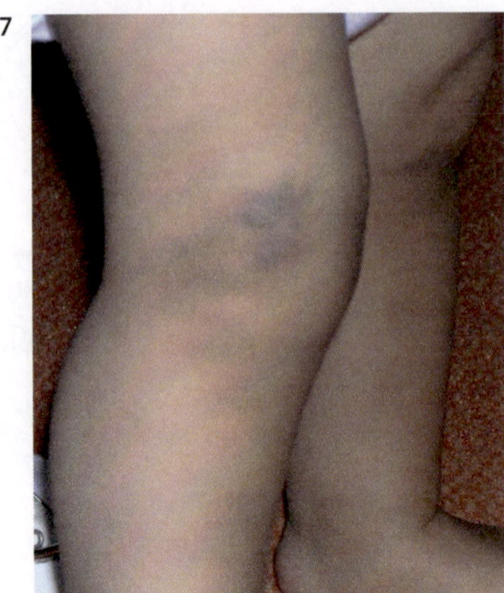

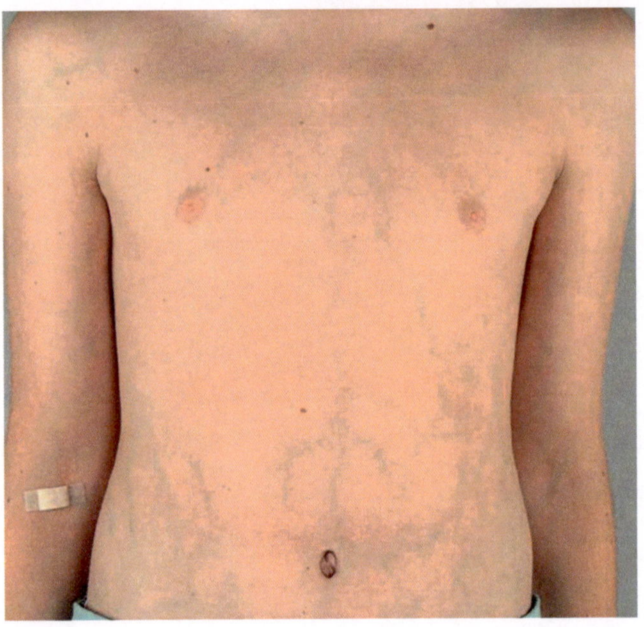

3.78

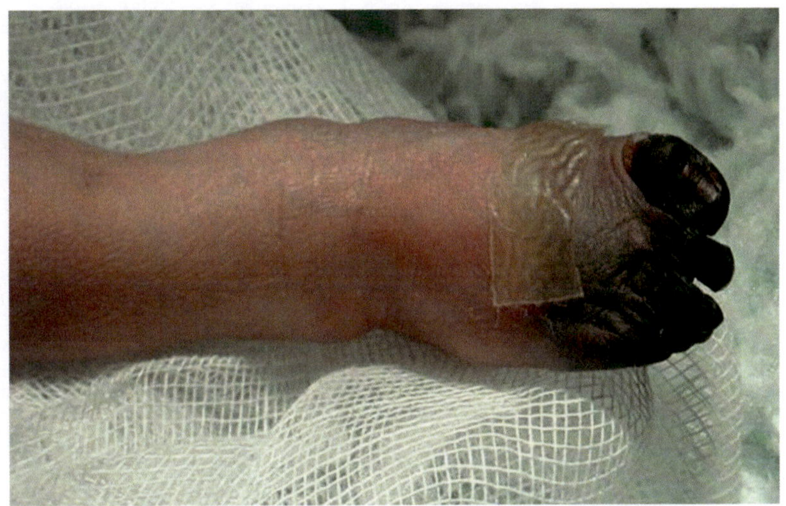

3.79

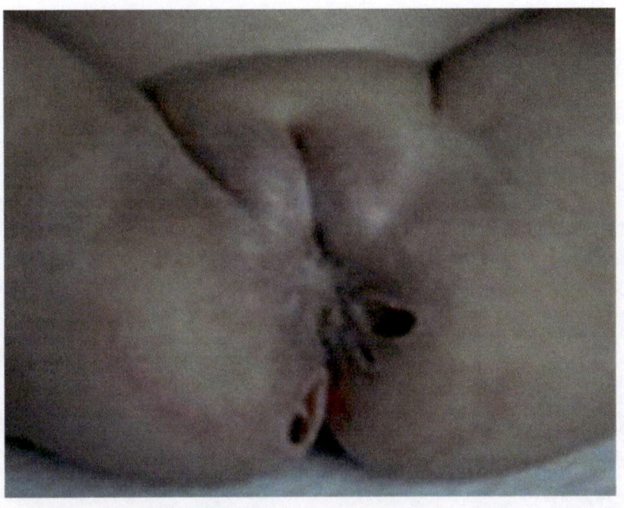

3.91

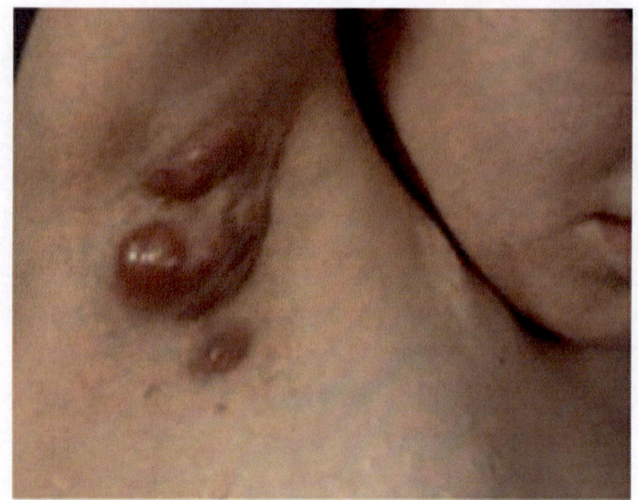

3.92

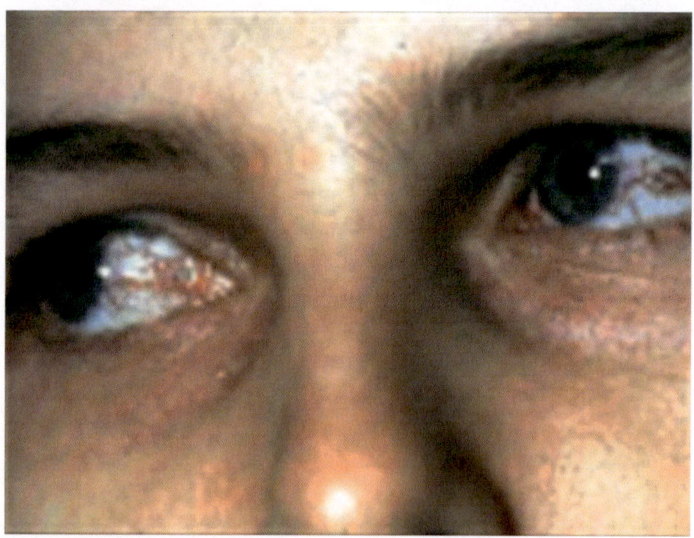

3.95

4.1

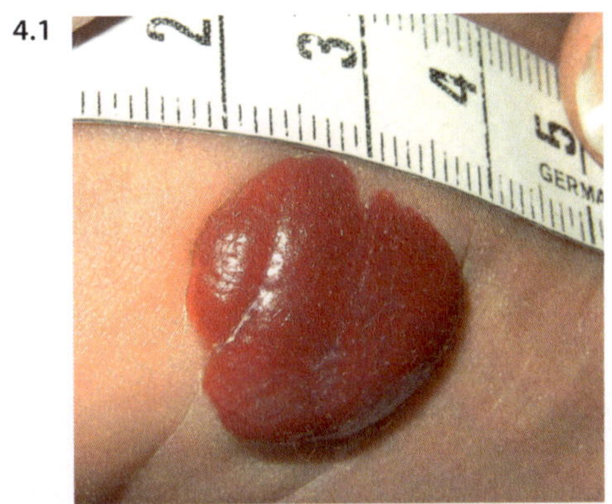

4.3

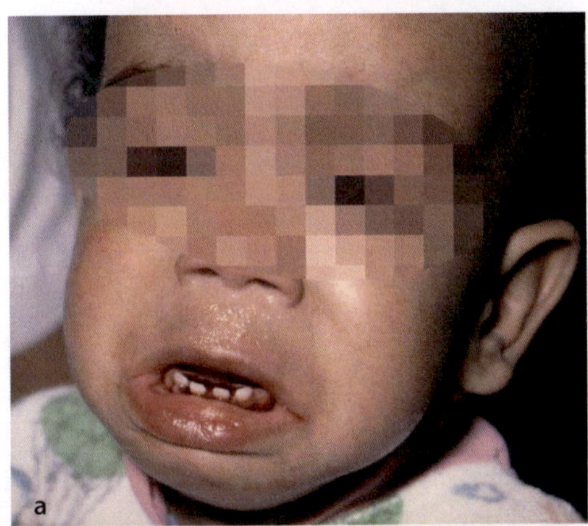
a

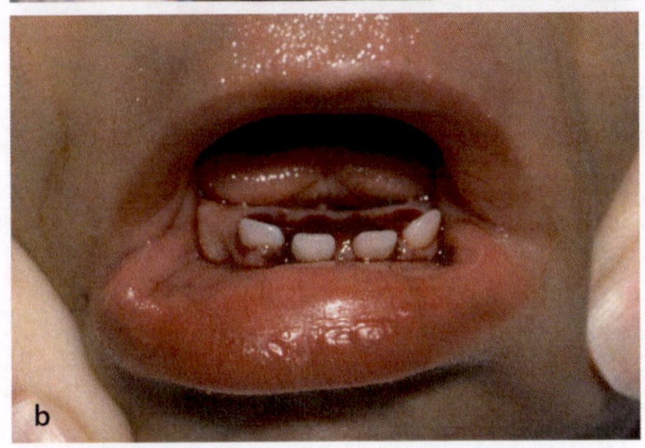
b

Glossar

Marceline Huppmann

Ablatio retinae: Netzhautablösung

Acanthosis nigricans: Hyperpigmentierung und Papillomatose, v.a. in Nacken, Achsel-, Genitalbereich, Ellenbeugen und Kniekehlen; kann auch medikamentös bedingt sein

Achondroplasie: Skelettdysplasie, autosomal-dominant vererbt, führt zu dysproportioniertem Kleinwuchs

Addison-Krankheit: Nebennierenrindeninsuffizienz; verminderte Bildung der Hormone der NNR (Glukokortikoide, Mineralokortikoide, Androgene)

Adenoide: hyperplastische Rachenmandeln

Adenotomie: chirurgische Entfernung einer hyperplastischen Rachenmandel

Adrenogenitales Syndrom: Störung der Steroidsynthese der Nebenniere; führt zu vermehrter Bildung von Androgenen

Akromikrie: kleine Hände/Füße, dysproportioniert zum Rumpf bzw. Armen/Beinen

Albinisums: Störung der Melaninbildung, führt zu weißblonden Haaren, hell-rosa Haut, rötlicher oder hellblauer Iris, Lichtempfindlichkeit

Alloimmunthrombozytopenie: Thrombozytopenie, die durch Alloantikörper (fremde Antikörper, z.B. mütterliche) ausgelöst wird

Allometrisches Wachstum: unterschiedliche Wachstumsgeschwindigkeit von Organen oder Körperteilen, führt zu einer Verschiebung der Proportionen

Alopezia areata: kreisrunder Haarausfall an der Kopfhaut, keine Narbenbildung; möglicherweise Autoimmunerkrankung

Alopezie: Kahlheit als Folge von Haarausfall

Amblyopie: Schwachsichtigkeit eines Auges, selten beider Augen

Anämie: Blutarmut, Verminderung der Erythrozytenzahl/des Hämatokrit/der Hämoglobinkonzentration

Anamnese: Krankengeschichte

Anasarka: lagerungsabhängiges ausgedehntes Ödem (in Rückenlage: lumbosakral)

Aniridie: Fehlen der Iris (teilweise oder vollständig)

Anisometropie: unterschiedliche Refraktion beider Augen

Ankyloglosson: Verwachsung der Zunge mit dem Boden der Mundhöhle

Ankylose: knöcherne oder kapsuläre Versteifung eines Gelenks

Anorexia nervosa: Magersucht, psychosomatische Erkrankung

Antiphospholipidsyndrom: Antiphospholipid-Antikörper, die zur Thromboseneigung führen

Apathie: Teilnahmslosigkeit

Aphthe: weißliche Erosionen der Mundschleimhaut mit Fibrinbelag und begleitender entzündlicher Rötung

Aplasia cutis congenita: kongenitaler, scharf begrenzter Hautdefekt, meist in der Nähe der kleinen Fontanelle; vernarbt, haarlos

Aplasie: Gewebe/Organ ist angelegt, aber nicht entwickelt

Apnoe: Atempause (>20 s bei Säuglingen)

Apophysitis calcanei: Entzündung des Ansatzes der Achillessehne am Calcaneus

Apoplex: Schlaganfall

Arthritis tuberculosa: Arthritis als Sekundärmanifestation bei hämatogen entstandener Gelenktuberkulose oder gelenknaher Knochentuberkulose

Asphyxie: Atemdepression/Atemstillstand und Herzkreislaufversagen

Aspiration: versehentliches »Einatmen« von Flüssigkeiten oder festen Stoffen

Astrozytom: Gliom, das von den Astrozyten ausgeht

Ataxia teleangiectasia: Louis-Bar-Syndrom, progrediente zerebellar-extrapyramidal-motorische Störung mit okulokutanen Teleangieektasien, Pigmentstörungen, Polyneuropathie und Immundefekt

Ataxie: Koordinationsstörung bei Bewegungsabläufen

Athetose: langsame schraubenförmige Bewegungen bei Erkrankungen des extrapyramidalen Systems

Atresie: kongenitaler Verschluss von Hohlorganen

Auskultation: Abhören, meist mit Stethoskop

Beckwith-Wiedemann-Syndrom: s. Wiedemann-Beckwith-Syndrom

Biot-Atmung: gleichmäßige, tiefe Atemzüge, die plötzlich von Atempausen unterbrochen werden; Hinweis auf Störung des Atemzentrums durch direkte Verletzung oder erhöhten Hirndruck

Blalock-Taussig-Anastomose: End-zu-Seit-Anastomose von A. subclavia mit gleichseitiger A. pulmonalis; Operation bei kongenitalen zyanotischen Herzfehlern mit verringerter Lungendurchblutung

Blaschko-Linien: somatisches Liniensystem der Haut (nicht identisch mit Dermatomen)

Blepharospasmus: Lidkrampf bei Reizungen des Auges

Bloom-Syndrom: teleangiektatisches Ekzem im Gesicht, Minderwuchs, Infektanfälligkeit; selten; autosomal-rezessiv vererbtes Leiden

Bordetella pertussis: Erreger des Keuchhustens

Brachyzephalus: Kurzschädel bei Kindern, z.B. bedingt durch Rückenlage, auch bei einigen Chromosomenanomalien, z.B. Trisomie 21

Bronchiektasien: zylindrische/sackförmige Erweiterungen der Bronchien

Bronchomalazie: Erweichung/Weichheit des Bronchus

Bronchophonie: Patient flüstert 66, auskultatorisch deutliche Fortleitung bei Verdichtung des Lungengewebes

Bronchoskopie: endoskopische Untersuchung des Tracheobronchialsystems

Brudzinski-Zeichen: passive Vorbeugung des Kopfs führt zur reflektorischen Beugung der Knie- und Hüftgelenke -- Zeichen für eine Meningitis

Bruton-Syndrom: X-chromosomal rezessiv vererbtes Antikörpermangelsyndrom, häufig bakterielle Infektionen

Bulimia nervosa: Ess-Brechsucht; psychogene Essstörung

CAL: »Café-au-lait«-Fleck; umschriebener Melanozyten-Nävus, milchkaffeefarben

Caput succedaneum: Geburtsgeschwulst (ödematöse)

Carney-Syndrom: Myxom des Herzens, endokrinologische Überfunktionen

Carotissinus-Reflex: Auslösung von Bradykardien durch Druck auf den Karotissinus

Cartilage-hair hypoplasia: Kleinwuchs-Syndrom mit Hypoplasie von Knorpel und Haaren

CCD-Winkel: Centrum-Collum-Diaphysen-Winkel, Schenkelhals-Schenkelschaft-Winkel

CDG-Syndrom: »Congenital Disorders of Glycosylation«; autosomal-rezessiv vererbte Störung der Glykoproteinbiosynthese (Multisystemerkrankung)

Chediak-Higashi-Syndrom: Immundefektsyndrom mit Störung der Hautpigmentierung; autosomal-rezessiv vererbte, seltene Krankheit

Cheyne-Stokes-Atmung: rhythmisch zu- und abnehmende Atemfrequenz und -amplitude mit Atempausen; Hinweis für Enzephalitis und zerebrale Durchblutungsstörungen

Chondrodysplasia metaphysaria: Störung der metaphysären Ossifikation, führt zu Knochendeformität und Kleinwuchs

Chondropathia patellae: Veränderungen (meist Erweichung) des knorpeligen Anteils der Kniescheibe

Chorea: »Veitstanz«, Hyperkinesien bei extrapyramidalem Syndrom

Coffin-Siris-Syndrom: Hypoplasie von Phalangen, Finger- und Zehennägeln; mentale Retardierung, Mikrozephalie, Infektionsneigung

Coats-Syndrom: Erkrankung der Gefäße der Netzhaut, exsudative Ablatio führt zu Sekundärglaukom; Ätiologie unklar

Compliance: 1. volumenabhängige Dehnbarkeit der Lunge; 2. Bereitschaft des Patienten/der Eltern zur Mitarbeit bei der Therapie

Cornelia-de-Lange-Syndrom: komplexes Fehlbildungssyndrom mit mentaler Retardierung, charakteristischen Gesichtszügen, Infektanfälligkeit

Coxitis: Entzündung des Hüftgelenks

Crowding-Phänomen: Trennschwierigkeiten bei dicht gruppierten Sehzeichen oder von Dingen vor einem gemusterten Hintergrund

Cushing-Krankheit: ACTH-produzierender Tumor des Hypophysenvorderlappens; führt zu Vollmondgesicht, Stammfettsucht, Stiernacken und Striae, Wachstumsstörung

Cutis hyperelastica: abnorme Dehnbarkeit der Haut durch Mangel an Kollagenfasern

CVID: »common variable immunodeficiency syndrome»

de Morsier Syndrom: septo-optische Dysplasie; Hirnfehlbildungssyndrom mit Hypoplasie des N. opticus und Aplasie/Hypoplasie des Septum pelucidum

Dekortikation: Dezerebration, Ausfall der Großhirnrinde

Deletion 22q11.2: s. z.B. DiGeorge-Syndrom

Dentitio difficilis: erschwerter Durchbruch der Zähne, z.B. bei Raummangel; geht mit Störungen des Allgemeinbefindens einher, Schluckbeschwerden, Kieferklemme, Temperaturerhöhung

Dentitio: Durchbruch der Zähne, »Zahnen«

Dermalsinus: kongenitale Hautfistel

Dermographismus: »Hautschrift«, beim Atopiker weiß, sonst rot

Dermoidzyste: von Epidermis ausgekleidete Zyste, kann Material aller Keimblätter enthalten, zählt zu den Teratomen

Dezerebration: Ausfall der Großhirns

DIC: »disseminated intravasal coagulation«, Verbrauchskoagulopathie, z.B. im Schock oder bei Sepsis

DiGeorge-Sydnrom: Mikrodeletion im Bereich des langen Arms des Chromosom 22 (22q11.2); Entwicklungsstörung von Thymus, Nebenschilddrüsen und Aortenbogen; perinatal hypokalzämische Tetanie, Dystrophie, rezidivierende Infektionen; Gesichtsdysmorphie: Hypertelorismus, Mikrogenie und Ohrmuscheldysplasie

Ductus thyreoglossus: Schilddrüsenzungengang, entsteht entwicklungsgeschichtlich durch die Verlagerung der Schilddrüse nach kaudal

Dysgenesie: Fehlentwicklung eines Organ(teil)s bei falscher Anlage

Dysostose: Ossifikationsstörung; Knochenbildung oder -wachstum sind gestört

Dysphagie: Schluckstörung

Dysplasie: Fehlbildung eines Gewebes/Organs durch unzureichende Differenzierung

Dyspnoe: erschwerte Atemtätigkeit, die subjektiv als Atemnot empfunden wird

Dysraphie: unvollständiger Verschluss des Neuralrohrs, führt zum Mittelliniendefekt

Dystonie: zu hoher oder zu niedriger Spannungszustand von Muskeln

Dystrophie: chronische Ernährungsstörung des Säuglings, Gedeihstörung

Effluvium diffusum: diffuser Haarausfall

Ektoderm: äußeres Keimblatt, aus dem sich Sinnesorgane, ZNS und Kopfstrukturen entwickeln

Ektodermale Dysplasie: Oberbegriff für erbliche Störungen des Ektoderms, führt zur Dysplasie von Haaren und Nägeln, häufig Störungen der Schwitzfunktion der Haut

Empathie: emotionale Einfühlung

Empyem: Eiteransammlung in einer präformierten Höhle, z.B. Pleuraempyem

Enzephalopathie: Oberbegriff für nichtentzündliche Erkrankungen oder Schädigungen des Gehirns

Epikanthus: sichelförmige Hautfalte vom oberen inneren Lidrand zum unteren inneren Lidrand; verdeckt die nasale Lidkommissur; angeboren, physiologisch bis zum Aufrichten des Nasenskeletts

Epiglottitis: akute bakterielle Entzündung von Kehldeckel und Kehlkopf, v.a. Kinder vor dem 5. Lebensjahr

Epiphora: »Tränenträufeln«; spontanes Überlaufen der Tränen über den Lidrand

Epiphyseolysis capitis femoris: Epiphysenlösung nach ventral-kranial; typisch bei adipösen männlichen Jugendlichen zwischen 12 und 16 Jahren

Epistaxis: Nasenbluten

Erb-Punkt: 3. ICR, linker Sternalrand; Auskultationspunkt

Erythema nodosum: akute entzündliche, sehr schmerzhafte Hauterkrankung der Subkutis mit Granulombildung

Erythrodermie: entzündliche Rötung der gesamten Haut mit Schuppung und Schwellung

Eupnoe: normofrequente Atmung mit normaler Amplitude

Exophthalmus: Hervortreten des Augapfels aus der Orbita, ein- oder beidseitig

Fallot-Tetralogie: kongenitaler zyanotischer Herzfehler mit Pulmonalstenose, großer Ventrikelseptumdefekt, überreitende Aorta, rechtsventrikuläre Hypertrophie

Fassthorax: fassförmiger, starrer Brustkorb, kaum bis keine Atemexkursionen sichtbar, untere Thoraxapertur erweitert; typisch für Lungenemphysem

Faszikulieren: blitzartige Kontraktionen von Muskelbündeln, die zu keiner Bewegung führen

Fibroplasie, retrolental: abgehobene, vernarbte Netzhaut, die hinter der Linse liegt; Folge der Retinopathia praematurorum; führt zur vollständigen Erblindung.

Fibröse Dysplasie: Jaffé-Lichtenstein-Krankheit, Störung der Osteoblasten-Differenzierung, führt zum Aufbau von fibrösem Knochengewebe mit erhöhter Frakturneigung

Foetor: übler Geruch

Fragiles X-Syndrom: Martin-Bell-Syndrom, brüchiges X-Chromosom; Gesichtsdysplasie, Hodenvergrößerung, Hyperaktivität und mentale Retardierung; überwiegend beim männlichen Geschlecht

Frenulum linguae: Zungenbändchen

Frühgeborenes: Neugeborenes mit einem Gestationsalter von weniger als vollendete 37. Schwangerschaftswoche

Funduskopie: Betrachtung des Augenhintergrundes

Furunkel: Verschmelzung mehrerer akut eitrig entzündeter Haarfollikel

Gasbrand: schwere Wundinfektion mit Toxämie und lokalem Ödem durch Clostridium perfringens, meldepflichtige Erkrankung

Gestationsalter: Schwangerschaftsalter, berechnet ab Beginn der letzten Regelblutung

Glaukom: »grüner Star«, Vergrößerung der Excavation der Papille, meist mit Erhöhung des Augeninnendrucks

Glockenthorax: glockenförmiger Thorax, typisch für Rachitis

Glossitis: Entzündung der Zunge

Glossoptose: Zurückfallen der Zunge, z.B. bei Bewusstlosigkeit

Glykogenose: Glykogenspeicherkrankheit; Überbegriff für autosomal-rezessiv vererbte Störungen von Abbau, Synthese oder Transport von Glykogen

Graft versus Host Disease: Transplantat-gegen-Wirt-Reaktion, z.B. nach nicht-autologer Knochenmarkstransplantation

Granulomatose: kongenitaler Defekt des oxidativen Stoffwechsels der Granulozyten führt zu einer Störung der intrazellulären Mikrobizidie, weswegen gehäuft schwere Infektionen auftreten

Griscelli-Syndrom: Immundefekt, auffällige Pigmentierung der Haare und Augenbrauen im Kindesalter, Therapie durch Knochenmarkstransplantation

Gynäkomastie: Vergrößerung der männlichen Brustdrüse, ein- oder beidseitig

Hämophilie A: Mangel an Faktor VIII

Hämophilie B: Mangel an Faktor IX

Hämoptoe: Aushusten größerer Blutmengen, bei pulmonaler Gefäßschädigung oder Ruptur der Lunge

Hämoptyse: Aushusten von blutig tingiertem Sputum, bei z.B. Lungenstauung, Lungenembolie

Hämorrhagie: Blutung

Hand-Fuß-Mund-Krankheit: infektiöse Erkrankung durch Coxsackie-Viren Typ A; Aphthen an der Mundschleimhaut, weißlich-graue Bläschen an Händen und Füßen; selbstlimitierend

Hirschsprung-Krankheit: Megacolon congenitum, Aganglionose des Kolons, die zur Engstellung des betroffenen Segments führt; proximale Erweiterung des Kolons

Hirsutismus: männliche Körperbehaarung bei Frauen

Histiozytosis X: Langerhans-Zellhistiozytose; Oberbegriff für reaktiv-proliferative Erkrankungen im Kindesalter, die mit Vermehrung von Histiozyten (Makrophagen des lockeren Bindegewebes) des Langerhans-Zelltyps einhergehen

Hockstellung: Stellung, die Kinder mit einem zyanotischen Vitium mit Links-Rechts-Shunt einnehmen: führt zur Erhöhung des systemischen Widerstandes und zur Verminderung des venösen Rückstroms zum Herzen; dadurch nimmt der Rechts-Links-Shunt ab und die Sauerstoffsättigung im aortalen Mischblut steigt an

HUS: hämolytisch-urämisches Syndrom; Mikroangiopathie mit hämolytischer Anämie, Thrombopenie und Mikrothromben in den Arteriolen; betrifft v.a. Nierengefäße, führt zu akutem Nierenversagen

Hydrops des Tränensacks: vermehrte Flüssigkeitsansammlung im Tränensack

Hydrozele: »Wasserbruch«, Flüssigkeitsansammlung im Processus vaginalis beim Jungen

Hydrozephalus: »Wasserkopf«, Erweiterung der Liquorräume

Hyperammoniämie: erhöhte Ammoniakkonzentration im Blut, Hinweis für Stoffwechseldefekt (Synthesestörung von Harnstoff, Aminosäuren oder organischen Säuren)

Hyperexzitabilitätssyndrom: Übererregbarkeit aller Reflexe bei Neugeborenen und Säuglingen

Hyperkapnie: Erhöhung des arteriellen CO_2 über 45 mmHg

Hypertelorismus: vergrößerter Augenabstand mit breitem Nasenrücken

Hypertrichose: vermehrte Körperbehaarung, lokalisiert oder generalisiert

Hypomelanosis of Ito: Incontinentia pigmentia achromians; multiple streifenförmige Depigmentierung am Stamm und an den Extremitäten den Blaschko-Linien folgend, kombiniert mit Alopezie, mentaler Retardierung und Hüftgelenksdysplasie

Hypospadie: Hemmungsfehlbildung der Harnröhre, führt zur Spaltenbildung ventral

Hypotelorismus: enger Augenabstand

Hypoxie: verminderter Sauerstoffpartialdruck im arteriellen Blut

Ichthyosis: »Fischschuppenkrankheit«, Verhornungsstörung der Haut

Idiopathisch: eine Krankheit wird als »idiopathisch« bezeichnet, wenn ihre Ursache nicht erkennbar ist

Inspektion: Untersuchung durch Betrachten

Intertrigo: Körperfalten (z.B. Achselhöhle)

Invagination: Einstülpung eines distalen Darmabschnitts in einen proximalen

ITP: Immunthrombozytopenie, verminderte Thrombozytenzahl

Janeway-Makulae: leicht infiltrierte Erytheme mit petechialen Blutungen an den Handinnenflächen; bei rheumatischen Erkrankungen und bei Sepsis

Kampomeles Dysplasie-Syndrom: Verbiegung und Verkürzung der unteren Extremität, Klumpfüße, Hypertelorismus, tief liegende Nasenwurzel, Mikrogenie und -stomie, intersexuelles Genitale

Kamptodaktylie: kongenitale Beugekontraktur einzelner Fingergelenke

Katarakt: »grauer Star«, Trübung der Augenlinse

Kawasaki-Syndrom: »mukokutanes Lymphknotensyndrom«, akute fieberhafte Erkrankung mit multipler Organbeteiligung im Kleinkindesalter mit Fieber, Lymphadenopathie, Konjunktivitis, Lacklippen, Palmarerythem auf dem Boden einer Vaskulitis

Kephalhämatom: »Kopfgeschwulst«, Bluterguss zwischen Periost und Schädelknochen, durch Schädelnähte begrenzt; entsteht durch Scherkräfte im Rahmen der Geburt

Kernig-Zeichen: der liegende Patient beugt bei passiver Hebung des gestreckten Beins das Kniegelenk; Hinweis auf Meningitis

Kieferklemme: behinderte Mundöffnung

Klinodaktylie: kongenitale radiale Schiefstellung einzelner Fingerglieder

Klonus: schnelle Muskelkontraktion auf reflektorischer Basis nach Dehnungsreiz

Koagulopathie: angeborene oder erworbene Gerinnungsstörung

Koilonychie: Hohlnägel, Löffelnägel; muldenförmige Eindellung des Nagels, Vorkommen bei Eisenmangel, Vitaminmangel, Durchblutungsstörung oder Trauma

Kolobom: Spaltbildung von Iris, Linse oder Aderhaut durch unvollständiges Verwachsen der Augenbecherspalte

Koma: schwerste Bewusstseinsstörung; Patient ist nicht mehr erweckbar

Konsanguinität: (Bluts-)Verwandtschaft (der Eltern)

Kontraktur: Gelenksteife

Kraniopharyngeom: dysontogenetischer Tumor, vom embryonalen Hypophysengang ausgehend; stark durchblutet, bildet Zysten, kann zur Komprimierung der Hypophyse führen

Krupp: Obstruktion der Atemwege im Bereich des Kehlkopfes; echter Krupp im Rahmen einer Diphtherie, Pseudokrupp im Rahmen einer subglottischen Laryngitis

Kryptorchismus: Maldescensus testis, Hodenhochstand

Kussmaul-Atmung: gleichmäßige sehr tiefe Atmung, norm- oder niederfrequent (vermehrte CO_2-Abatmung)

Kyphose: dorsal konvexe Krümmung der Wirbelsäule

Labiensynechie: Verklebung der Labien

Lanugo-Haare: Flaumhaar, Behaarung des Fetus

Laryngitis: Kehlkopfentzündung, häufig kombiniert mit Pharyngitis

Laryngomalazie: Erweichung des Kehlkopfs, Knorpel härtet im Laufe des ersten Lebensjahres aus

Laryngozele: Erweiterung des Morgani-Ventrikels des Kehlkopfs, angeboren oder erworben

Lasègue-Zeichen: Schmerz im Bereich der kaudalen Wirbelsäule bei passivem Anheben des gestreckten Beins im Liegen bei meningealer Reizung oder Bandscheibenprolaps

Leopardsyndrom: autosomal-dominant vererbt, variable Expressivität; Lentigo, Erregungsleitungsstörung des Herzens, okulärer Hypertelorismus, Pulmonalstenose, abnormales Genitales, Wachstumsretardierung, Taubheit (deafness)

Lethargie: Bewusstseinsstörung, die sich mit Schläfrigkeit und Verlangsamung der psychischen Aktivität äußert

Leukokorie: weißes Aufleuchten der Pupille, Hinweis für z.B. angeborene Linsentrübung oder Retinoblastom

Ligase-IV-Defekt: progressiver Immundefekt

Lordose: dorsal konkave Krümmung der Wirbelsäule

Lungensequester: kongenitale Fehlbildung der Lunge, zusätzliche Lungenknospe; Fähigkeit zur Schleimproduktion ist erhalten, kann rupturieren und rezidivierende Infektionen auslösen

M. catarrhalis: Moraxella catarrhalis, auch Branhamella catarrhalis; gramnegatives Bakterium, verursacht eitrige Entzündungen/Sepsis

Makrozephalie: Vergrößerung des Schädels

Maldescensus testis: s. Kryptorchismus

Mandibuläre Progenie: untere Zahnreihe steht vor der oberen Zahnreihe durch Vergrößerung des Unterkiefers

Mandibuläre Retrogenie: Überbiss der oberen Zahnreihe durch unzureichendes Wachstum des Unterkiefers

Marfan-Syndrom: autosomal-dominant vererbt; Fibrillindefekt, der zur generalisierten Bindegewebsschwäche führt; unterschiedliche Ausprägung, v.a. Veränderungen des Skeletts, Auge und Herzkreislaufsystem

Megalokornea: kongenitales »Ochsenauge«, Durchmesser der Cornea >13 mm, Hinweis für Glaukom, meist kombiniert mit Myopie, teilweise kombiniert mit Irishypoplasie

Menarche: erstmaliges Auftreten der Menstruation

Meningitis: Entzündung der Hirnhäute

Meningomyelozele: kongenitale Aussackung von Rückenmarkshäuten und Rückenmark durch einen Spalt der Wirbelsäule, führt evtl. zu neurologischer Beeinträchtigung

Menkes-Syndrom: »kinky hair syndrome«; Kupferstoffwechselstörung, X-chromosomal-rezessiv vererbt; Minderwuchs, Krampfanfälle, pigmentarme Spindelhaare, meist letal bis zum 2. Geburtstag

Mesomelie: Verkürzung von Unterarm bzw. Unterschenkel

Mikrognathie: Unterentwicklung des Oberkiefers

Mikrozephalie: Verkleinerung des Schädels

Miosis: Engstellung der Pupille

Mongolenfleck: blaugrauer Fleck im Corium durch Melanozytenansammlung, v.a. bei Asiaten vorkommend

Mukoviszidose: zystische Fibrose; autosomal-rezessiver Erbgang; Defekt des Chloridkanals, führt zu vermehrter Sekretbildung und erhöhter Schleimviskosität in den Atemwegen, Pankreasinsuffizienz

Mukus: Schleim, Sekret

Muskeldystrophie Duchenne: X-chromosomale Form der progressiven Muskeldystrophie, Dystrophinmangel, führt zu Gehunfähigkeit zwischen dem 8. und 15. Lebensjahr

Mydriasis: Weitstellung der Pupille

Mykose: durch Pilze hervorgerufene Infektion

Myxödem: Glykosaminoglykane werden in Haut, Unterhaut und Fettgewebe abgelagert, dadurch ödematös-teigige Haut z.B. bei Hypothyreose

Naevus flammeus: Feuermal, meist kongenitale Erweiterung der Kapillaren

Nekrotisierende Enterokolitis: NEC, »Pneumatosis intestinalis«, schwere Affektion des Dünn- und Dickdarms, meist mit Sepsis, zum Teil mit Darmperforation, radiologisch Luftbläschen in der Darmwand sichtbar, Risikofaktoren sind Frühgeburtlichkeit, Minderdurchblutung des Darms, neonatale Asphyxie, kongenitales Herzvitium, Darmischämie, Nabelkatheter, früher oraler Nahrungsaufbau

NEMO-Defekt: X-chromosomal vererbtes Hyper-IgM-Syndrom, führt zur Infektanfälligkeit

Nephrotisches Syndrom: Bezeichnung für folgende Symptome, die bei primärer oder sekundärer Nierenerkrankung auftreten: Proteinurie >3,5 g/24 h, Hypoalbuminämie, Hyperlipidämie/Hypercholesterinämie, ausgeprägte Ödeme (bei Kindern meist Lidödeme)

Neuroblastom: embryonaler Tumor des Kleinkindesalters, der vom sympathischen Nervengewebe ausgeht

Neurofibromatose: Recklinghausen-Krankheit, gehört zu den Phakomatosen; autosomal-dominant; multiple CAL, Neurofibrome peripherer und zentraler Nerven

Nijmegen-breakage-Syndrom: Störung des Reparaturmechanismus der DNA, die zur erhöhten Chromosomenbrüchigkeit führt; Mikrozephalie, mentale Retardierung, Wachstumsstörungen, Immundefekt, erhöhtes Leukämie- und Lymphomrisiko

Nocardien: grampositive, unbekapselte, teilweise verzweigte Stäbchenbakterien; primärer Bodenkeim; primärer Erreger des Aktinomyzetoms (granulomatös-eitrige Infektion der Haut und des Subkutangewebes, befällt auch Periost und Knochen)

Nonnensausen: auskultatorisch systolisch-diastolisches »gutartiges« Geräusch, das in den Vv. jugulares und im Angulus venosus entsteht

Nosokomiale Infektionen/Keime: Infektionen, die durch banale Erreger (opportunistische Keime) verursacht werden; die Verbreitung dieser Erreger wird durch die Krankenhausstruktur und Pflegebedürftigkeit gefördert

Nykturie: vermehrtes nächtliches Wasserlassen, z.B. bei Herzinsuffizienz, Blasenentleerungsstörung oder Niereninsuffizienz

Nystagmus: unwillkürliches, rhythmisches Augenzittern

Oligodaktylie: einzelne Fingerstrahlen sind nur teilweise oder gar nicht angelegt

Omenn-Syndrom: schwerer kombinierter Immundefekt mit Hypereosinophilie; B- und T-Lymphozyten betroffen

Omphalitis: Entzündung des Nabels, v.a. beim Neugeborenen

Onychogryposis: krallenartige Krümmung, Verdickung und Schwarzfärbung des Großzehennagels; Ursachen: familiär, chronisch-venöse Insuffizienz, Trauma

Optikusgliom: häufigster Tumor des Optikus, histologisch pilozytäres Astrozytom; v.a. bei Mädchen < 10 Jahren

Orbitaphlegmone: akute Entzündung der Orbita, geht häufig von eitriger Entzündung im Bereich des Auges, der Nasennebenhöhlen oder des Gesichts aus

Orchidometer: Messinstrument zur Bestimmung des Hodenvolumens

Orthopnoe: stärkste Dyspnoe, die nur in aufrechter Haltung und mit Einsatz der Atemhilfsmuskulatur zu kompensieren ist

Orthoptik: Untersuchung und Behandlung des binokularen Sehens (Schielbehandlung, Sehschule)

Osler-Knötchen: kleine rötlich-braune Knötchen an den Fingerkuppen und Zehen, pathognomonisch für Endocarditis lenta

Osteochondrosis dissecans: traumatisch bedingte aseptische Knochennekrose, evtl. mit Herauslösen eines Knochen-/Knorpelstücks (so genannte »Gelenkmaus«)

Osteoidosteom: benigner osteoblastischer Knochentumor, der nächtliche »aspirinsensible« Schmerzen verursacht, v.a. an Femur und Tibia

Osteomyelitis: Knochenmarkentzündung, meist mit Knochenentzündung, meist bakteriell

Osteosarkom: maligner osteoblastischer Tumor des Kindesalters, meist metaphysär in den langen Röhrenknochen

Otitis media: Mittelohrentzündung, bakteriell oder viral als so genannte Grippe-Otitis

Otoskopie: Untersuchung von äußerem Gehörgang und Trommelfell mit Otoskop oder Ohrtrichter

Palpation: Untersuchung durch Tasten

Palpitationen: Herzklopfen, Herzjagen, Herzstolpern

Panhypopituitarismus: Insuffizienz des Hypophysenvorderlappens

Paralytischer Ileus: Darmmotilitätslähmung, entzündlich, reflektorisch, metabolisch oder vaskulär bedingt

Pemphigus vulgaris: Entstehung von intraepidermalen schlaffen Blasen auf gesunder Haut, anschließend schmerzhafte Erosionen; Therapie mit Glukokortikoiden

Perikarderguss: seröses, fibrinöses, hämorrhagisches oder eitriges Exsudat zwischen viszeralem und parietalem Blatt des Perikards

Periodische Atmung: mehrere tiefe Atemzüge mit anschließender apnoischer Pause; beim Neugeborenen im Schlaf physiologisch

Perkussion: Untersuchung durch Beklopfen der Körperoberfläche

Persistierender hyperplastischer primärer Glaskörper (PHPV): fehlende Rückbildung des embryonalen Glaskörpers, führt zu ein- bzw. beidseitig weißer Pupille beim Kind

Perthes-Krankheit: (Perthes-Legg-Calvé-Krankheit) aseptische Knochennekrose der Femurkopfepiphyse, ein- oder beidseits

Petechien: punktförmige Hautblutung aus Kapillaren

Phakomatose: Überbegriff für neurokutane Syndrome

Philtrum: Weichteilpartie zwischen Nasenboden und Schleimhautoberlippe

Phlegmone: Entzündung, die sich im interstitiellen Bindegewebe lokal ausbreitet, kann zu systemischer Infektion führen

Pierre-Robin-Sequenz: Retromikrognathie, Glossoptose, Gaumenspalte

Pierre-Robin-Syndrom: Fehlbildungssyndrom mit Retromikrognathie, Glossoptose, Gaumenspalte, kongenitalem Herzfehler, Extremitätenfehlbildungen und Choanalatresie

Plethora: gesteigertes Blutvolumen

Pleuraerguss: seröses, fibrinöses, hämorrhagisches oder eitriges Exsudat zwischen parietalem und viszeralem Pleurablatt

Pneumatozele: Lungenhernie; Vorwölbung von Lungengewebe in einen Bruchsack, der von der Pleura parietalis gebildet wird; meist in das Mediastinum oder posttraumatisch.

Pneumonie: Entzündung des Lungengewebes

Pneumothorax: Luft im Pleuraspalt, die den negativen intrapleuralen Druck aufhebt und einen Kollaps der entsprechenden Lunge verursacht

Pneumocystis jirovecii: Erreger einer interstitiellen Pneumonie bei Säuglingen und Immungeschwächten

Pompe-Krankheit: Glykogenose Typ II; autosomal-rezessiv vererbte Glykogenspeicherkrankheit; Defekt der lysosomalen Alphaglukosidase, betroffene Organe sind Herz und Muskulatur (Kardiomyopathie und muskuläre Hypotonie)

Polydaktylie: überzählige (Teil-)Anlage eines Fingerstrahls, teilweise mit Syndaktylie kombiniert

Prader-Willi-Syndrom: heterogenes Fehlbildungssyndrom mit mentaler Retardierung, Kleinwuchs, Adipositas, Akromikrie und Hypogenitalismus

Privinismus: Schnupfen, der durch langdauernde Anwendung von abschwellenden Nasentropfen/-sprays medikamentös verursacht wird

Pronatio dolorosa: »nurse disease«, Chassaignac-Lähmung, Pseudoparese des Unterarms infolge Subluxation des Radiusköpfchens; entsteht durch plötzliches Hochreißen des Kindes am Arm

Protrusion der Bandscheibe: Bandscheibenvorfall

Pseudokrupp: Laryngitis subglottica, virale Infektion, die zur subglottischen Einengung der Atemwege führt: charakteristischer bellender Husten, inspiratorischer Stridor bei sonst eher gutem Allgemeinzustand des Kindes

Psoriasis: Schuppenflechte

Pterygium colli: »Flügelfell«, Hautfalte vom Akromion zum Warzenfortsatz ziehend

Pubarche: Beginn der Pubesbehaarung

Pubertas praecox: vorzeitiger Pubertätsbeginn

Pubertas tarda: verspäteter Pubertätsbeginn

Purpura: exanthematische Hautblutung infolge einer Gerinnungsstörung oder einer Schädigung des Bindegewebes

Pylorusstenose: Magenausgangsstenose, kongenitale hypertrophe Pylorusstenose, v.a. männliche Neugeborene betroffen

Pyoderma gangraenosum: ulzeröse Dermatitis; durch Vaskulitis entstehende einzeln stehende, ovaläre Ulzerationen der Haut mit blauroten druckschmerzhaften Rändern

Quincke-Ödem: angioneurotisches Ödem; schmerzhafte subkutane Schwellung von Haut- und Schleimhaut im Rahmen einer Urtikaria oder autosomal-dominant erblicher C1-Esterase-Inhibitor-Mangel

Rachischisis: Hemmungsfehlbildung der Wirbelsäule; Spaltbildung in Wirbelbogen und Wirbelkörper, häufig kombiniert mit Myelomeningozele oder Meningozele

Rachitis: insuffiziente Mineralisation der Knochenmatrix durch Mangel an Vitamin D/Kalzium/Phosphat

Radiusköpfchensubluxation: s. Pronatio dolorosa

Recklinghausen-Krankheit: Neurofibromatose Typ 1

Reifgeborenes: Neugeborenes mit einem Gestationsalter von 37-43 Schwangerschaftswochen

Rendu-Osler-Weber-Syndrom: autosomal-dominant vererbtes Leiden mit Teleangiektasien im Gesicht, an Nasen- und Mundschleimhaut, Lippen und inneren Organen (innere Blutungen)

Retinoblastom: maligner Netzhauttumor des Kindesalters mit direktem Einwachsen in den N. opticus und die Meningen; Metastasierung in Lunge, Knochen und Gehirn

Retrognathie: zurückliegender Unterkiefer

Rett-Syndrom: X-chromosomal bedingte progrediente neurodegenerative Erkrankung, vorwiegend bei Mädchen beobachtet

Rhabdomyosarkom: maligner Weichteiltumor, der von der quergestreiften Muskulatur ausgeht, häufig Rezidive

Rhagade: spaltförmiger Einriss der Haut durch Überdehnung, heilt narbenlos ab, häufig im Mundwinkel

Rheumatisches Fieber: entzündlich-rheumatische Systemerkrankung nach Infektion mit β-hämolysierenden Streptokokken der Gruppe A

Rhinophonia clausa: geschlossenes Näseln, das durch mangelhafte Durchgängigkeit der Nasenwege entsteht

Rhizomelie: Verkürzung der Knochen proximaler Gliedmaßen (Oberarm/Oberschenkel)

Robinow-Syndrom: autosomal-dominant erblich, großer Hirnschädel, kleiner Gesichtsschädel, mesomele Verkürzung v.a. der oberen Extremität, Kleinwuchs

Scabies: »Krätze«, Infektionskrankheit der Haut, die durch Krätzmilben verursacht wird

Scheuermann-Krankheit: Adoleszentenkyphose der BWS durch aseptische Knochennekrosen

Schnappatmung: langsame Atmung mit größeren Pausen, Hinweis auf Schädigung des Atemzentrums

SCID: »severe combined immunodeficiency»

Scrotum bifidum: zweigeteilter Hodensack, häufig in Zusammenhang mit Hypospadie

Sinusitis: Entzündung der Nasennebenhöhlen

Sinus-Valsalva-Aneurysma: Synonym: Sinus-aortae-Aneurysma, kann bei Ruptur zur Fistelbildung in den rechten Vorhof oder die rechte Herzkammer führen

Situs ambiguus: Pulmonalarterien und Hauptbronchien sind symmetrisch ausgebildet; meist komplexe kardiale Fehlbildungen und Asplenie oder Polysplenie

Situs inversus: spiegelbildliche Lage der inneren Organe

Skaphozephalus: »Kahnschädel«, vorzeitige Verknöcherung der Sutura sagittalis

Sklerodermie: Autoimmunerkrankung des Bindegewebes und der Gefäße in lokaler oder generalisierter Form

Skoliose: seitliche Krümmung der Wirbelsäule

Spastik: erhöhter, krampfartiger Muskeltonus, der proportional zur Dehnung zunimmt und plötzlich nachlassen kann (Taschenmesserphänomen)

Spider naevus: Naevus araneus, Spinnennävus; arterielle Gefäßneubildung: von einem zentralen Knötchen radiär ausgehende feine Gefäßreiser

Spina bifida occulta: kongenitale Spaltbildung von Wirbelkörper oder Wirbelbogen; Haut ist im Gegensatz zur offenen Form (Spina bifida aperta) über dem Defekt intakt

Spondylodiszitis: Entzündung des Bandscheibenraums und der angrenzenden Wirbelkörper

Spondylo-epiphysäre Dysplasie: Skelettdysplasie mit Veränderung der Wirbelkörper und der Epiphysen der Röhrenknochen

Spondylolisthesis: meist Zufallsbefund, radiologisch in der Seitebene nachweisbare bewegungsunabhängige Verschiebung eines Wirbelkörpers; selten Wurzelkompressionssyndrom

Spondylolyse: Wirbelsäulenerkrankung mit Defektbildung im Bereich der Wirbelbögen; degenerative, entzündliche, tumoröse, traumatische oder genetische Ursache

Staphylococcal scaled skin syndrome: staphylogenes Lyell-Syndrom; generalisiserte Ablösung des Stratum corneum durch Staphylokoken-Toxin

Stereopsis: stereoskopisches Sehen; Sehen mit beiden Augen gleichzeitig, sodass ein räumlicher Eindruck entsteht

Still-Syndrom: schwerer Verlauf der juvenilen chronischen Arthritis mit ausgeprägter systemischer entzündlicher Aktivität

Stimmfremitus: Vibration der Brustwand über verdichtetem Lungengewebe beim Aussprechen von »99« mit tiefer Stimme

Strabismus: Schielen, Fehlstellung eines Auges

Striae: Streifen

Stridor: in- oder exspiratorisch pfeifendes Atemgeräusch

Subgaleatische Blutung: Blutung unter die Galea (Sehnendach des M. epicranius, das gegen das Periost verschieblich ist und mit der Kopfhaut fest zur Kopfschwarte verbunden ist)

Surfactant: oberflächenartige Substanz, zu 90% aus Phospholipiden bestehend, die von den Pneumozyten Typ II produziert wird und die Oberflächenspannung der Alveolen senkt, sodass ein Zusammenfallen der Lunge verhindert wird

Syndaktylie: ossäre oder kutane Verwachsung oder Nichttrennung von Finger- oder Zehenanlage

Synkope: kurze Bewusstlosigkeit

Synophris: zusammengewachsene Augenbrauen

Synostose: knöcherne Verbindung zwischen zwei Knochen; physiologisch: Kreuzbein, pathologisch: z.B. posttraumatische Sprunggelenkssynostose

Systemischer Lupus erythematodes: generalisierte Autoimmunerkrankung mit Hautbeteiligung, Arthritis, Blutbildveränderungen, Nephritis, Perikarditis, Endokarditis, Pleuritis und psychischen Veränderungen

Tachypnoe: erhöhte Atemfrequenz durch erhöhten Sauerstoffbedarf oder erniedrigtes Sauerstoffangebot

Teleangiektasien: irreversible Erweiterung kleiner, oberflächlich gelegener Hautgefäße

Teratom: kongenitaler Tumor, der von pluripotenten Zellen ausgeht und deshalb verschiedene Gewebe enthalten kann

Thelarche: Beginn des Wachstums der weiblichen Brustdrüse

Tibia vara Blount: aseptische Nekrose der medialen oder proximalen Tibiaepiphyse, führt zur Tibia vara

Torticollis: Caput obstipum; Schiefhals, fixierte Schiefhaltung (rotiert und seitlich geneigt) des Kopfs

Toxocara: Spulwurmgattung (Nematoden), Hunde- oder Katzenspulwurm

Toxoplasmose: Zoonose durch Toxoplasma gondii; Infektion in der Regel asymptomatisch; Erstinfektion im zweiten und dritten Trimenon der Schwangerschaft kann zur Fetopathia toxoplasmotica führen: Hydrozephalus, Verkalkungen intrakraniell, Chorioretinitis, Ikterus, Hepatosplenomegalie

Transposition der großen Arterien (TGA): kongenitales zyanotisches Herzvitium mit Parallelschaltung von großem und kleinem Kreislauf (Aorta entspringt aus dem rechten Ventrikel, Pulmonalarterie aus dem linken Ventrikel), Überleben nur bei Shuntverbindung durch persistierenden Ductus arteriosus oder bei Septumdefekten möglich

Trichotillomanie: Ausreißen von Haaren

Trigonozephalus: dreieckiger Schädel durch vorzeitige Verknöcherung der Suturae coronalis et sagittalis

Trisomie 21: dreifaches Chromosom 21 bzw. Teile des Chromosoms, Longdon-Down-Syndrom, lateral-kranial ansteigende Lidachse, Epikanthus, Hypertelorismus, Makroglossie, muskuläre Hypotonie, mentale Retardierung mit unterschiedlicher Entwicklungsfähigkeit

Trisomie 8: Warkany-Syndrom, dreifaches Chromosom 8, meist Mosaik-Trisomie; Arthrogryposis, Spina bifida occulta, Sandalenlücke, tiefe Palmarfurchen/Plantarfurchen, häufig Vierfingerfurche, Gaumenspalte, mentale Retardierung

Tuberöse Sklerose: Bourneville-Pringle-Syndrom; autosomal-dominant vererbt; Adenoma sebaceum, multiple Angiofibrome, »white spots«, Epilepsie und progressive mentale Retardierung

Turrizephalus: zylindrischer Turmschädel durch vorzeitige Verknöcherung der Sutura coronalis

Ullrich-Turner-Syndrom: Gonadendysgenesie, 45Xo, weibl. Phänotyp, Lymphödeme an Hand-und Fußrücken beim Neugeborenen, primäre Amenorrhoe, Kleinwuchs, Pterygium colli, Schildthorax, teilweise Herzfehler (v.a. Aortenisthmusstenose)

Urämie: Harnvergiftung; bezeichnet alle Symptome, die bei terminaler Niereninsuffizienz entstehen

Urtikaria: Quaddel, gehört zu den Primäreffloreszenzen

Urticaria factitia: mechanische Reizung der Haut führt zur Bildung von Quaddeln, so genannter symptomatischer urtikarieller Dermographismus

Vellushaar: Wollhaar, folgt normalerweise noch intrauterin der Lanugo-Behaarung, bei Geburt nur noch im oberen Schulter-Nackenbereich

V.-Galena-Malformation: Malformation der V. magna cerebri

Vertigo: Schwindel

Visus: Sehschärfe, Sehleistung

Vitiligo: durch Untergang von Melanozyten entstehende pigmentfreie (weiße) Flecken an der Haut, die langsam größer werden

Volvulus: in der Embryonalentwicklung kombinierte Achsenstieldrehung (eines Organs) häufig mit Malrotation des Darms; beim Neugeborenen meist des Dünndarms mit Gefahr eines Strangulationsileus

WAS, Wiskott-Aldrich-Syndrom: X-chromosomal-rezessiv vererbter Immundefekt und Gerinnnungsstörung; Infektanfälligkeit bereits im Säuglingsalter, vermehrte Hautblutungen, später vermehrt lymphoretikuläre Neoplasien

WHIM-Syndrom: autosomal-dominant vererbtes Syndrom mit Warzen, Hypogammaglobulinämie, Infektion (v.a. bakteriell bedingt) und chronischer Neutropenie mit Zellvermehrung im Knochenmark (Myelokathexis)

Wiedemann-Beckwith-Syndrom: kongenitales Fehlbildungssyndrom (Mikrodeletion am Chromosom 11p) mit Makroglossie, Omphalozele und konnataler oder postnataler Makrosomie; auch Exomphalos-Makroglossie-Gigantismus-Syndrom

Willebrand-Jürgens-Syndrom: verstärkte Haut- und Schleimhautblutungen, verlängerte Blutungszeit; durch Verminderung oder Defekt der Willebrand-Faktoren kommt es zur gestörten Thrombozytenadhäsion am Subendothel und verminderter ADP-vermittelter Thrombozytenaggregation

Williams-Beuren-Syndrom: kongenitales Fehlbildungssyndrom (Mikrodeletion 7q11.32) mit Verlust u.a. des Elastingens: Herzfehler, v.a. Aortenstenose oder Pulmonalstenose, so genanntes Gnomengesicht, Kleinwuchs, psychomotorische Retardierung

Windelsoor: Dermatitis mit Rötung im Windelbereich und sekundärer Candida-Infektion

WPW-Syndrom: Wolff-Parkinson-White-Syndrom, so genanntes Präexzitationssyndrom mit zusätzlicher Leitungsbahn, die eine kreisende Erregung verursacht und zu Tachykardien führt

Xanthogranuloma juvenilis: gelbe Knötchen, die einzeln oder multipel auftreten

Xiphoid: Processus xiphoideus; Schwertfortsatz des Brustbeins

Zerebralparese: »zerebrale Kinderlähmung« als Folge eines frühkindlichen Hirnschadens, äußert sich meist als spastische Lähmungen

Ziliendyskinesie: motorische Fehlfunktion der Zilien

Zöliakie: glutensensitive Enteropathie, Kleberprotein Gluten verschiedener Getreidesorten verursacht Veränderungen der Dünndarmschleimhaut

Zyanose: »Blausucht«, Abnahme des Sauerstoffgehalts im Blut führt zur blau-rötlichen Verfärbung der Haut und der Schleimhäute

Zykloplegie: Lähmung des Ziliarmuskels, führt zu Akkomodationslähmung und Mydriasis

Zystische Fibrose: s. Mukoviszidose

Sachverzeichnis

A

B

C

D

E

F

G

H

I

J

K

L

M

N

O

P

Q

R

S

T

U

W

Z

Quellenverzeichnis

Tabelle	Quelle
3.28–3.31	Michaelis R (2004) Das „Grenzsteinprinzip" als Orientierungshilfe für die pädiatrische Entwicklungsbeurteilung. In: Schlack HG (Hrsg) Entwicklungspädiatrie. Marseille Verlag, München, S 123–129
3.32	Ohrt B (1997) Die cerebrale Organisation der Sensomotorik als Hintergrund für den Ansatz einer Therapie mit entwicklungsgestörten Kindern. In: Viebrock H, Brandl U (Hrsg) Neurophysiologie cerebraler Bewegungsstörungen und Bobath-Therapie. Springer, Berlin Heidelberg New York Tokio